FORENSIC PSYCHIATRY

A LAWYER'S GUIDE

認識司法精神醫學

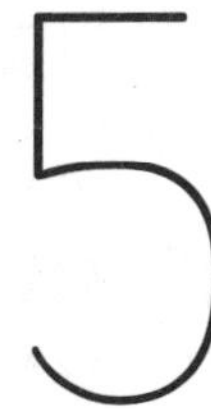

HOWDUNIT SERIES 犯罪手法系列

VIVIAN CHERN SHNAIDMAN, MD

薇薇安・許奈德曼／著

李淑伸／譯

目　錄
CONTENTS

審訂序〈搭一座橋——法律與精神醫學〉

黃聿斐｜衛生福利部草屯療養院精神科醫師、台灣司法精神醫學會理事

精神病是指某種思考障礙的存在

導致清楚的知覺狀態中出現另一種替代現實

近年來，因為接續而來的重大社會治安事件，行為人是否因精神障礙而犯罪、有沒有教化可能性、能不能判死刑等種種爭議，「精神鑑定」成為報章雜誌新聞媒體經常出現的關鍵字，變得好像大家都知道那麼一點、人人皆可頭頭是道地評論。結論呢？可能是「沒有醫德」的醫師、「恐龍」法官、或是精神病是犯罪的「免死金牌」。但這些論述無助於社會大眾對精神障礙或心智缺陷的了解，反而加深對精神障礙及心智缺陷者的污名化，進而阻礙病人與家屬尋求醫療跟外部協助的意願，極有可能衍生更多不幸的事件。

儘管現代的精神醫療可以讓大多數的精神病人維持精神症狀的穩定，可以在一般或庇護性的環境中正常生活，卻因為類似事件一再地反挫——如：六十多歲的精障兒殺死九十多歲的媽媽，以及長期照顧精障女兒的母親殺死女兒——這不僅是單一家庭的不幸，也反映了在肅殺敵意的氛圍裡，精神障礙者及

家屬們所承受的巨大壓力及不敢求助的困境。

司法精神醫學做為一門學問，來自於人們開始察覺有些犯罪行為並非總是來自惡意。四歲幼童強餵弟弟吃餅乾，導致弟弟窒息死亡，法律應該用殺人「罪」來起訴幼童嗎？倘若行為人是心智如四歲的孩童的成人呢？或是看起來與常人無異、言談舉止卻顯得無以名狀地怪異的人呢？行為人該不該被處罰，或是所謂「責任能力」的判準究竟是什麼，會因著時代、重大社會事件而不斷地被辯證及檢討，各國的標準亦有差異，考慮的因素不外乎行為人的理解及判斷外在事務的能力，及能否據此做出適當的行為及自我控制的能力。

由誰來判定行為人是否有精神障礙或心智缺陷呢？在歐美或是中國的歷史上，都曾有執法者認為由自己主觀甚或隔壁鄰居的觀察就足以辨識行為人是不是精神異常，但這個作法失之主觀，且無法滿足現代正當法律程序要求，而演變成由精神醫學者運用專業知識，協助法庭辨識行為人精神障礙或心智缺陷之有無，釐清犯行與精神疾病或心智缺陷的可能關係，以及依法必須為自己的行為負多大程度的責任。

二〇一九年《我們與惡的距離》電視劇收視及口碑俱佳，讓每個人好像都懂了點「精神病」，但鐵路殺警案一審無罪的判決，迅速地戳破這個假象。事實上，大多數精神疾病的概念並不容易理解，不同於常見的生理疾病，可以運用抽血、影像檢查或是外觀顯見的症狀來理解、證實疾病的存在，也因此常會有人質疑可以吃飯睡覺洗澡穿衣、有能力準備食物、使用金錢購物、搭乘交通工具的人，怎麼可能「有病」？

作者薇薇安・雀恩・許奈德曼（Vivian Chern Shnaidman）憑藉其豐富的司法精神醫學專業及工作經驗，嘗試以容易了解的語言及豐富的案例故事，在精神醫學專業與非專業間搭一座橋，以促進彼此的了解，特別是處理精神病犯／患的夥伴——律師或其他司法人員。雖然美國與台灣的法制度截然不同，精神病人的症狀內容也常有差異，但本質是不變的。

本書第四章花了許多篇幅介紹精神科醫師在評估病人常用的「精神狀態檢查」，針對各個項目常用的專有名詞進行解釋，並說明各個現象的臨床意義及可能的相關診斷；精神病人常常沒有病識感——如同別人看他們，好手好腳能走能動怎麼可能會「有病」？——於是不願意服藥、不規則服藥或是吃藥但不認為自己有病等，對於他們精神症狀的穩定及各種適應功能都造成負面影響，作者以大量的案例故事呈現不同精神疾病的樣態，及對患者生活造成的影響，足供讀者勾勒出精神疾病的輪廓。法律人具備這些功力後，應該能夠讀懂司法精神鑑定報告書中的大部分內容。

書中亦介紹生理疾病、處方用藥、毒品等可能引發精神疾病的樣態，以做為第一線接觸當事人的司法人員的常識。例如從未有過精神疾病史的中年女性，突發的狀似瘋狂的暴力行為，背後的原因可能是使用毒品，但也可能是因為治療紅斑性狼瘡大量服用類固醇治療的結果。原因不同，法律上的行為評價自應有所差異。

精神病人的犯罪究竟是因為疾病，或是本質的「惡」？精神疾病是犯罪的主因，或只是行為人的推託、卸責的理由？作者描繪許多的案例來說明惡行本身常夾雜許多瘋狂的非理性因素，雖然未必能清楚的一分為二，但區別行為人的「詐病」與否，對精神科醫師而言，卻不是太困難。印象最深刻的是描述在性暴力犯監獄工作的情境，人的惡性與瘋狂讓人不寒而慄，時值政府正在籌備司法精神醫院設立之際，希望相關部門可以知道在其中工作的危險性並不是過度想像，及安全維護的至關重要。

最後，作者以自己撰寫司法精神醫學鑑定報告的格式，虛構了一篇鑑定報告，例示報告中應該呈現的項目，及各項目應有的內容及相關注意事項，這部分對於司法精神醫學鑑定的初學者，或是不知道從何評價司法精神鑑定報告良窳的法律人來說，極具參考價值。

法律與精神醫學雖是二門完全不同的專業，卻在許多領域發生關聯，因此促進雙方專業的互相了解及溝通刻不容緩。這本書雖不可能將法律人變成精神醫學專家，但可以讓法律人初步判斷行為人有否精神障礙的可能、是否需要精神科醫師的協助。至於怎樣才算「適任的」精神鑑定人／專家證人，就交由讀者自行發現了。

前言

Don't Skip This Foreword

這本書起源於我的一個瘋狂念頭，就像司法精神科醫師需要學習基本的法律知識才能在出庭時不鬧笑話一樣，律師也需要學習一些基本的精神醫學。自一九九四年以來，我一直正式從事司法精神科醫師的工作，但是其實我在住院醫師期間就已經開始。如果我朋友的可信度夠高的話，我成為司法精神科醫師的前兆，可追溯到大學甚至是高中之前，在我還不知道精神醫學和心理學的區別的時候。那時，我在紐約的布朗克斯科學高校（Bronx High School of Science）修了一堂由已故偉大教師理查・薩迪考（Richard Sodikow）講授的二年級英語課：「辯論學（Forensics）」[1]。

幾年前，我很幸運地在美國鑑識科學學會（American Academy of Forensic Sciences）與愛思唯爾（Elsevier）出版社的策畫編輯莉茲・布朗（Liz Brown）會面，並當場說服她同意我的出書計畫。事實上，一週後，我就摔斷了膝蓋，之後花了一年的時間

1 譯注：Forensics同時有「辯論學」與「將科學知識應用於法律問題」之意。

才把正式提案寄給她。她很喜歡——只不過一週後，她跌斷了腳踝，這個企畫又花了一年才真正起步。留下了一道由拐杖、骨折、韌帶撕裂加上挫折的物理治療師刻畫而成的痕跡，莉茲終於回到辦公室，將我介紹給她的團隊。與莉茲・布朗和另一位編輯喬絲琳・查普雷瑟－帕奎歐（Joslyn Chaiprasert-Paguio）一起工作樂趣無窮，跟我之前的小說創作經驗比起來，這絕對是一次「矯正性情緒經驗」（將在後文解釋）。

許多人計畫未來，當未來不能按照計畫實現時，他們感到驚訝。我從來沒有特意規畫過我的未來，但我很訝異它自然而然地形成了現在的樣貌。我要感謝很多人。我必須在此先感謝他們，因為我需要變更書中人物的名字。你可能不意外，精神病患經常牽涉或挑起訴訟，由於我分享了他們的故事，更改了細節以保護個人隱私，因此我不得不一併更改律師的姓名。我想在這裡向讀者介紹這些現實世界中活生生的人，他們教導我，幫助我，分享了他們的案例、他們的故事和專業知識，並幫助我成為現在這個有能力為你寫下這本書的人。我非常享受這個過程，我從所有的律師訪談中受益良多。我試圖在法律制度的結構下梳理人類大腦中的瘋狂，然後解釋給喜歡用法律術語思考的律師聽，其中的荒謬曲折可說是笑淚參半。整個過程多少帶有一絲荒誕，希望你能有所領會並從中學習。

理查・薩迪考並不是我生命中唯一一個有影響力的英語教師。在布萊恩瑪學院（Bryn Mawr College），寶拉・梅休（Paula

Mayhew）指導我用心理學文本練習撰寫了小論文，你將在書中讀到這個故事。史沃斯摩爾學院（Swarthmore College）榮譽退休教授琴・瑪芮瑟克（Jeanne Marecek）可能是啟發我選擇精神醫學為職業影響最深的人。維吉尼亞・曼恩（Virginia Mann）告訴我，年輕、身為女性、和笨拙，這些特質不會與野心勃勃和才華橫溢相牴觸。在特拉維夫大學（Tel Aviv University）薩克勒醫學院，由艾倫・阿普特博士（Alan Apter）主持的精神科實習課程太精彩，我不懂其他同學怎麼會跑去選擇內科而不是精神科。我繞了一圈回到紐約布朗克斯，在阿爾伯特・愛因斯坦醫學院（Albert Einstein College of Medicine）的精神科住院醫師期間，已故的湯瑪斯・阿格辛博士（Tomas Agosin）是個感染力強大的教育家，我在思索如何描述他的時候，總感覺他的離世彷彿昨日，儘管已經二十多年過去了。我很幸運參加了理查・羅斯納（Richard Rosner）博士帶領的紐約大學精神醫學和法律研究醫師學程（Psychiatry and Law Fellowship Program），接受開創司法精神醫學這個領域的專家學者們的訓練，真的是一期一會的機緣。多年來，我也很榮幸能與其他許多國際公認的傑出司法精神科醫師和心理學家一起工作。感謝你們每一位慷慨無私的教導。

現在輪到律師們。我的法學院初體驗是在麥可・培林（Michael Perlin）教授的課堂上，我在司法精神醫學研究醫師期間選修了紐約大學法學院的課程。和電影《力爭上游》（*The Paper Chase*）不一樣，但我真心喜歡那堂課！法學院與醫學院完全不同。培林教授是精神衛生法方面的國際權威，幾年後，當我認為全國各地的刑事被告與開放的東西岸地區被告擁有同等辯護資源，是他提醒我這樣的想法過於天真，無意間促成了日後這本書的誕生。我還要感謝新澤西州前州長兼律師吉姆·麥格里維（Jim McGreevey），我在一次會議上遇到他，他慷慨地分享了他的時間和知識，他對新澤西州監獄中患有慢性精神病和藥物成癮的人也是如此。還有我曾在你的法庭上宣誓作證的法官們，你們的名字可能沒有出現在這裡，但是你們傳授我許多知識，幫助我不僅成為更好的精神醫學專家證人，也成為一個更好的人。感謝上訴分院的法官們，你們之中的大多數我從未謀面，但你們審理案件時採納了我的報告和證詞，顯示了它們的可信度，這對我而言意義重大，正如你們法律人所說的「res ipsa loquitor」，事實不證自明。我沒有在現場說服你，但是我的文字起了作用，意謂著我還算稱職而盡責。

以上是聲名遠播的傑出人士，但我更要感謝一群同樣優秀但不方便在此具名的人們。我的律師朋友或朋友的律師朋友，我在各處遇見的、同意接受採訪的律師，他們在知曉我將更改所有必要細節的情況下分享他們的案件，因此無論是律師還是委託人都不會被辨認出來。這些為我的瘋狂計畫投入大量時間和專業知識的人們，他們常以為自己沒有貢獻，或者以為自己不需要一本為律師而寫的司法精神醫學專書，畢竟他們不為謀殺案件辯護。對於所有這些出色、講求倫理道德（是的，這種律師是存在的！）和大方的律師，我的感激無以復加。為了保護他們的隱私，避免讀者對號入座，我把他們的名字與幫助我完成這項出版社委託（commission）的其他人名字揉雜在一起。我一定要使用commission[2]這個字，因為通常只有不法情事才會有這麼多的樂趣。

在整個過程中，我也受到許多非律師人士的協助。英語中沒有足夠的最高級形容詞來形容我的助理莎拉・凱西（Sarah Casey），她確保我如實完成每日的大小待辦事項，工作時間結束時還留下來與我討論。沒有她，這本書不僅不會誕生，我的患者們可能還會感到備受冷落，更不用說不計其數的律師、個案管理員、法官、網路工程師和送水員，莎拉都能應對自如，既耐心又專業。我們外包了一些工作——接下這些工作的你們太棒了，沒有你們，莎拉和我無法如期完成我們想做的事情。

許多人直接或間接地為這本書、為我的職業生涯或生活提供了幫助，謝謝大家。在新澤西州和世界各地的朋友們，我是多麼幸運才能認識你們。我將列出一串名字，如果你不在其中，一定是不小心遺漏或印刷有誤，下回一定補上。勞拉・赫普－費里斯（Laura Helper-Ferris），雪莉・邁耶（Sherry Meyer），安東內特・埃蘭特（Antoinette Errante），南西・克里斯托佛羅（Nancy Cristoforo），喬納森・貝魯什（Jonathan Bellush），

2 譯注：commission也有犯罪之意。

麥姬・史奈德・漢密爾頓（Maggie Snyder Hamilton），茱莉亞・梵・佩爾特（Julia Van Pelt），羅倫斯・格林伯格（Lawrence Greenberg），亞當・比爾曼（Adam Bierman），珊卓拉・比爾曼（Sandra Bierman），艾瑞克・薩柏斯坦（Eric Saperstein），榮娜・梅爾斯基（Rhona Melsky），魯帕・科塔里（Rupal kothari），伊洛娜・布雷（Ilona Bray），巴拉巴拉・席佛史東（Barabara Silverstone），史丹利・席佛史東（Stanley Silverstone），辛蒂・聖馬丁（Cindy St. Martine），雪柔・帕克・戴維斯（Cheryl Parker Davis），瓊・德羅（Jon Draud），羅伯特・萊文森（Robert Levinson），瑪琳・奎因（Marlyn Quinn），葉蓮娜・海莫維奇（Yelena Haimovici），帕蒂・愛普斯坦・普特尼（Patti Epstein Putney），瑪麗亞・維倫（Marija Willen），黛柏拉・內桑森（Debra Nathanson），大衛・卡普蘭（David Kaplan），唐・考克斯（Don Cox），薩拉・考克斯（Sara Cox），亞倫・卡魯索（Aaron Caruso），大衛・麥克法蘭（David MacFarlane），約翰・哈特曼（John Hartmann），瓊恩・梵・佩爾特（Joan Van Pelt），唐娜・凡德普（Donna Vanderpool），瑪麗・芙伊（Mary Foy），瑪蒂・戴維斯（Marti Davis），傑西卡・里克（Jessica Lique），琳西・貝克曼（Lindsey Beckleman），約瑟夫・尼古拉（Joseph Nicola），伊莎貝爾・湯瑪士（Isabel Thomas），史蒂芬・湯瑪士（Steven Thomas），克莉斯汀娜・哈德曼（Christina Hardman），朱莉・查平（Julie Chapin），湯姆・查平（Tom Chapin），海瑟－羅絲・萊恩（Heather-Rose Ryan），丹努莎・戈斯卡（Danusha

Goska），薩莉・史代德蘭（Sallie Stadlen），艾薩克・弗洛姆（Isaac Fromm），哈南・艾薩克斯（Hanan Isaacs）和史蒂芬妮・帕洛（Stephanie Palo）。

我在網路世界的朋友，全球各地如今已有一定年紀的大學同學們（你們知道我在說誰），我在美國和以色列的真實家庭和榮譽家庭，我的姊姊丹妮・雀恩・科克（Denny Chern Kelk），她懂我的幽默，還有我的父母蕾莉（Relly）和紀迪恩・雀恩（Gideon Chern），他們從我一出生就堅持要我拿個科學學位（因此我找到唯一一所心理學系屬於實驗室科學的美國大學）——所有人都幫助我成就了今日的自己，有些人純屬偶然，我知道。

最後，我親愛的家人們的主要貢獻是把我逼瘋，但是根據佛洛伊德的說法，正如讀者們稍後會學到的那樣，精神錯亂是作家的動力，所以你們算是完美地扮演了自己的角色。我的丈夫麥可（Michael），以及我的兒子巴拉克（Barak）、馬修（Matthew）和埃文（Evan），你們使我變得更好。謝謝你們！在廣大無垠全宇宙中，我好愛你們。

導讀

Introduction

司法精神醫學v.另一方：為何你需要一位司法精神科醫師，以及為何你需要這本書？

任何曾經因故上過法庭的人都知道，在法官面前，人們的舉止並不總是禮貌、有風度或得體的。我們時常把焦慮、吼叫或眼淚歸因於高壓情況下的緊張表現，很多時候，真的就是這樣。不過，那些從一開始就高調宣示著「瘋狂」的情況呢？

精神醫學是醫學中的一個分支，融合生物、心理和社會背景的資訊，用來評估和治療患者。司法精神醫學不太相同，司法精神科醫師的訓練是為第三方評估個人的精神狀態。與一般醫學或一般精神醫學不同的是，身陷法律體系中的人們通常不希望透過諮詢精神科醫師來解決他們的情緒困擾。當然，有一些司法精神醫學的應用，比方說當事人選擇將自己的精神醫學訊息呈上法庭做為佐證，稍後我們會討論這些特定問題。這本書的第一部分首先講述需要精神科醫師專業證詞的許多事件和可能性，以及最重要的，如何領會、解讀和利用精神科醫師提供的訊息。畢竟，身穿條紋西裝的專家可能看起來十分專業，但你需要知道他是不是真的明白自己在說些什麼。

這本書的第二部分討論執業律師可能在委託人身上看到的一些特定的精神疾病症狀。這個部分的目的不是為讀者提供精神醫學的完整課程，畢竟在醫學院畢業之後，還需要為期四年的住院醫師培訓，才能造就一位精神科醫師。它不是討論指標性案例的課程，也不是教你如何根據你的特定法律需求引用哪一個案例法。那些書已經存在了，這本書是不同的。我們將專注於一些最常見的迷思和精神錯亂的表現，討論它們可能意謂著什麼，以及如何完整地了解和解釋它們，以便身為律師的你可以辨別出哪些類型的人可能需要你聯絡精神科醫師。我們關注的是委託人或患者的精神醫學需求，而不是特定案例，這與你可能閱讀或參考的每本司法精神醫學書籍都不同。我會示範如何讓你對委託人的精神評估引導你的法律主張，而不是用你預設的法律主張驅策你聘請的精神醫學專家。請務必留意這個重點，據我所知，沒有其他精神科醫師或精神醫學書籍採取這種方式。

我將解說在法律案件中如何利用專家證人和證詞。儘管可能的排列組合實際上是無限的，但是有很多情況會不斷重複出現，每個律師都應該有所認識。例如，我曾為一個案件提供諮詢服務，其中我審查了一份一級刑事罪犯的認罪協議。第一個問題是：「你能夠閱讀和書寫英語嗎？」被告的回答是否定的。然後，他被要求圈出每個問題的正確答案，對該罪行表示認罪，並在紙張的底部簽名。是誰建議被告簽署他看不懂的文件呢？被告的公設辯護人。該案目前正以定罪後救濟的名義進行上訴。雖然每個州和郡以及世界各地的司法管轄區的法律細節都不同，但一般原則是相同的，至少在英語系國家提供給被告的保障之一就是諮詢律師的權利。如果律師不了解委託人的精神狀況，因而無法了解案件的真正事實，就可能無意間犯下大錯。

以我個人的經驗來說，律師都想打贏官司。然而，我在人生中時刻奉行的座右銘之一正是：慎選你的戰役。檢察官應該意識到，對某些類型的精神障礙者定罪，然而這些人甚至沒有意識到自己正在犯罪，無異於桶中射魚。將納稅人的時間和金錢用來定罪真正的惡霸可能是更好的財政支出方式。這個想法把我們帶到了本書的最後一部分：精神病態及其他怪誕事蹟。關於精神病態的文獻眾多，而且人人似乎都對精神變態者感興趣。我們將學習如何識別精神變態者，以及如何明瞭和解讀他們的謊言。我們會探討一些主題像是「詐病」(malingering)與「偽病」(factitious disorders)的異同，以及引人注目的解離（例如「多重人格」）和失憶症抗辯主張。無論律師代表的是哪一方，對這些問題的基本理解在法律實務上都可能關係重大。

我們的旅程將從定義精神醫學開始，並以一個（虛構的）

初次涉案的男性的故事做為案例研究。

假設你是一名公設辯護人，你被分派了一個新委託人，他被控犯下恐怖威脅。他揚言要殺害President及其妻兒，不過這裡的President不是美國總統，這會使聯邦調查局、特勤局和聯邦法院緊急動員接管此案的。他揚言要殺害的是當地貝絲－米舒甘（Beth-Mishugaim）猶太會堂的會長。

委託人的名字是班傑明・葛德斯坦（Benjamin Goldstein），但他私下把自己的名字改為穆罕默德・阿布－艾米（Mohammed Abu-Amy）。他的女兒名叫艾米（Amy），他不曉得在哪裡學到穆斯林世界的一個慣例是父親用孩子的名字來稱呼自己，像是「某某人的父親」，阿布－艾米就是「艾米的父親」的意思，儘管一個真正的穆斯林永遠不會用女兒的名字來代表自己。直到最近，我們的朋友阿布－艾米先生，三位醫師合開的聯合診所中的足科醫師，表示自己已經積累了大量資金，並告訴他的合夥人他想抽出一些時間陪伴家人。順道一提，他的家人是貝絲－米舒甘會眾的成員，他的兩個孩子，分別是十一歲的艾米和八歲的札克（Zack），在那裡上希伯來語學校。他的妻子珍妮佛（Jennifer）是猶太教信徒。你透過警局的報告和他妻子在語音信箱中的留言，知道了這些訊息。你實在太忙了，一心只想趕快結案。你收到班的犯罪紀錄副本，並了解他以前從未受過刑事指控。他的妻子給你發送了他的簡歷，你一邊掃描文件，一邊想著也許自己當初應該去念足科學校。你想不透他為什麼能獲得公設辯護人的協助，直到你讀到他最近將所有積蓄捐給了一個幫助伊拉克戰爭孤兒的慈善機構，而且他的房子被抵押了。他的妻子珍妮佛是一名全職媽媽，她的賓士休旅車租給別人了——除非她的父母伸出援手，否則她可能很快就會失去這項收入——她告訴你，她的父母可能會幫她這個忙，但是他們不可能資助班的訴訟費用，因為他們仍然對她嫁給一個足科醫師感到十分不滿。畢竟，如果她非要嫁給一位猶太醫師不可，難道不能找個真格的？

讓我們先在此暫停。你注意到這個故事有什麼奇怪之處嗎？別怕，答案是肯定的，這傢伙肯定有點瘋狂。其次，問題變成：我們什麼時候著手處理瘋狂？

答案是，在大多數情況下，這個時間點沒有人會試圖去處理瘋狂的問題。你，該案的公設辯護人，安排好他的認罪協議。阿布－艾米承認他在會堂裡觸犯了公眾妨害罪，他同意支付罰款並接受「輔導」。那天結束前，所有人桌上都少了樁待辦案件，你回到家搜尋徵才廣告，也許哪家公司的法務缺人。

這個故事稀鬆平常，許多公設辯護律師每天都會遇到類似的案件。幾年前，我主持了一個為期一天的研討會，我雄心勃勃地稱之為「給律師的精神醫學」。我費盡心思準備了四個案例（我們將在稍後討論，與這個範例不同，它們都是真實發生的事件）。討論尾聲，我正努力解釋胎兒酒精症候群（Fetal Alcohol Syndrome, FAS）和胎兒酒精效應（Fetal Alcohol Effect, FAE），以及精神病態（Psychopathy）與假性精神病態（pseudopsychopathy）之間的區別（也將稍後討論），房間後方一位公設辯護人舉起手，語帶諷刺地說：「我不知道這有什麼大不了的，這傢伙就像我每個案子裡的人一樣。」那一刻，這本書誕生了。

1 精神醫學v.其他

Psychiatry v. Everything Else

什麼是精神醫學？

精神醫學是專門研究情緒和行為的一個醫學分支。或者，讓我直接引用維基百科的說明：「精神醫學是致力於研究、診斷、治療和預防精神疾病（mental disorder）的醫學專業，其中包含多種情感、行為、認知和感知的異常。」換句話說，精神科醫師面對的是因呈現精神疾病徵候及症狀受苦的患者。

那麼，接下來的問題顯然是：什麼是精神疾病？這個問題事實上比第一個問題重要得多，因為想要有某個專科的醫師，我們必須先定義「某個專科」，而這個領域很難定義。就我們所知，精神疾患存在的時間幾乎跟人類存在的時間一樣長久。《聖經》中可以找到關於精神錯亂（insanity）的記載，這些記載有許多地方含糊不清，並使用「瘋癲」（madness）一詞，儘管沒有人知道它的原始含義為何。顯然，早在人類有能力記錄他們的觀察結果的時候，就已經留意到有些人的行為舉止超出了常軌。掃羅王（King Saul）被描述為一位情緒上從亢奮狂喜到黑色絕望交替發作的人物，這與現代的雙相情緒障礙症（bipolar disorder）觀點一致；詳細記載口傳闡述猶太律法《妥拉》（*Torah*）的重要經典《塔木德》（Talmud）中提到，大衛王（King David）曾想不透為什麼上帝會創造出像精神錯亂這樣「毫無意義」的事物；而後大衛落難潛逃到迦特（Gath）亞吉王（Achish）領土上，靠著裝瘋才得以保全性命。這個故事隱含著一個概念，就是假冒精神錯亂可以給予偽裝者不同於心智正常者的社會條件和待遇——這大概是我們所知最早的精神障礙抗辯（insanity defense）了。因此，《塔木德》判定精神錯亂終究不是全然毫無用處。此外《塔木德》還深入描述了發狂或精神錯亂狀況下的相關法律決定。中世紀猶太哲學家兼醫師邁蒙尼德（Maimonides），自己寫了一個新版的道德行為準則《邁蒙尼德十三信條》。有趣的是，邁蒙尼德發現，精神錯亂涵蓋了許多不同的變化，因此無法由一般人定義，必須交由法官來決定。即使邁蒙尼德從未接受司法精神醫學的專業訓練，也沒有醫師公會認證，頂多類似受過其他醫學專業短暫訓練的的家庭醫學科醫師，我們大概可以說邁蒙尼德是史上第一位司法精神科醫師。

司法精神醫學（forensic psychiatry）在聖經時代還沒有正式出現，但我們發現，在神智正常和精神錯亂之間，人們已經認為與其對應的行為和責任其實是有差異的，而這些差異的根源可以追溯到當時的記載。「法庭的」（forensic）一詞原意是「在論壇中」，論壇是古羅馬時代法律訴訟的所在地。美索不達米亞的古代法律《漢摩拉比法典》(*Code of Hammurabi*)有部分章節專門用來處理精神錯亂的刑事被告。自有書面紀錄的歷史以來，全世界的法律制度顯然早已認識到，精神病患缺乏與非精神病患相同的理性能力。只是時至今日，站在精神錯亂一方的辯護顯得罕見，掌握精神疾病的概念對普羅大眾來說極為困難。本書的目標是使辨識精神疾病的任務變得容易一些，假使有精神狀態不太穩定的委託人登門拜訪，你能知道如何應對。

現代英語系國家第一次提出「司法精神醫學」的概念是在一八四三年左右。當年，英國首相羅伯特・皮爾(Robert Peel)的祕書愛德華・德魯蒙(Edward Drummond)遭丹尼爾・馬克諾頓(Daniel M'Naghten)從背後槍擊，五日後死亡。因為缺乏便利的現代科技和二十四小時無休的新聞輪播，精神失常的馬克諾頓把首相祕書誤認為首相本人。馬克諾頓想要謀殺首相皮爾的真實動機不明，但是這個動機引發的行為顯然有點瘋狂。由於這起謀殺事件，當代英美的精神障礙抗辯概念從此誕生。其他同屬英語系與普通法系國家的司法界，像是澳大利亞、加拿大和紐西蘭，也都採用了這個法則的類似版本。

雖然早在「馬克諾頓法則」(M'Naghten Rule，或以複數型M'Naghten Rules稱呼，因為法院將判斷精神失常的構成要件歸納成五個問題點)出現之前，英國的司法體系已採納少許關於精神障礙抗辯的想法，馬克諾頓事件還是現代司法精神醫學的第一個具有里程碑意義的案例。該規則宣稱：

> 精神障礙之無罪抗辯如欲成立，辯方須清楚證明：被告行為人在實施該行為時因精神疾患而理智缺失，以至於不能了解其行為本質，或了解其行為本質但不知其行為為誤。

美國的情況則是在把精神障礙的概念納入法律事務之前，官方試圖先找出這個議題的發生頻率。精神疾病調查首次正式出現於一八四〇年人口普查中，其中列出「白痴／精神錯亂」（idiocy/insanity）的類別；到了一八八〇年人口普查，精神疾病欄出現了七個選項：躁狂（mania）、憂鬱症（melancholia）、單狂（monomania；偏執狂）、輕癱（paresis）、失智症（dementia）、嗜酒狂（dipsomania）以及癲癇（epilepsy）。如今，這些分類已被歸入其他聽起來更正式的診斷中，而大多數現代精神科醫師可能很難確認那些古老的診斷名稱所描述的疾病。但是，請記住，僅僅是因為名稱發生改變，不代表實際情況、症狀和臨床表現也會跟著改變。過去的嗜酒狂如今可能稱為酒精成癮（alcoholism），而它的本質依然不變。

從早期開始，美國就已經使用統計資料來構成精神疾病的診斷分類。美國醫學心理學學會（American Medico-Psychological Association）後來成為美國精神醫學學會（American Psychiatric Association），與國家精神衛生委員會（National Commission on Mental Hygiene）聯袂施行了一項計畫，以便收集全國各地精神病院的統計數據。精神科術語（或行話）也開始隨之發展。二次世界大戰後，美國軍隊與退伍軍人事務部（Veteran's Administration）擴展出一系列更廣泛的精神醫學語言，企圖更完善地分類、識別與治療士兵的心理創傷。與此大致同時，世界衛生組織也發表了《國際疾病分類第六修訂版》（International Classification of Diseases, Sixth Revision，簡稱ICD-6），這是《國際疾病分類》第一次出現含有精神疾患的段落。《國際疾病分類》的出版向來是世界各國通用的醫學診斷分類依據，尤其是極為重要的計費代碼。後來，從醫院和人口普查收集到的統計資訊成為對精神障礙進行分類之標準化方法的一部分，並於一九五二年出版了第一份《精神疾病診斷與統計手冊》（*Diagnostic and Statistical Manual of Mental Disorders*，簡稱DSM）。

早期的一位審稿人擔心，由於《精神疾病診斷與統計手冊》是美國出版品，診斷僅限於美國，因此可能沒有太多國際吸引力。其實，精神醫學在世界各地都是一樣的。此外，《精神疾病診斷與統計手冊》的診斷標準和代碼是《國際疾病分類》的一部分，而《國際疾病分類》是國際出版品，所以新澤西州的思覺失調症（schizophrenia，舊稱精神分裂症）和廷巴克圖（Timbuktu）的思覺失調症擁有完全相同的診斷準則。思覺失調症本身在新澤西州或廷巴克圖是難以分辨的，就如同思覺失調症本身一直難以分辨一樣。精神疾病最引人注目的特徵以及難以辨認和解釋的原因是：它們全都十分獨特。精神疾病的一般特徵在該分類中的每種疾病都是普遍共有的，但是它的細節對每一位患者而言都有自己的獨特版本。這個概念很難理解，我只能在這裡約略提及，並嘗試在本書其他地方加以探討，有朝一日我們可能需要一本專書來說明。解釋這個概念的另一種方式是，思覺失調症的特徵——妄想、幻覺、思想貧乏、自閉症，這些使患者看起來患有思覺失調症的特徵——是所有思覺失調症患者所共有的。「被控制」的妄想發生在所有思覺失調症患者身上。但是，在細節上——患者如何被控制，由誰控制他們，為什麼要對他們進行控制等等，該疾病呈現出的所有外貌——每個思覺失調症患者都有所不同，就像個人的指紋一樣獨特。正是這種獨特性，使得非精神科醫師的人很難理解整個精神疾病的概念，甚至連臨床社工師也常常難以判斷，我每天在自己的私人診所中都會遇到這個問題。治療師只知道患者不快樂或不滿意，但他們通常無法以一種連貫的方式將這些碎片拼湊出問題的全貌。治療師和患者迷失在患者的生活細節當中，無法確定診斷準則，反之亦然。我認識很多精神科醫師，他們將患者歸入書面上的診斷類別，而忽略了令患者困擾的生活細節。只有當患者和治療師可以同時就整體狀況和特定細節進行交流時，或者當醫師或治療師可以一方面確定診斷和相應的藥物治療方法，一方面了解患者特有的生活情況，來為個人量身訂做一套專屬的心理治療方法時，才能達到最佳效果。儘管這樣的治療計畫看似直觀且尋常，你會訝異這種治療計畫實際上很罕見。而且，無法提供個人化治療方案不一定是治療提供者的錯。保險公司甚至專業機構愈來愈要求所謂「基於實證」的治療方案，而這些方案往往是根據大型研究對象群組而設計，並非針對個人。

為了進一步探究這個令人憂心的模式，我訪問了這個領域的一位領袖人物艾瑞克・普雷肯博士（Dr. Eric Plakun）。普雷肯博士是美國精神醫學會心理治療核心小組的創始人，在面對趨勢轉變成他戲稱為「生物－生物－生物模式」（bio-bio-bio model）的巨大壓力時，他依舊堅持做為傳統「生物－心理－社會模式」（biopsychosocial model）的擁護者。「生物－生物－生物模式」一詞可能是由精神醫學領域的另一位偶像級人物約翰・里德（John Read）博士杜撰出來的，里德博士和他的同事們在二〇〇九年的一篇文章中提及。在這篇著名的大作中，里德博士認為，現代精神疾病正朝著某種模式發展，在這種模式中，一切都被認為僅僅是生物因素作祟，任何其他影響，例如功能失常的家庭、虐待、疏忽、家庭暴力、毒品、酒精或任何其他已知與精神病有因果關係的因素，都被削減為觸發因子或生理影響。另一個直言不諱的批評家是美國精神醫學會的前主席史蒂芬・夏夫斯坦（Steven Sharfstein）博士，該協會出版《精神疾病診斷與統計手冊》。他曾公開批評這種「生物－生物－生物模式」，所以也可能是他創造了這個短語。有些事物就是出色到人人都想居功。

無論是誰編造了「生物－生物－生物模式」的說法，在《精神醫學時報》(*Psychiatric Times*)近期的一篇文章中，普雷肯博士評論了精神醫學界傾向此一模式的趨勢，並指出在這方面嚴重影響精神醫學領域和一般民眾的三大錯誤觀念：

- 基因等於精神疾病。
- 患者呈現單一心理疾患，而該疾患只對單一實證治療有反應。
- 藥物是最好的治療方法。

普雷肯博士的文章解釋了為什麼這些假設是錯誤的，我們只需要一次快速而概略的文獻搜查就可以得到豐沛的資訊，這些資訊充分為普雷肯博士的論點背書。簡要地說，在已知的精神障礙的各種情況下，目前並沒有發現會引發特定精神疾病的特定基因。患者很少只患有一種精神疾病，而當他們患病時，有許多不同的治療方式(例如心理療法和運動)；這些方式如果稱不上比藥物治療更有效，至少可以說跟藥物治療一樣有效。更何況，藥物並不總是有效。如果你仔細閱讀，你會發現每張精美藥品說明書印著：「確切作用機制未知。」當然，前面的句子是一個非常概括的總結，關於「生物－生物－生物模型」有誤的方式和原因簡直罄竹難書。另一個問題是，我們的大腦和身體都是生物有機體。因此，儘管我們可能在某方面對精神疾病的生物學原理一無所知，但與此同時，我們也有不少了解。我們知道神經傳導物質(neurotransmitter)確實媒介了大腦神經元(neuron)之間的溝通交流。我們知道大腦和身體發生的每件事都是生物事件。我們知道，沒有大腦活動，我們就會死亡。「平直線」(flat line)[1]的說法，不只限於心臟活動。腦死判定在變化無窮的司法制度中很重要。我們無法分離心智和大腦，但我們也不只是神經傳導物質而已。在這關頭，虔誠的教徒們也試圖搭上這班列車，並以使列車出軌的決心堅稱靈魂某種程度上擁有自己的生命。誰知道呢？也許是吧。但我終究是一名科學家，除非有其他證明，否則儘管我無法否定靈魂的存在，我仍然相信關於人格形成，精神疾病，由環境、遺傳、壓力、無壓力以及其他所有內容構成的介面等等，都有一個科學解釋。外部世界和內部世界透過某種方式與每個人的生理系統相互作用，從而創造出不同的個體。有很多科學證據支持我的論述。我們知道，生活方式迥異的同卵雙胞胎的DNA稍有不同。這些差異不在決定頭髮、眼睛顏色或肝酵素版本的DNA編碼，而是出現在端粒（Telomere）中。端粒一度被認為是無用的「垃圾」DNA，現在許多專家則認為它們與衰老、預防氧化、預防癌症有關。然後還有很大一部分我們仍然所知甚少。我們（「我們」是指真正在實驗室工作的科學家，但我喜歡把自己當作至少是個榮譽旁系成員）現在有了實質的證據證明環境會改變我們的生理結構，就像那句流行語，現在決定未來，有了這些知識背景做後盾，我決定聯繫專家。

1 譯注：flat line指平坦的心電圖，心臟沒有電活動；或平坦的腦電圖，大腦沒有電活動。這兩者都涉及死亡的各種定義。

如何才能盡善盡美地向我的律師聽眾解釋這些關於精神醫學的錯誤假設呢？我想直接與普雷肯博士對談，了解他的看法。如果連精神科醫師都不甚了解醫療保險業是如何操控我們為患者提供較劣等的治療，我們怎麼能期望法院做出真正公正的裁判或標準或治療命令？我發現這種不對等茲事體大，最好還是盡快與專家聯繫。

普雷肯博士很友善地接聽了我的電話，他告訴我許多有趣的事情。他的看法強調了我的觀點，我們有整整一個世代的精神科醫師是對心理治療（psychotherapy）一無所知的迷失世代。在過去二十年左右的時間裡，精神科住院醫師培訓計畫中缺乏心理治療培訓。那些密集的督導時間、流程記錄、單面鏡和T團體（T-groups）已經一去不復返了（我懷疑我們是否真的知道T代表什麼——可能是轉移，可能是訓練，也可能是其他意思）。閱讀拙劣晦澀的佛洛伊德譯文、觀看家庭治療影像、消化單位（慢性思覺失調症患者的長期住院病房，有時持續數年）中社區會議發生的事，以及是什麼驅使安－瑪麗或華特在那個特別的時間點起身去洗手間；那些花在思考和討論我們覺得病人的腦海中所思所想，以及我們自己和我們的同事腦海中所思所想的時間——全都消失了，彷彿這一切都無關緊要，毫無意義。現在的重心都放在藥物治療上，還有如何避免病患留院以降低成本。儘管關於腦生物學的知識已大幅增加，精神科醫師對大腦的知識似乎根本沒有成長。精神醫學領域受外界因素的影響如此之大，以至於原本吸引我們許多人進入精神醫學領域的動力——是什麼促使人類思考？以及驅使人們以瘋狂的方式思考的原因——已被棄置，取而代之的是無趣許多的動機：「我們該如何為保險公司省錢？」

普雷肯指出了我在簡介中提到的一個問題：太多人從精神醫療體系被移轉到了刑事司法體系。

「我認為這是一場全國性的悲劇，」他告訴我。「由於資金不足，六〇年代和七〇年代的社區精神衛生系統的承諾逐漸瓦解。人們從資金不足的精神衛生系統中被轉移出來。」他接著告訴我，新興科學正在教導我們：「威廉・福克納（William Faulkner）是對的……『過去不會消亡；過去甚至不會過去。』」所有證據都表明，早期的負面經歷形塑後來的精神與醫療結果。換句話說，從胚胎到嬰兒到兒童再到成人，當我們成長時發生在我們身上的一切形塑了我們的大腦、身體和行為。生物學和心理學有著千絲萬縷的聯繫；假裝這些緊密連結不存在很不智，治療患者時，只檢視患者的神經傳導物質功能運作但無視於他們的生活經歷是沒有療效的。儘管傳統的精神分析並未特別將大腦中的生物變化當作精神病理學的機制，我們現在知道經驗會使大腦產生生理變化。然而，知道經驗會使大腦產生生理變化並不能抵消生活經歷、創傷或傳統精神分析教給我們的任何事情的影響。

而且，人體並不能免於大腦的生物衝動。多年來，心理學家已經認可並詳加研究了稱為「戰」或「逃」反應（fight-or-flight response）的大腦－身體聯繫。當哺乳動物（包括人類）受到威脅時，就會立即觸發古老的生存機制。該機制最初是由心理學的創始人之一懷特・坎農（Walter Cannon）於大約一個世紀前提出的。坎農提出動物——包括人類在內——面對威脅時，自主神經系統會自動產生全面反應，釋放出一類稱為兒茶酚胺（catecholamines）的神經傳導物質，主要是腎上腺素（adrenaline，亦稱epinephrine）和去甲腎上腺素（norepinephrine，亦稱noradrenaline）。它們被釋放到大腦和周圍（periphery；身體的其餘部分）中。兒茶酚胺合成路徑（pathway）也產出其他著名的神經傳導物質，像是精神醫學領域中毫無疑問必然會遇到的多巴胺（dopamine）和血清素（serotonin）。因此，我們剛學到了一些重要的知識。首先，「戰」或「逃」反應始於大腦，然後進入身體的其餘部分，其中涉及的化學物質對大腦和身體都起作用。其次，負責戰鬥或逃跑的主要神經傳導物質，腎上腺素和去甲腎上腺素——兩種使我們感受到所謂的「腎上腺素激增」（adrenaline rush）的化學物質——與精神疾病明顯相關的神經傳導物質在同一條合成路徑中形成，就像組裝生產線一樣，而我們對這些神經傳導物質與大多數精神疾病（包括憂鬱症，雙相情緒障礙症和思覺失調症）間的作用方式，理解仍然有限。（見圖1.1）

但是，「戰或逃」拼圖還有另一片重要的區塊，這與普雷肯博士對早期創傷及其身心影響的可怕預測有關。新的科學證

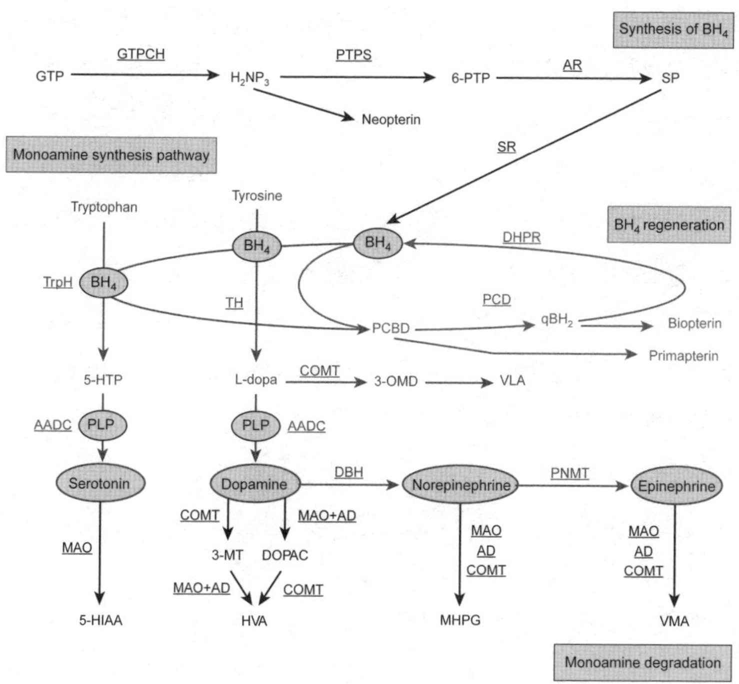

圖1.1｜兒茶酚胺的合成和分解路徑圖

據強烈表明，自主神經系統的「戰或逃」功能設定類似於一套緊急備用系統。我們不適合日日觸發戰鬥或逃跑反應，我們不應該全天候承受壓力。不幸的是，我們二十一世紀的現代大腦無法區分洞穴台階上的山獅和堆積在門廊前的帳單，壓力就是壓力。當我們無法跟上卡戴珊家族（Kardashians）或我們覺得應該跟上的任何人時，我們就會壓力倍增。我們靠人造光生活，我們吃人造食物，穿人造衣服，服用人造藥物。我並不是要大家停止做這些事情，我也沒有宣稱自己知道這些事情是否有害。但是我確實知道，我們的身體和大腦在這些人造物尚未存在的時候，就已經進化到了目前的狀態；可以說每天坐在電腦螢幕前長達十二個小時明顯是個壓力源（stressor），我們的身體、眼睛和大腦，都不是為了這樣的生活方式設計的，大家應該不難想像。我個人將日常散步視為一種獎賞。覺得奇怪嗎？其實很多人這麼做。遠古時代，當人形生物從樹冠上爬下來，開始用兩條下肢直立行走的那一日被定義為人類世界的起源，步行就是一種恩賜了。

我參加了一個由藥廠贊助的晚宴，我先自首，去那裡是因為我想獵才。我需要來自精神醫學專業的幫助，我需要一位醫師或護理師來協助我。我太忙了。人們說，小心許下的願望。晚宴上有位優秀的演講者，所以即使原本的心願沒有達成，我也得到豐富的額外收穫。

演講者是田納西州納許維爾市的瓊・德洛德（Jon Draud），他的演說引人入勝，其中一點格外讓我坐直身體全神貫注。他主張「戰或逃反應」不適合全日無休地發作。持續的壓力反應不僅對我們的大腦不利，而且也對我們的身體不利。研究表明，兒茶酚胺的不斷分泌實際上會導致身體產生疾病。我們一度認為生理疾病導致憂鬱和焦慮，現在看來憂鬱和焦慮也會引起身體其他部位的變化。換句話說，大腦的變化會引發身體其他部位的醫學問題。

我的心得則是，我們不可能無所不知，我們甚至不了解我們有多麼無知。在允許兩派專家開始指名道姓互相對罵之前，請三思。

我們現在使用的是《精神疾病診斷與統計手冊第五版》（DSM-5），該版本於二〇一三年五月發布。第五版更改了一些名稱和診斷準則。它發明了一些新的疾病（如嗜食症〔Binge Eating Disorder, BED〕，你們有人得過這種疾病嗎？），也刪除了一些其他疾病。臨床診療——尤其是在司法精神醫學執業中——每天都會看到的某些情況，例如：需要專書論述的精神病態、切割或自殘、和病態說謊（pathological lying），並不是《精神疾病診斷與統計手冊》認可的診斷。人們只能臆測為什麼沒有列入，但事實是，自早期的《國際疾病分類第六修訂版》（ICD-6）和《精神疾病診斷與統計手冊第一版》（DSM-1）以來，就沒有新疾病突然從地球表面冒出來過，唯一改變的是我們對這些疾病的理解和治療方法。現在，我們對精神疾病的解釋和分類都與以往不同；毫無疑問地，當《精神疾病診斷與統計手冊第六版》（DSM-6）出現在下一個十年或二十年之後，也將為官方的精神病診斷資料庫帶來更多改變。透過美國精神醫學會，《精神疾病診斷與統計手冊》試圖導向以生物學為基礎來理解精神障礙，但目前仍未成氣候。正如我們之前所討論的，一些批評者將精神醫學的最新趨勢戲稱為「生物－生物－生物模式」，這是拿傳統「生物心理社會模式」一詞來做文章的嘲諷式文字遊戲。傳統「生物心理社會模式」是過去兩個世紀中研究精神疾病的傳統主流，可能甚至在有文字紀錄之前的歷史中也是，如果我們認為《聖經》跟《漢摩拉比法典》所描述的古早事蹟、風俗習慣有指標性意義的話。

儘管近期精神醫學和精神疾病的概念化出現爭議，《精神疾病診斷與統計手冊》依舊十分重要。雖說診斷名目基本上是從假設編造出來的，但它們都代表了以相當可預測的方式同時發生的疾病症狀群組合。《精神疾病診斷與統計手冊》在某些方面不夠完整，在某些方面過度涵括，但它為所有精神衛生專業人員提供了一套共同的語言。由於ICD是世界衛生組織提出的國際疾病分類，因此和ICD同步的《精神疾病診斷與統計手冊》已在美國以外的許多國家／地區使用。所以，這本書的讀者不僅僅侷限於在美國執業的律師——讓司法人士了解精神醫學應該是國際目標。

精神科醫師們非常清楚，《精神疾病診斷與統計手冊》中的診斷不過是經常同時出現的一組組客觀體徵和主觀症狀。在一般的臨床治療實踐中，這些知識很有用，尤其是涉及醫療保險公司給付的時候。然而，在司法精神醫學實踐中，這些診斷某些狀況下變得比在臨床操作中更為重要。我看過許多診斷變得比症狀更加重要的案例。比方說，我們知道雙相情緒障礙症被過度診斷。雙相情緒障礙症，舊稱「躁鬱症」（manic-depression），是一種嚴重的週期性精神疾病，患者可能需要長期服用藥物。雙相情緒障礙症唯一的絕對準則是一次躁狂發作的病史。在《精神疾病診斷與統計手冊》中，躁狂發作的標準已明確定義，並且有充分的理由——該疾病病程變化快速，需要對患者進行持續的臨床監測和治療。儘管雙相情緒障礙症的病因（etiology）——潛在的深層原因或根本原因——未知，讓我再強調一遍：「未知」，但是我們確實有許多關於遺傳、因果關係和生物學的理論。生理的部分無庸置疑，然後我們也確定至少雙相情緒障礙症的某些變體（variant）源自遺傳，或至少就某些患者而言，雙相情緒障礙症的某些部分是來自遺傳的。這些事實在精神疾病的研讀中十分重要，但實際上與特定臨床背景中任何個別患者的治療沒有太大關係。

那麼，為何現在有這麼多人是「雙相」（bipolar）的呢？有兩個原因：一種算是有點科學根據的，另一種則完全是假冒的。要了解雙相情緒障礙症如何變得像普通感冒一樣常見，我們必須先考慮人格障礙（personality disorders）這個主題。在《精神疾病診斷與統計手冊》中，人格障礙被定義為「一種持久的內在經歷和行為模式，與患者個人所屬文化的期望明顯偏離，無處不在且僵化，在青春期或成年早期發作，隨著時間的推移穩定並導致困擾或損害。」這些人格障礙之一是邊緣性人格障礙症（Borderline Personality Disorder），在《精神疾病診斷與統計手冊第五版》頁六六三中有充分描述，這裡不再贅述。問題在於，邊緣性人格障礙的特徵是情緒和情感的快速變化，當然還包括許多其他特徵，但總的來說，保險公司的給付範圍沒有涵蓋人格障礙的治療。自從我在一九八〇年代末開始受訓至今，已經出現了數百萬新的「雙相」患者。這些患者在以前會被歸類為邊緣性人格障礙症，並指示接受頻繁的心理治療、精神分析或送往邊緣性人格障礙症患者住院病房。這些病房和治療實際上已不復存在，該診斷也不存在了，所以這些患者現在都得了「雙相的」情緒障礙症。

不足為奇地，許多我們用於治療雙相情緒障礙症的藥物治療方法與之前用於邊緣性人格障礙的藥物治療方法相同。說治療的相似性不足為奇主要是因為症狀相似。當我們有類似的症狀，並且知道生物機制以某種方式牽涉其中時，治療方法理所當然會變得類似。然而，這種相似性也是個問題。我們有大量科學「證據」將雙相情緒障礙症歸類為「生物的」。我將這些字加上引號，因為醫療保險業以及心理學界遊說團體仍然堅持認為人格障礙在某種程度上並非「生物的」。所以我們又回到之前的難題——生物學對上心理學——即使我們已經確定，我們所做的一切，從鍵入單字到發脾氣，到哭泣或打噴嚏或嚼口香糖，都有生物的成分。實際上，每天都有新的研究發表，顯示某些人格障礙與某些慢性精神病之間的關係，這些疾病已被主流認定是生物的。這些細節超出了本章或本書的範圍。重要的是，每當你「想」到某事或「做」某事時，都屬於生物作用。我們——「我們」指精神科醫師、神經科醫師和神經科學家——不明白發生思想和行為的確切運作機制這個事實是無關緊要的。科學已經發展到我們知道所有的思想、感覺、情感、行為和行動都始於大腦。大腦是生物性的。切斷氧氣和葡萄糖供給，死亡就會發生，不再有思想、感覺、情緒、行為或行動。根據大腦中氧氣和葡萄糖的流失情況，我們明白在哪些方面或多或少會受到損害。切斷腦幹下方的燃料供給，某些功能將繼續進行——呼吸，流汗和心跳。往上一點靠近脊髓，這些功能便會停止。位置再高一些或恰好在某處（就像俗稱的「中風」），只有某些功能會受到損害。大量證據證明行為和思想是基於生物學原理運作的。

我曾在一家醫院工作，醫院的神經科學部門入口堂皇裝飾著一幅描繪宇宙的巨大壁畫。這個譬喻太美妙了，我也在自己的網站使用。每個人類的大腦內部都有一個完整的宇宙。我們所做的每件事都是由生理反應控制的，有些生理反應甚至複雜到還沒有任何部分被理解。實驗室中的神經科學家耗費了整個職業生涯，試圖了解當神經傳導物質的分子撞擊受體時會發生什麼狀況。而有待研究的神經傳導物質與受體何其多。我們精神科醫師則是試圖以臨床實踐方式利用生物學的研究成果，幫助人們改善生活品質。我們並不聲稱要了解生物機制的所有細節，尤其是其中許多機制尚未被發現。但我們知道，大腦和行為無疑是密不可分的。不幸的是，這點知識變得有點太過危險，導致了之前提到的過度化約的「生物－生物－生物」理論：主張精神疾病是一種純粹的生理現象，透過正確的藥物組合就能治癒。也許某些患者可以只用藥物治療——那些擁有完美生活，完美人際關係，完美身體，完美心理和完美大學入學分數的患者。我從未遇過，但這樣的人可能存在某處，百憂解對他完全有效而足夠。至於其他所有人，無論你是否喜歡，我還是建議「生物心理社會模式」。畢竟我們的環境、思想、朋友、行為、情緒、飲食、運動方式，我們在電視上觀看的內容，閱讀的內容，我們足跡所至，以及我們認識的人等等都影響著我們的大腦，然後大腦再以生理運作的方式執行這些影響。

現在，讓我們再回到被過度診斷的雙相情緒障礙症。在司法實務中，我曾見過法律案件因為診斷問題全然被誤導。這個案例涉及一個真正的雙相情緒障礙症患者——一名年輕女子，每隔幾年就會出現一次躁狂發作。在某次躁狂發作期間，她遇到了一個男人並誕下一女。她無法照顧孩子，尤其是當她進入鬱期，病情嚴重到無法起床，更別說去滿足嬰兒的需求了。這種情況下，父親介入，取得了女兒的監護權，搬到另一個州。母親短暫住院，隨後並未接受任何後續治療。她的病情相對穩定了一段時間，找到工作，甚至重新開始探望女兒。但是後來她又進入躁期，也就是那時候法院照會我的專業意見。

我在約莫兩年內見到這名女子三次。第一次，她處於鬱期。她剛生下另一個孩子，孩子的監護權也被州政府拿走。流淚、失樂（〔anhedonia〕無法體驗到反應性的喜悅）、失眠、食慾不振，所有憂鬱期的症狀她都具備。法院僅向我提供了有關她過去的一小部分資訊，但把這些碎片放在一起（她很沮喪，而不是愚蠢），我能夠理解她是如何失去第一個孩子的監護權的。我建議讓她進行精神治療以及漸進回歸家庭。

時間流逝。我收到了個案社工師的另一通電話，要求我再次評估這名女子。我同意了。這次，她很狂躁。她由她新生嬰兒的父親陪伴，孩子的父親二十四歲，失業。她本人三十多歲，受過大學教育。這回，我建議再次進行精神治療。我再次寫道，診斷是雙相情緒障礙症。我在報告中註明了「近期躁狂發作」，並包括《精神疾病診斷與統計手冊》逐字逐句的所有診斷準則。

一段時間後，州法院希望我再次見見她。這一次，這個女人很沮喪。當時我被要求在聽證會上作證，確切名目我記不得了。這次作證是透過電話。請注意：如果可能，請盡量避免電話作證；儘管法官和律師可能認為他們在幫精神科醫師的忙，免除親自出庭的往返奔波，但那二十分鐘如果親自在場的話，會更容易溝通表達。我怎麼知道？這是我二十分鐘電話作證的結果：法官轉向這名年輕女子，拍了拍她的手臂（情節為旁人轉述，我很好奇，不知道他如何克服席位配置「靠近她拍拍她的手臂」）並說：「親愛的，別擔心，你其實沒有躁鬱症。」該法官（我之前曾在他的法庭多次作證）通常尊重我的精神醫學見解，但這次他在媒體的引導下，相信雙相情緒障礙症意謂著患者一直處於持續不斷的煩躁和沮喪狀態。他把雙相情緒障礙症與人格障礙、急性壓力反應、適應障礙，以及每天在法庭上見到的輕微許多的精神病混淆了。對於那名女子，他沒有幫到任何忙。她要重新獲得孩子監護權並回復正常生活的唯一方法，是無限期服用穩定情緒的藥物。拒絕給她適當和正確的診斷就是拒絕給她適當和正確的治療，最終剝奪了她的孩子一個健康的母親。我必須說，後來我始終未能完全恢復對那位法官的尊敬。

另一個例子涉及為公設辯護人鑑定被告的案件。這個例子指出了一個重點：律師們，請避免僱用有特定預設立場的專家。事實上，如果一個專家公平誠實地衡量每個案例，那麼他或她的意見會更加有力。至少從聘任思想開明的專家開始。當你付費尋求第三方意見時，另一方都會知道的。

在這個例子，一名三十一歲的婦女失去了她十歲女兒的監護權。父親完全漠不關心，放棄親權，搬到另一州。這名母親在精神疾病和濫用藥物方面有很長的歷史，一共被捕了十次（其中沒有公訴罪）。當我被要求對她進行鑑定評估時，她正在藥物勒戒所住院，並服用精神藥物治療。女兒則被安置在寄養家庭裡。

該州的精神科醫師認為，這名婦女因為濫用藥物（substance abuse）和創傷後壓力症（posttraumatic stress disorder, PTSD）而無法照顧女兒，並已排除雙相情緒障礙症的可能。他和我一樣清楚她不是雙相情緒障礙症患者。這位精神科醫師每年為所在州的兒童保護服務機構處理數百起案件。他的報告千篇一律，只花大約十到二十分鐘評估一個對象（我從與數百人的交談中得知）。通常，在他進行評估後，無論如何都會將對方轉介給我，因為他的聽眾不知道他在說什麼。真正令人惱怒的是他並不愚笨；他會說謊，也知道自己在說謊。為了保持工作和轉介的流量，他不惜扭曲資訊給出偏頗意見，他的結論總是父母無法勝任。他對這些父母或孩童的命運毫不在乎，他的偏見和冷漠在我和許多個案社工師以及法官們看來都很明顯，法官們時常需要將當事人送去進行另一次鑑定。如果他只是無能，那麼我對他的尊重還會多一點。他的狡詐和操弄著實難以讓人產生敬意。

嚴格來說，根據司法精神醫學的倫理原則，我們並不是對我們的鑑定對象負責，而是對我們的僱用者和對真相負責。但是，很重要的「但是」，我們同時也是人類，還是醫師。我們必須據實以告，我們不應該昧於良知說謊。我們不應該為了支持某方律師的論點便想方設法來抹黑特定對象。而且，我們應該尊重我們評估的每個對象，以禮相待（我花了近十年的時間和性犯罪者打交道——相信我，這是可行的，之後再談）。此外，當我們就兒童監護權案件進行評估時，評估命令是由法院下達的，我們也為法院進行評估，換言之，我們本該像法官一樣不偏不倚。我無法理解為何有些專家的立場永遠是父母失職，而孩童總是送入寄養系統。當受僱專家有這種傾向時，付費的一方或許應該懷疑此人並沒有受過真正的司法精神醫學訓練（這很容易發現，只需索取醫師履歷即可）。

該案件後來變成親權終止（termination of parental rights, TPR）之訴。州政府決定——或者說法官做出決定，或者說實際發生的狀況是法官同意社工師的意見——現在該終止這名母親對孩子的監護權了。這個階段她終於獲得一位辯護律師（指派律師的階段根據管轄權和案件類型的不同而異）。起初她的律師閱讀並審查了所有精神鑑定報告，並不認為她需要另一位專家，後來因為報告對預後的判斷不夠明確，而這名母親也確實遵守了精神科醫師的所有建議。如前所述，這位精神科醫師並不愚蠢，也不是無能，只是狡猾刻薄。

案件進入審理程序，這位精神科醫師，我要稱他為史尼奇醫師（Dr. Sneaky，sneaky有陰險卑鄙之意）實際上是為州政府作證，期間公設辯護人意識到她可能需要進行新的精神評估。史尼奇醫師原本的報告指出，如果這名母親停止藥物濫用並服用適當的精神藥物，就可以與女兒團聚，而這些都是她現在正在進行的事情。在作證中途，史尼奇醫師察覺到他的報告可能過於誠實，畢竟藥物依賴和創傷後壓力症都是可以治療的疾病（他在下結論之前還做了十幾個排除診斷測驗）。史尼奇醫師靈光乍現，突然「領悟」並改口這名母親其實是罹患了「雙相情緒障礙症」。

「她是雙相情緒障礙症患者，她的大腦產生變化，她的病情永遠都不會改善！」他為此聲明倍感驕傲，甚至在報告中添了一份附錄，用來佐證以上陳述。

在史尼奇醫師撰寫他的附錄並為他的荒誕聲明尋找參考資料時，公設辯護人聯絡上我。這種情況我倆都未曾見識過。史尼奇醫師提供的「參考資料」包括用谷歌搜索「躁鬱症＋生物學」中顯示的每一頁。其中一些資料突兀滑稽——國際精神醫學會議傳單，漫畫和書籍宣傳廣告。當然也免不了一些真正的學術文章，其中一些很精采，只是與本案完全無關。

史尼奇醫師在我完成報告之前回到法庭，所以我有幸閱讀他的附錄，部分大意是：「本報告一般讀者無法理解，因為他們不像本人一樣是優秀的精神科醫師。」我沒有開玩笑，只不過換成了我們這些凡人可以理解的簡單用語。我也很榮幸（諷刺的是，「榮幸」〔honor〕一詞無意中被電腦自動更正為「恐怖」〔horror〕）讀了他的證詞抄本，內容大抵相同，但以一種更加隱晦和傲慢的方式來表達。我確信如果我人在現場，可以親眼目睹他前額上的血管暴凸。

我的審查和評估中，我了解這名母親已經完全扭轉了自己的生活，她的精神狀態穩定，並且遵守醫囑，已經接受了好一段時間的治療。這些訊息不是無中生有，全部記錄在案。我所做的只是以連貫的方式將它們組合在一起。史尼奇醫師看上去像個傻子（尤其是當我盡力嘗試將他所有的「參考資料」納入我的報告中，直到注三十，子參考號k時，不得不在無窮挫敗感下宣告放棄）：

「此刻，我決定不再浪費州政府的稅金來寫下史尼奇醫師從網路找來支持他怪異陳述的每個摘要。本報告已提列了大約十個摘要，所有提列摘要都進行過審查，皆與本案無關。」

我甚至不必親自到庭。法官讀了我的報告，在法庭上屏退了史尼奇醫師，然後將女孩還給了這名母親。我所做的只是說出實話。這個故事的意義？一連串的排除診斷（rule-out diagnosis）通常無濟於事，並且使你的專家看起來像個傻瓜。有時候，你確實無法確定哪種診斷更合適——紀錄通常不會公開，資訊是第三手的，而人們是外行的線人。但是，透過正確的教育訓練和司法精神醫學評估方法，所有評估人員都應該得出相同或類似的診斷。當他們不這麼做時，就是有人試圖敲詐僱用他的律師。一大疊潛在可能的排除診斷是一個很好的線索，說明你找到的可能是很擅長計時收費的專家，但對方不一定是很擅長精神醫學的專家。

在臨床實踐中，我們所說的「診斷」有什麼重要性？答案是，視情況而定。如果患者的部分情緒困擾是個人行為和觀念的結果，而這些行為和觀念可以通過適當的、非藥物的治療而改變，那麼該患者需要了解這個事實。很多時候，我不得不告訴病人：「我沒有專治那個的特效藥丸。」「那個」是指什麼？「那個」可以指虐待關係，自我意識缺乏，以及「我值得幸福美滿因為我在電視上看過」的過高期望。

如果是虐待關係導致的憂鬱（相關研究提出了不少運作機制，其中包括許多生物性的），我最多只能在一定程度上治療這些憂鬱症的症狀。儘管我初次聽到這個故事時感到震驚，但我經常在執業中遇到的一個例子是離婚卻仍同住一個屋簷下的夫妻。他們對彼此的憤怒導致離婚，離婚後妻子不得不開始找工作。過去妻子因為丈夫時常不在家而生氣，先生在市區有很好的工作，而妻子大多時候必須與人共乘，對此她也多有怨言。（這些是她的版本，不必然是真相。有時還摻雜外遇、酗酒或其他問題，有時沒有。有時她只是認為自己應得的更多。故事形形色色。）無論如何，他們已經離婚了，但仍然在一起生活。現在，她的壓力更大了，丈夫的壓力則是減輕了，因為除了對子女撫養費的自動薪資扣取外，他對家庭沒有責任。他可以像以前一樣回家和家人共進晚餐。晚餐後，他不需要幫忙收拾（像以前一樣）。他可以在週末和女友外出約會。與此同時，他的前妻比以往任何時候都承受更大的壓力，在照顧子女與低薪工作（由於她已離開職場數年）的忙亂中應接不暇。她來找我是因為她很沮喪。我必須告訴她，差勁的決定是沒有解藥的。如果你想要美好人生，就必須振作起來，重新開始。我想告訴他們——但是我沒有太多餘裕進行有意義的心理治療，來幫助這個假想的女士從情感根源上理解這種情況，因為做為一名精神科醫師，我無法承受患者超時的損失——這是另一個問題，和什麼療法有效不相干，但仍然是本書的重要主題。

為什麼醫療保險在精神疾病的討論中很重要？原因很多。許多精神科醫師不接受醫療保險給付，我（目前）接受。儘管美國精神醫學會在華盛頓積極爭取精神疾病和治療相較於其他醫療分科的平等地位，但是成效不佳。如果我去腸胃科門診約十分鐘，醫師的收入大概是三百美元。他隨後選擇執行的任何醫療程序都將單獨計費。保險公司的付費方式反映了決策者的想法，與患者生命中發生的各個事件相比，談論十分鐘的復發性腹瀉要來得更加困難和更為「醫學」。

當一個新的患者來到我的辦公室談論她的問題，我至少會給她四十五分鐘的時間。通常，這四十五分鐘會變成一個小時或一個小時又十五分鐘，當天其餘的時間表都變得混亂。我錯過午餐。其他患者對於延遲和等待感到生氣。然而當患者踏入辦公室的那一刻，她的人生就成了我的責任。我從保險和共付額中獲得約一百五十美元。她與我分享她一生中最屈辱，最痛苦的經歷。我的訓練告訴我要有耐心，不計時間成本去建立信任，去了解她的症狀、處境和家庭生活（包括原生家庭和目前的核心家庭）。所有這些脈絡背景對於理解患者的症狀、表現、抱怨和診斷至關重要。但是現代醫學計費機制斷定，腹瀉比這個人的一生重要。諷刺的是，壓力被認為是腸胃道症狀的主要原因。從我們之前的討論中，我們知道兒茶酚胺、戰或逃反應以及某些神經傳導物質對人體的影響，我們的大腦真的可以使我們的身體生病。如果患者可以從訓練有素的精神科醫師那裡獲得適當的心理治療，他們其他的醫療需求或許將會大幅減少。（這個議題有待適合的研究者來撰寫一篇論文。）

我之所以深入這些細節，說明精神醫學和其他醫學分支之間的對比，是想指出一個重點，這個重點不是希望自己能賺更多的錢。我當然也覺得發大財很美好，但我決定在我能力所及的範圍內，繼續配合當下的醫療保險機制，盡全力去幫助最多數的患者，即使再綿薄也聊勝於無。就我自身而言，我寧願在當前醫療保險體系的重重限制下加倍工作，幫助更多的人，而不是賺更多的錢但幫助更少的人。我也不是想炫耀或是得到更多布朗尼集點，我時常懷疑自己這麼做是否不智。分享這些為的是讓我的讀者們——即將遇到未經治療的精神病罪犯，在法庭上歇斯底里哭泣的離婚配偶，一再被法院命令接受「諮商輔導」的性犯罪慣犯，甚至是試圖了解真相的自殺者家屬，以及向醫師或醫院提起訴訟的原告的律師——能有一個了解精神衛生系統運作的基礎框架。我描述了可能的最佳結果：患者求助於學識淵博的精神科醫師，服用適當的藥物，沒有自殺傾向且無須住院，甚至還能夠保住工作並履行日常責任。

然而，實際上更頻繁發生的是比較糟糕的情況。當中稍微好一些的案例是，當人們向家庭醫師抱怨自己憂鬱時，家庭醫師扔了一些藥給他們，希望能有所幫助。無論是否有效，大多數人不會想要自殺或生活功能完全停擺，因此他們繼續不愉快地生活，但至少最低限度的功能還能運作。他們經歷背痛，纖維肌痛（fibromyalgia），頭痛，偏頭痛，是的，還有腹瀉；針對這些症狀，他們再適當地被轉介給各種專科醫師。通常，透過適當的精神藥物和良好的心理治療可以讓這些症狀受到良好的控制，但是由於優秀的精神科醫師無法以醫療保險給付的費用支持家庭開銷，因此只有少數人可以獲得優質治療。

在貧窮的都市社區，情況則要嚴重得多。聯邦醫療補助（包括歐巴馬健保）支付每次精神科門診約六美元。你可以想像這些公共診所的醫師不會是最好的。無論如何，要預約看診幾乎不可能。醫院承受壓力，極力避免患者住院，病患輕生念頭一消失隨即送出醫院。住院單位每天更換藥物，以便保險公司（也包括聯邦醫療補助和聯邦醫療保險，這兩個都是私人管理機構）允許患者留在醫院。儘管有大量關於精神藥物的文獻，說明患者對藥物開始反應通常可能需要長達六週的時間，醫療保險機構仍鼓勵醫院每天嘗試不同的藥物，直到找到有效的藥物為止。如果「有效」的藥物（就是患者說自己不想自殺的那一天給予患者的藥物）恰好是一種新上市的抗精神病藥物，該患者的保險無法給付——太不巧了。你只能辦理出院回到社區，再去診所掛號（至少要等上六個月），基本上，就自求多福吧。

我寫的不是政治評論，而是一本向司法界人士解釋精神醫學的書，但是一些內幕消息很重要。適當和充分的精神治療是極其昂貴的奢侈品，最需要的人往往最接觸不到。精神病患者的社會經濟地位「向下漂移」（downward drift）是一種公認的現象。患有嚴重精神疾病的人無法維持正常的人際關係，他們無法正常工作，他們經常有奇特行為舉止讓他們看來怪異，因此他們逐漸向社會經濟的最底端沉淪。這些人流浪街頭，他們一邊推著裝滿垃圾的購物車一邊自言自語。他們通常有思覺失調症的傾向。當然，我們也可以聯想到富裕的精神官能症患者、藥物成癮者和徹頭徹尾以作秀或悲劇事蹟搏版面的怪胎。他們的存在只是證明了精神疾病可能發生在各行各業各階層族群身上，沒有區別。但是，如果你不是出生於殷實的莊園大戶，一旦慢性精神疾病找上門來，最終就可能落得入住貧民公共宅的結局。

為了本書的目的，我將藥物濫用列入一般精神疾病的標題下。還包括一些主要顯示為行為表現的神經系統疾病。顯然，處理通常看起來像是自願行為（如獲取和使用毒品或酒精）和非自願行為（如複雜型局部性癲癇〔partial-complex seizure〕發作時對另一人做出危險舉動）時，會出現不同的問題。儘管瘋狂狀態下的犯罪行為經常是精神疾病與司法交集時最戲劇性的表現，但大多數涉及精神醫學議題的法律案件的戲劇性程度要輕微得多。離婚案件涵蓋高度的精神醫學議題。移民案件通常需要精神醫學專家。兒童保護服務案和監護權移除是民事案件，不是刑事案件。遺囑能力（testamentary capacity）案件仰賴精神醫學專家評估鑑定，但這個人一生中可能沒有經歷過任何精神疾病。我還可以想到更多牽涉精神醫學細微差別的法律案件，在本書的整個旅程中，我們將探討其中的許多類型。

我採訪過的一位律師凱莉·辛（Kelly Singh）不再從事律師業務。她現在在一家法律出版社工作，為非法律專業人士的讀者撰寫法律相關書籍，有點像這裡我正在做的一樣。她回憶起自己就讀法學院之前在一家移民律師事務所工作的短暫時光，當時她的律師事務所經常向司法精神科醫師諮詢。凱莉說，他們在「尋找」精神醫學顧問來為委託人患有創傷後壓力症背書；然而，她總是有更多的疑問。這些委託人有能力認知對與錯嗎？創傷後壓力症會影響這種能力嗎？關於他們在原籍國的作為或經歷，是否讓他們壓抑了某種罪惡感？他們是否用藥物或酒精自我治療？或者是否整個法律程序某種程度上更進一步傷害他們？我了解凱莉，我敢肯定，她比當時事務所的律師對這些委託人有百倍深入的了解和關注。她提出了一些值得注意的觀點。想把法律案件的法律層面與對當事人潛在精神狀態的考量分開是不可能的。我們不能忘記，儘管我們處理的是法律事務，但是當我們將精神醫學相關證詞送交法院時，我們的決策所牽涉的對象是有血有肉的人類。

請繼續保持這個想法，然後讓我們回頭追蹤一下我們的虛構朋友。

上次我們見到葛德斯坦／阿布－艾米先生時，他已經為騷擾猶太會堂的會長支付了罰款，並開始接受諮商輔導，無論是什麼層次的諮詢輔導。現在，耐人尋味的部分來了。你知道班・葛德斯坦，又名穆罕默德・阿布－艾米，並沒有丟掉工作，他是自動離職的，因為他心智失常。你為他辯護並使他免於牢獄之災，並確保他得到「輔導」。他的情況現在應該改善許多，是吧？

即使身為過勞且薪水微薄的公設辯護律師，你也很有條理，而且確切知道班／穆罕默德的檔案所在，以及其中的資料披露（release of information）允許你和他的輔導員交談。對他的情況感到好奇，你找到文件，發出傳真（當然，全是用你自己的個人時間），幾分鐘後，你收到一個非常合作而且聽起來十分年輕的布蘭迪・瓊斯（Brandi Jones）女士的電話（你感覺她寫布蘭迪時，字母i上方的一點都是用小愛心取代的）。

「嗨！」瓊斯小姐輕快招呼。「我是阿布－艾米先生的輔導員。我收到你的傳真了。我向我的主管確認過，她說我可以和你說話。」（這部分是虛構中的虛構。瓊斯小姐通常會不顧你的訊息直接拒絕與你對話，因為她曾經聽過「治療師－委託人保密條款」（therapist-client confidentiality），儘管她其實不明白這意謂著什麼，但她擔心如果與你交談會遇到一些不可名狀的麻煩。總之，請假裝我們的瓊斯小姐確實了解「知情同意」（informed consent）、「資料披露」等概念，並願意進行交談）。

「瓊斯小姐，你好。」與此同時，你心想，阿布－艾米先生？他的名字是葛德斯坦。「我想知道，呃，葛德斯坦先生，他的表現如何？」

「噢，他比較喜歡阿布－艾米．穆罕默德這個名字。他喜歡人們叫他阿莫（Mo）。這是他的公民權，你知道吧。他可以信仰任何他想信的宗教，也可以稱呼自己任何他喜歡的名字。」瓊斯小姐聽起來對自己的意見很有信心，儘管她的聲音聽起來只有十四歲。

「嗯，好的。那阿莫情況如何？」

「噢，在療程中他的表現很好。真的很健談。關於做生意他有一些很有創意的想法。當他失業時，他的確很沮喪，現在他正考慮進修成為一名伊瑪目（〔imam〕伊斯蘭教的領袖）。」

「他是不是——所以你不認為他有精神疾病？」

「精神疾病？」瓊斯小姐笑了。「我在輔導過程中和班相處很愉快。他總是很開朗。他有很棒的主意。他甚至每週寫一封信給會長。他有充分的自尊。我很快就要結案了。我只需要寫封信給法官，告訴他阿布－艾米先生不再需要我的服務。」

我希望看到這裡你多少會感到驚訝。儘管事實和細節有所變更，這是真實發生過的故事。嚴重精神疾病的被告幾乎很少被移送到精神科治療。他們通常被指定接受「諮商輔導」。「輔導員」通常非常年輕、熱切且受過極少訓練，他們為社區心理健康中心和其他診所提供服務，法院把窮困的患者轉介到這些地方來。

然而，葛德斯坦／阿布－艾米先生一案中的法官對上述種種並不知情。他只看到，一個似乎有點不正常的人被移送諮商輔導做為緩刑的一部分。緩刑犯成功地「完成」輔導。觀護人慶幸他的名冊上少了一個案件，高興地提早終止緩刑期。案子結束了，葛德斯坦／阿布－艾米先生可以自由離開，於是他陪伴著妻子，兩個孩子，兩隻貓，一隻狗和四隻金魚，從他東海岸的家搬到妻子長大的中西部一州，他的姻親們還住在那裡。

你告訴自己，往好處想，這瘋子現在是別人的問題了，然後重新回到桌上七千個其他案例檔案中。

2 精神醫學v.法律

Psychiatry v. Law

「……我們認為這些真理是不證自明的：

人人生而平等……」

當我們的開國元老在《獨立宣言》一開始加入這些字眼時，人人生而平等的概念顯然是非常不證自明的，所以除了數百頁的修正案外，它在任何地方都沒有再被提及。這些修正案之所以必要，是因為人們認識到某些族群可能是平等降生的，但肯定沒有受到平等對待。尤其是黑人和女性，他們必須為很簡單的事情爭取自己的修正案，例如不被他人擁有的權利（婦女也曾經是私人財產）、受教育的機會、被允許投票的能力、擁有財產的資格、甚至是和男孩隊同額的學校運動經費。

《獨立宣言》的詩意對它的創作者們而言似乎比它的實際真理更重要一些。然而，憲法留下了改進的餘地；多年來，每個特殊利益團體都找到方法將自己的權益納入國家法律。只有一個相對被忽視的群體例外——精神病患。我認為，為了理解法律制度忽視精神病患的原因，我們需要思考《獨立宣言》提出的這個早期前提。儘管該文獻是針對美國，但概念上適用於大多數現代國家。有些國家的律法比其他國家更了解殘疾和弱勢群體，但普遍而言，法治（rule of law）的概念是，法律和道德聯繫在一起，人民有能力根據他們對是非的理解做出決策。

精神病患和非精神病患對是非對錯的理解不同。當然，不同的精神疾病會產生不同的結果，但是總的來說，患有精神疾病的人對現實的看法與實際狀況不同。有時候，他們對現實看法上的差異是無關緊要的。一個需要在用餐前洗手五十次的人可能不會因此而犯罪。可是，當洗手五十次使他偶爾上班遲到，而且他知道這種行為是異常的，但無論如何也無法停止，最終失去工作時，我們需要了解事態嚴重。大多數雇主不難理解，拄著拐杖的員工需要額外的時間才能順利上班，並且偶爾可能遲到。但是，同一雇主通常對因洗手強迫症（obsessive-compulsive disorder）而偶爾上班遲到的員工沒有耐心。雇主通常對這種精神醫學的或「情感的」解釋不感興趣，他希望員工每天準時上班。

可是，這名員工並非生而平等。他的大腦迴路使他反覆洗手。不幸的是，我們無法「證明」該迴路。我們沒有影像技術，沒有血液檢查，也沒有任何標準化的方法可以向雇主證明「髒手先生」患有生理疾病，導致他上班遲到。告訴某人這種疾病是情感性的，那就更糟了，沒有人會相信。關於精神健康的「說停就停」理論（the“snap out of it” theory）[1] 一直存在，直到今天仍然如此。因此產生了兩個極端：「生物－生物－生物」模式和「說停就停」模式。而我服膺的模式，大概也是真正應然的模式，則是我們在上一章中討論過的「生物心理社會模式」。在該模式中，生物有機體在生存過程中所遭遇的一切都會影響結果。因此，環境、事件、人群、人際關係、教育、食物、藥物、化學物質、音樂、寵物、壓力、運動，甚至是太陽黑子都可能影響著大腦的生物狀態，然後以情感、情緒、思考和行為表達出來。這些事物反過來引起我們周圍所有人和所有事物的反應，進而對我們的生理產生特定的新影響和刺激，依此類推，直到我們成為特定、獨特的生物──我們自己，直到我們的DNA發生改變。希望如此解釋能讓你看到全貌。不僅沒有人是一座孤島，而且生物學與其他一切事物之間的交互作用是如此緊密聯繫，我們真的不能再把生理與非生理視為各自獨立的實體了。

回到「髒手先生」的案例。當我還是個醫科學生時，到精神科實習，系上邀請了不同的患者和我們討論他們的病情。有點諷刺的是，強迫症患者本人也是醫師。一個來自南非、親切友善的中年男性，他用獨特的口音準確地講述了自己明知道上班途中並沒有撞到動物或人，但他卻不得不反覆調頭回去檢查。他因此預留了愈來愈多時間去上班，但他也隨即想像撞上

1 譯注：「snap out of it」意指立即停止陷溺或沉浸在某種情緒之中並迅速回復常態。

愈來愈多的人和動物。他完全了解自己患有精神疾病，他了解有生物機制牽涉其中，他了解自己的行為給許多人帶來不便，而他熱愛自己的職業和病人。他不是在逃避工作，他沒有試圖引起注意，他也不是自導自演某齣劇碼來占人便宜。因為他已經透過治療師治療強迫症很久了，他了解所有這些事情。遺憾的是，儘管他多年來一再談論他的意識與無意識動機（conscious and unconscious motivations），情況只是更加惡化。當我們遇到他時，他正熱切期待第一個選擇性血清素回收抑制劑（serotonin-specific reuptake inhibitor, SSRI）的引入，該抑製劑即將上市。他已經閱讀了所有可得的研究資料，並希望最後有種藥是有效的。

我不知道「動物殺手醫師」後來怎麼了，但我希望他能獲得解脫。我以他為例，因為他是我遇到的第一個強迫症患者（或準確地說，我認識的第一個被診斷患有強迫症的人），而且顯然讓我留下了終生印象。我以他為例，因為精神疾病並沒有影響他辨別是非對錯的能力，儘管精神疾病確實在極大程度上影響了他的日常生活。儘管他有完全理性的能力知道自己沒有在上班和下班途中開車撞路人或動物，但這種恐懼和強迫檢查嚴重地干擾了他的生活。如果他不是醫師，而是工廠工人，甚或是醫師，但處在職業生涯的不同階段，他可能會遭遇種種法律困境，包括但不限於失業、財務困難、執照問題、婚姻問題，甚至淪落到無家可歸。我相信身為律師的你們可以想到更多可能的法律後果。

目前，我們有可以治療強迫症的藥物，這些藥物對許多——儘管不是全部——患者有效。現在的治療相當常規，有些患者的病情相對快速地有起色，不幸的是，也有些人完全沒有好轉。但是尋求治療仍然重要。我們還是看到家庭被拖垮，人們仍然拒絕遵從醫囑，或者堅持他們了解更多，或者想要了解所謂的「無意識動機」，即使你向他們解釋我們現在知道實際上可能沒有無意識動機——不過有一種「症狀替代」(symptom substitution)的現象：當你使用心理治療處理一種強迫症狀時，通常會出現完全不同的一種新的強迫症狀取代它。這些都是精神醫學領域工作人員所熟知的，所有這些知識都在研究文獻中一再陳述。然而，患者並不總是習慣閱讀研究文獻，他們喜歡諮詢谷歌醫師。你可能知道或不知道，谷歌醫師的排序原則是根據在其他頁面上出現的網頁連結數量(我過度簡化了)。舉例來說，有一天，我在尋找一個鑑識報告做參考。我忘了確切的標題，但是看到類似「SSRI毀了我的生活」之類的頁面。實際標題更糟——它是某個特定的SSRI抗抑鬱藥的名稱。我每週都會開出許多處方簽用這個藥。它是一種很好的藥物，已經挽救了許多生命，不是毀滅。但是，由於互聯網的魔法，我這個專科醫學會認證的精神科醫師在找到真正有用的頁面之前，先看到的是該頁面。想像一個沒有受過訓練或教育的人在網路上搜索精神醫學訊息會如何？互聯網大失敗，沒有人通過搜尋引擎得到適當的幫助。其實，在遇到精神醫學問題時，你應該尋找的是專家，我會一次又一次地重複這個觀念。因為當你試圖訂出一個涉及精神失常當事人的案件主張，卻不知道到底發生了什麼或什麼是真正的瘋癲時，時間很快會耗盡。我透過向律師和法院解釋精神疾病以釐清責任能力來幫助他們，使許多病患免於牢獄或被起訴，而我並不出名，也不是什麼部會主席。用我採訪過的一位律師的看法換句話說，我只不過是個郊區的窮醫師。

司法精神醫學適用於法律的所有領域。專家學者們已經撰寫了許多有關指標性案例的書籍和學術文章。本章的目的不是為了告訴你我有多麼擅長查閱這些參考文獻以及把它們列在這裡娛樂你，而是讓你對可能需要一個精神醫學專家的不同類型法律案件有個概念。一個瘋狂的人的是非觀念，或者他實踐他的是非觀念的方式，可能看起來跟你我的版本截然不同。對於牽涉到這個瘋狂的人的任何法律議題，你可以尋找具有指標型意義的案件和大量其他判例來支持它。查找這些參考資料並在法庭上使用它們是你（律師）的任務，不是我的。我的任務是向你展示「這個人」的思考邏輯與「精神上完好無損的人」的思考邏輯不同。

讓我們考慮一些可能需要司法精神醫學意見的法律案件的類別和型態。許多指標性判例都來自刑事案件。精神障礙抗辯，或是「因患精神病而無罪」（not guilty by reason of insanity, NGRI），現在已經被某些司法管轄區通過的新裁決「有罪但精神異常」（guilty but mentally ill, GBMI）所取代，就屬於此類別的大宗。某些司法管轄區現在在監獄設有強制精神治療，把患有精神疾病的所有囚犯（如導言中所述，通常是其中的大多數）都歸納成「有罪但精神異常」一類。在此類別中，我們還有「減輕責任能力答辯」（diminished capacity pleading），嚴格說來，它不是答辯（plea），而是修正（modifier）。在美國和大多數英語國家中，這兩種都是積極抗辯（affirmative defenses，或稱阻卻違法），必須由被告來負責舉證。這個區別很重要，因為一般的認罪協商協議（plea-bargain agreement）通常可以減少刑期，被告依舊能夠獲得罪犯精神病治療，並且可以減少刑事司法系統的裁定費用。認識這一類型的案例以及如何利用精神醫學見解仍然重要。在撰寫本書時，我了解到，在某些司法管轄區中，尤其是斯堪地納維亞半島，法院有責任確定援引精神障礙抗辯是否適當，一旦做出區分，其餘程序則和英語系國家近似。顯然，由於國際會議的普及與交通的便利，世界各地司法體系的相似性逐漸大於在許多重要方面的差異。儘管細節可能差異不小，最終呈現的全貌大致相同。

從這些刑事案件中衍生出的是我所說的刑事案件的附屬——適合進行訴訟的能力（fitness to proceed，亦稱就審能力〔competency to stand trial〕），這又是個刑事議題，一個人必須住院多長時間，才算永遠不適宜為他的犯行受審？（這些案件在不同的司法管轄區有不同的名稱，通常簡寫為該州的法規編號或指標性判例的名稱，例如「紐約730.20案」或「新澤西克羅爾案」)。

就審能力的判斷衍生出許多附屬問題。被告是否有足夠的能力代表自己？被告具有答辯能力嗎？被告具有理解被處決的能力嗎？這些問題通常會引起一場專家大戰。代表刑事被告或起訴他們的律師，如果能夠在不需要專家協助的情況下先確定委託人是否適合受審，就能更有效率地完成工作。有了正確的背景知識，律師會知道要留意什麼，如何向專家正確提問，以及如何將每個案件的實際情況告知法官。這些案件都可以理性而和平地來處理，無須變成一場條紋西裝的戰爭。一名法院任命的專家可以向法官提出建議，雙方的律師能有足夠的認知接受該建議，因為重點不再是關於一開始就終止訴訟，而是關於各個案件的具體事實。

儘管從我做為精神科醫師的角度看來，每個刑事案件多少都有點精神異常的成分在內，但美國法律在裁定刑事案件時很少將精神異常納入考量。我的目標不是改變整個司法體制，而是希望律師們能夠充分理解我們提供的精神醫學訊息，因此，我將繼續討論下一個經常使用精神醫學訊息的領域——可能比在刑事領域更頻繁的——民事事務。

民法範圍廣泛。我無法列出所有精神醫學意見可能相關或必要的民事議題。這些案例中有許多是依賴心理學專業觀點的，我自然也有一些自己的意見。但是，為了避免離題，我將介紹一些需要精神科醫師提供幫助的主要類別。比方說子女監護權、離婚、僱佣、移民、破產、職業災害補償、殘疾、數種侵權行為、遺囑能力、人身傷害等等，這些是我腦海中最初浮現的部分。

當我為本書需要採訪律師時，移民議題不斷浮現。我做過很多移民評估，甚至在精神醫學研討會上做過如何為移民法庭進行精神評估的演講。許多律師和精神科醫師似乎很困惑如何在他們的案件中納入精神醫學證詞。我試著避免進入法律太過細節的部分，這些枝節隨時可能改變，總的來說，精神科醫師可以通過兩種主要方式提供幫助：對移民的評估和對美國公民或合法居民的評估。如果他們能夠闡示有精神相關因素存在的話，我們的法規允許人們以多種方式居留本國，通常情況是他們在原籍國遭受虐待，或者被驅逐出境將對有合法居留權的家庭成員造成嚴重或不尋常的傷害。

在準備本書時，我與很多移民律師進行了對話。其中一位，我稱為羅伯・伯恩斯坦（Rob Bernstein），他告訴我，他通常沒有機會在案件中聘請專家。當他能夠聘請專家時，通常只能僱用治療師或諮商師，因為他的移民委託人財務並不寬裕，也沒有醫療保險，即使他們願意尋求治療也時常受到限制。因此，即使他們遭受可怕的精神疾病困擾，尤其是創傷後壓力症，他們也無法獲得適當的治療。羅伯說，他在大多數移民社區中發現——至少在他所服務過的社區中——移民極力抗拒任何形式的精神衛生服務提供者，無論症狀有多嚴重，尋求精神治療都是一種無法納入預算的開銷。因此，即使羅伯的主要業務是移民法相關事宜，包括訴訟，而且即使取消遣返程序經常需要舉證當事人遭遇嚴重且不尋常的困難或精神痛苦，他回憶說，在二十五年的執業時間裡，他使用精神科專家的次數不到八次。在這些少數情況中，專家的書面報告很有幫助，尤其是因為法律中對何謂「真正嚴重且不尋常的極度困難」少有解釋說明。羅伯和我的感覺則是，當我們看到時就可以辨認出來。

他還告訴我一些我以前不知道的事情，我聽聞後終日憤怒難消。他告訴我，他經常和那些墨西哥婦女談話，她們告訴他在那裡的生活變得難以忍受，她們不得不離開。繼續追問時，他們很難確切解釋原因以及描述生活如何變得無法忍受。最後，她們終於承認自己被帶去「駕車兜風」（Joyriding）。羅伯起初並不知道該術語的含義，我原本也是。你可能需要先坐下來，這件事太駭人聽聞。在墨西哥，Joyriding通常是指一群男人持槍綁架一名年輕女子。他們開車將她帶到每台自動提款機取款，並且用槍脅迫奪走她的畢生積蓄。在從每台提款機中提取最大額度披索的途中，女子遭受多次性侵，歹徒如果有暴力傾向，也可能反覆毆打女子。如果一開始她有車，那麼在夜晚結束前車子已不知去向。隔天早晨她發現自己置身在一個陌生的地方，破產，身心殘破，孤單一人，可能已經懷孕，或者染上性病，並且情感上無疑終生嚴重受創。

我相信一些懷疑論者聽到這樣的故事，大概會認為被害者捏造故事以取得居留。這種時候就請個專家吧。你知道如何假裝創傷後壓力症的症狀嗎？即使你找到資料並默記於心，你可能也演不出來。再加上時間因素，恐懼，被遣返的壓力，被一個完全陌生的人進行評估，因為語言不通甚至還有一名口譯員在場的壓力……說到這裡我想你應該已經明白。優質的精神評估可以真正評量臨床症狀與病史是否一致。我們無法告訴你某人的故事是否屬實。我遇過一些律師，他們認為精神評估可以神奇地產生吐真劑的功效——彷彿我們可以以某種方式回到瓜地馬拉的叢林並親眼見到實際上是誰被開山刀擊中了。沒有人能做到這點。但如果一個孩子宣稱自己被綁架並目睹父親被開山刀砍死，我們所能做的是，判斷這孩子是否表現出處於如此境況的孩子的症狀。對於接受我評量的這個案例而言，答案是肯定的。另一個找回孩子的母親也說：「在我們村子裡，每個人都有槍，或者至少有一把開山刀。」我喜歡關於移民的工作，因為它是讓我望向世界其他地方的窗口。

這裡有一則移民故事。這不是我的第一個移民案件，但這是我第一次進入移民法院。該案涉及撤銷遣返，理論上即將遭受嚴重和不尋常困難的人是一對瓜地馬拉夫妻的十五歲女兒。他們是一個可愛的家庭，有兩個女兒，我評估的女孩是長女。女孩瘦小但討人喜愛，是一名九年級學生，自從七年級開始就一直反覆割傷自己。她在當地診所接受治療。校方知道她的自殘行為和飲食失調，並正與她和她的家人一起配合療程。她是一個相當不錯的學生，但是放棄了自己喜愛的所有活動，我不清楚她是否因為失去興趣而停止參與，還是她的家人負擔不起參加籃球隊、合唱團和其他活動的費用。她告訴我，她說西班牙語時帶著美國口音，完全不會說父母的母語瑪雅方言基切語（Quiché）。她對於不得不搬到瓜地馬拉感到非常恐懼，更害怕在沒有父母的情況下留在美國，如果被遣返，父母已經安排了讓女兒與家庭友人一起生活。這個女孩在情緒上已經不穩定了。

女孩的自殘行為使我憂慮。我治療過許多自殘案例，通常可以透過藥物、心理治療和一些其他專業技巧的組合來使他們停止。我不是這個女孩的主治醫師，那時我尚未開始真正治療任何病患。我的任務只是做鑑證工作。我致電她的治療師，治療師的聲音聽起來大約只有十四歲，沒有諷刺的意思，她對我說：「她沒有提到任何有關離開美國的擔憂，我敢肯定那根本不成問題。」我基本上立刻掛了她電話，因為我沒有太多時間可以浪費。這種荒謬的互動說明了國家精神衛生保健體系執行上的問題。我花了數週才聯繫到這位年輕女士，只因為她根本不知道資訊披露是什麼，而且不了解她確實能夠與我談論患者（或「客戶」或「委託人」或任何一種今日的委婉說法）。

我們上法庭時，這家人的移民律師讓小女孩先在法庭外等候。我稱她伊麗莎白。即使是個律師——大家公認通常不是最纖細敏感的一類人，都知道讓伊麗莎白聽見自己被描述為「精神病患，並且有自殘甚至自殺的風險」非常不妥。我描述了對她的觀察。她的母親安靜地抽泣，但不誇張，她沒有意圖要尋求眾人的關注和同情，她只是為女兒遭受的痛苦感到傷心恐懼。然後，國土安全部的律師做了一件不得了的事情，這裡並非稱讚之意。在交叉詢問時，我碰巧正對著法官。

國土安全部的律師問，「現在不是所有的女孩都流行拿刀割自己嗎？」

我嚇壞了。真的。多麼荒唐的一個問題。

「當然不是。」我沒有加上這句：「這麼說太愚蠢了。」但我認為他可以從我的表情看出端倪。法官的表情與我雷同。我毫不懷疑，他看起來有點反胃。

法官說了些什麼，詳細字句我不記得了。他的措辭有禮合度，不過實際上的意思是：「你這個低智商的無脊椎生物，十幾歲的女孩經常自殘是不正常的。這個女孩病了，她的家庭要留在這裡，這樣她才可以繼續獲得幫助。」於是他們留了下來。我最後一次聽到的消息是伊麗莎白和她的家人過得很好。我希望她能夠離開那家診所，向真正的精神科醫師或心理師尋求治療。估計伊麗莎白現在應該已經大學畢業了，也許我應該去查查。

我最喜歡的案例（我很不情願稱它為我的最愛，因為這故事十分悲慘，但就其所需的偵查工作而言，對我來說既充滿挑戰性又饒富興味）是一個本質上兩名死者互相控告對方的案子。總之，一名具有精神病史的男子謀殺了另一名男子，之後再以極度暴力的方式自殺。然後，謀殺被害者的遺族試圖控告謀殺者／自殺者的遺族不當致死（wrongful death）。關鍵問題是：這次謀殺後自殺是否屬於故意行為？紐澤西州高級法院先前曾對故意行為的構成要件做出評論：

> ……如果被保險人處於精神錯亂或瘋狂的狀態，從而剝奪其根據理性支配自我行為的能力，在此種情況下，他出於非理性衝動，開槍殺害（本案被害人），在被告保險契約的含義內，其行為不能被視為「故意」。
>
> —— 362 N.J. Super. 91, 827 A.2d 293

該案令我著迷，因為判例法的解釋似乎已足夠明顯。我認為甚至不需要專家出面。但是僱用我的律師浪費了數個月的時間尋找漏洞。他手邊有訪談資料、家屬提供的資訊、病歷、警方紀錄，而且他本應具有常識。他最初想要我做的是，宣稱該名男子一直服用的抗憂鬱劑是造成這種瘋狂行為的原因。還記得我在前幾頁告訴你的有關浪費時間的精神醫學抗辯嗎？歸咎於用藥的想法是這位律師的「案件主張」（theory of the case）。他甚至沒有想過，他可以諮詢司法精神醫學專家來了解真實情況。在我檢閱大量的案卷後，確定該名男子已經罹患精神疾病多年，多年來他數次告訴許多朋友和家人，他計畫自殺並「帶上某人」。我甚至認為可能存在一絲醫療過失的跡象。律師們，請不要事後質疑你的精神科專家，更不要一開始就下指導棋。我們不會僱用你從事法律工作然後命令你該如何做。當一個瘋狂的病人在深夜不斷打電話給我時，我不知道要用什麼關鍵字進行網路檢索，甚至不知道該如何跟本地的警察部門引用哪一條法規，我會把這項任務留給我的律師朋友。如果你有需要評估精神錯亂的案件，請讓我們弄清楚當事人為什麼精神錯亂，這才是你支付（大把？）鈔票的原因。

醫療過失是另一個非常依賴精神醫學投入的民事領域，而且不僅限於精神科的醫療過失。一旦事件發生，損害範圍可能遠遠超出身體的範圍，因此經常需要精神科醫師來評估對受害者造成的精神或情感損害的程度（或者相反地，評估是否真實發生任何精神損害）。

喬・法蘭克是一名庭審律師。他絕大多數的工作是醫療過失辯護或專業醫療辯護。他從未替精神科醫師辯護過，但為心理師和其他治療師辯護過。

「也許精神科醫師比較聰明？」他問我。「還是，如果事情不對勁，人們更傾向於聯繫其他形式的治療師？」

喬在法庭上曾經尋求過精神醫學專家的協助。「我很享受與他們共事的過程。我真心認為精神科醫師是非常聰明的族類。涉及精神問題的案件向來深具啟發性。因為在牽涉精神狀態的情況下鮮少有客觀事實，這對身為律師的我來說有點困難。凡是需要精神科醫師的地方，就意謂著涉及對個人心理狀態的解讀與詮釋——原因是什麼？對象是否詐病？是否存在次級獲益（secondary gain）？——我覺得它更像是藝術，而不是科學。精神醫學的模糊性——對人們進行精神評估有太多模糊地帶了。你可能和資歷出色的人們交談，然後得到相差一百八十度的解釋。」喬興奮地承認，他享受交叉詢問原告聘任的專家，並深入探索《精神疾病診斷與統計手冊》的過程。

一樣是倚賴《精神疾病診斷與統計手冊》的內容，專家們卻可以提出不同的診斷，他同時也對這點感到困惑。他發現最常出現這個問題的診斷是創傷後壓力症，這是幾乎每位我採訪過的律師都認同的觀點。

喬總覺得很不可思議，他與許多專家會談，而儘管有教科書準確地告訴你創傷的定義，專家們還是對於能夠引發疾病的創傷種類及必要的嚴重程度的詮釋差異很大。他遇到一件指控偽記憶（false memory）導致創傷後壓力症的案件，所以他希望我在書中回答這個問題：「一件『從未發生』、卻被認為『曾經發生』的事件，會導致創傷後壓力症嗎？」在回答之前，我想先分享他的案例，你必須聽聽。

喬與精神科醫師合作最難忘的案件，也許有點諷刺，是一樁偽記憶案件：精神科醫師參與的部分主要是對原告心理健康異常狀況（如果有的話）的分析。辯方也有一名精神科醫師，不過他和被告的接觸並不多。喬的委託人是一名心理師。

原告是一名中年婦女，瑪麗亞，她嫁給一位當地著名商人。他們有幾個孩子。透過這名心理師的治療過程，瑪麗亞開始談論她童年時遭受性虐待的經歷。瑪麗亞的心理健康有很多問題，婚姻上也承受著很大的壓力。她的父母都是地方上的顯赫人物。附帶一提，這個地區不是我的執業區域，而是離這裡很遠的某個地方，當然姓名和詳細資訊也已更改。

所有問題的浮現起源於瑪麗亞開始和她成年的孩子們談論她的童年經歷，以及她的焦慮和擔憂影響到與丈夫的親密關係。她的孩子們在網路上開始搜尋，他們找到了一個「偽記憶症候群」基金會。然後，他們將這種「偽記憶症候群」告訴了父親。每個人都否定了瑪麗亞在她享受特權的快樂童年會發生或可能發生任何不幸的事情。我們知道一些特權階級的人確實有悲慘的童年，但不會是瑪麗亞。瑪麗亞一度和她的家人分開，然後她宣布她的記憶錯誤，並表示兒童期性虐待從來沒有發生過，她「決定」在她的治療過程中一定有人對她做了什麼，才會讓她產生那些記憶和想法。

該案進行了審判，並以辯方勝訴告終。原告聲稱治療師捏造了虐待的記憶，並讓她相信自己被性虐待。她的律師聘請了精神醫學專家，他們宣稱她因這種虛構的虐待而罹患創傷後壓力症，還附帶其他種種診斷和問題。我的律師朋友聘請的精神醫學專家則認為，這名婦女沒有罹患創傷後壓力症，而且療程中沒有任何事物造成偽記憶。她不符合創傷後壓力症的臨床診斷標準，但是她確實有某些心理問題，導致她必須接受治療。她的治療不會產生偽記憶；治療師只是從她提出的過去事件做出了相對應的治療。

這場訴訟延續了六週半。

在交叉質詢瑪麗亞的精神科專家時，喬詢問他的評估作證如何收費，專家承認收取了二十五萬美元。此案兩度上訴州最高法院。（我知道，我選錯開業地點了。）

喬還向我敘述他詢問瑪麗亞時，她如何在證人席上楞住了，當著全體陪審團的面，足足有五分鐘之久，而法官試圖釐清狀況。在此之前或之後，他從未在法庭上遭遇過這樣的情景。顯然，這位女士有許多心理問題，但她沒有偽記憶症候群。

後來，喬聽說原告的律師事務所為此案花了一百萬美元，但仍然敗訴。你我都清楚，沒有任何醫療事故保險公司會願意為了一個心理師耗費如此鉅款辯護的。

讓我們離開民事事務，來到我稱之為法律的「重疊」領域。美國某些州有「特殊民事單位」（Special Civil Part）或類似機關。這些法庭處理看似同時涉足民事和刑事領域的案件，儘管嚴格說來它們屬於民事範疇。在我的當地州，這些案件包括兒童保護服務事件，該州可以取得對兒童的監護權，甚至可以通過法庭剝奪父母的親權。類似狀況還包括性犯罪者的民事監護處分（civil commitment）案件，在這些案件中，即使性犯罪者服刑期滿，倘若發現他們對社會仍有潛在危險，仍可繼續限制其人身自由。在類似型態的案件中，成年人可能需要監護人處理各種事務，從訴訟的監護人（法律事務）到財務監護人或傷殘賠償的代領者，醫療代表，或是我尚未接觸過，但很可能存在的其他類型的監護人。

相反類型的案例也是存在的。某些刑事案件通常被認為本質上更接近民事，例如交通事故案件（甚至包括藥駕〔driving under the influence〕或酒駕〔driving while intoxicated〕），某些類型的虐待兒童或家庭暴力案件，保護令的申請，以及其他隸屬刑事法庭權限，但時常以民事事件／案件方式來裁決的案件，通常也可以從照會精神科醫師，或在裁量時納入精神醫學資訊和證詞而獲益。我曾參與過一起案件，這個案子從未超過市政法院的層級。一名對兒子生氣的母親，碰巧手裡拿著洗髮精瓶子。她把瓶子扔到床上，瓶子反彈撞上兒子的臉。男孩的鼻子開始湧出鮮血。（身為流鼻血患者，雖然通常不嚴重，但我可以證明這種事件的視覺效果非常驚人。）儘管她已離婚多年，但監護權之爭仍在進行當中，而且雙方充滿敵意。這名母親最終被「判刑」接受憤怒管理治療，我以個別治療的方式執行處遇。孩子的父親利用這次意外來對付她，這使她感到極度憤怒，也生氣自己竟意外傷害了兒子，但幾乎同等窘迫的是，涉案的洗髮精瓶子是著名品牌的去屑洗髮精，該品牌名稱出現在每篇報告中。她現在不僅有憤怒管理的問題，更加羞辱的是自己的頭皮屑問題也成為公開紀錄。毫無疑問，在此案的最終裁決中納入了正式的精神評估，使這個情緒化的青春期男孩有了比較快樂的結局。可惜法院總是傾向於將注意力集中在戲劇性（流鼻血）上，而不是實際問題。（本案的父親顯然在兒子的監護權和探視權上，反覆煽動這種完全不必要的持續戰役。我提過這個孩子其實是約會強暴案件的產物嗎？當然，加害人是永遠不會被起訴的——當母親只是個天真無知的二十二歲女子，你又能如何？）

遺憾的是，人們並不總是主動尋求精神科醫師的專業意見，即使精神問題看起來非常明顯，有時也導致災難性的結果。律師娜塔莎・德雷妮（Natasha Delaney）告訴我一個有關她代表離婚案的女子的故事。我們叫她容（Rong），那不是她的真實姓名。

容宣稱她無法工作，不久娜塔莎就了解了原因。容相信自己被外星人控制而癱瘓，所以無法離家去上班或做任何事情。後來，做為監護權訴訟的一部分，容同意接受心理評估。娜塔莎感到非常高興，以為終於有人可以知道這些外星人的故事以及其他問題，並了解這名母親為何無法工作。如此不僅可以公平地分配資產，還可以為容爭取一些適當的精神治療。可是事情的演變通常不會如此理想。所謂的心理評估只是任何人都可以「通過」的紙筆心理測驗，就連世界上最瘋狂的人也知道不能直說他或她擁有特殊能力，聽得到看不見的人說話，或者可以用他的心智移動物體。所幸該案結局偏向對容有利，孩子的父親不得不支付大學學費，但是儘管案件層級到了州最高法院，沒有人意識到這位當事人有精神疾病。上訴法院和最高法院公布的判決實際上是出於其他法律事由，並不是因為容的精神障礙。我從初級法院的律師那裡聽說此案，而且我不知道參與者的姓名或其他法律問題，只知道這名母親極度妄想而無法工作，她也因此遭遇財務困難。法院最終認同她的經濟困難並以某種方式解決了這個問題，但她的精神異常從未成為法院裁量的一部分。試想，如果有人在早期便意識到這名母親的精神疾病，這家人的生活也許會快樂許多。

後來我才知道，同一位離婚律師還有另一個案件。我透過我的孩子聽到這個故事，因為離婚當事人的孩子是我兒子的朋友。可愛的地方家庭，漂亮聰明的孩子。完美迷人的雙親，各方面都是模範夫妻，直到丈夫／父親突然間行為變得衝動、怪異——無故咒罵，情緒失控，甚至暴力相向。妻子／母親感到驚嚇和沮喪，於是她做了任何思想正確、無知又活力充沛的郊區母親都會做的事——訴請離婚。

她的丈夫大受打擊。他深愛他的家庭，他想念他的孩子們，他不明白為什麼法院甚至不允許他進行無人監督的探視。他無法理解究竟發生了什麼事，直到他被診斷出腦瘤。很快地，他最後一次陷入昏迷並死亡了。悲哀的是，如果沒有所有關鍵的保密條款和律師——委託人特權，我的律師朋友本可在午餐時告訴我有關此案的訊息，我可能就脫口說出「腦瘤！」

就像我聽到某些新聞故事時的反應一樣，也許他們的婚姻甚至是這個人都能得救。但這是未來另一本書的題材了。

為了這本書，雖然經常被以保密條款或是擔心雇主發現為由而拒絕，我還是盡力把握各種機會訪問了每一位我認識的律師。在一次小型的校友會早午餐中，我自發訪談了一位大學時期的同班同學。她在紐約市從事公司法與金融法相關法務，菁英事務所裡人人一身黑色套裝，而且沒有人進過法庭。我們姑且稱她為阿曼達。起初，阿曼達很確定她連喝茶閒聊的軼事都無法提供，然後她回想起一個事件，她的事務所曾經收到一些來自某位紐約證券交易所前成員的威脅信函。情況前所未有，沒有人知道如何處理。此人數度出現在辦公室，且公司必須出動警衛護送對方離開。對方明顯患有精神疾病，但是阿曼達的法律事務所在面對這類威脅或精神失常的民眾時，沒有任何作業流程，沒有應變計畫，什麼程序都沒有。她當時便意識到，即使是象牙塔般高階的工作環境，也無法隔絕精神疾病的襲擊；如果能對精神醫學有點了解，或者知道向誰尋求指引，都能有所幫助。像多數人一樣，她並不清楚其實已經有一整個學門的心理語言學研究以及威脅分析相關文獻可供參考。一旦我們打開精神疾病的大門，我們會發現精神疾病的蹤跡無所不在。

另一位任職於華爾街類似法律事務所的受訪律師，羅拉．麥特卡夫，描述了她在職場上遇到的案例。有位雇員不斷地就其他律師及律師助理「告訴」她的言談內容提出申訴。然而，這些申訴內容都不曾發生過，沒有人說過這些話。這位非裔美籍的文書雇員是個退伍軍人，她的能力和美貌眾所公認，只不過人們不知道她同時也有精神問題。她提出的每項申訴，人力資源管理部門全都認真看待進行調查。羅拉說，當時沒有人留意到問題癥結出在該文書雇員的精神狀態，自然也沒有人想到轉介她接受任何員工協助方案。沒有人擔心也許這個退役軍人仍持有武器，或者她可能會變得暴力，又或者她聽到的話語其實是幻覺而非純粹捏造。律師們的頭腦不會這麼運作。聽到這個故事的那一刻我腦中警鈴大響，只能慶幸羅拉已經離職。

今時今日，我們不斷聽到發生在校園、教堂、工作場所的槍擊案，人們大談槍枝管制與種族歧視，可是沒有人正視精神疾病。每當這類槍擊案發生，呼籲槍枝管制的人們以及抗議種族歧視的人們總是大力反彈，告訴我們精神疾病只是藉口，「沒有證據」證明這些人有精神疾病，這群暴力的瘋子應該「轉念間回復正常」做出負責任的行為，否則就該關進監獄或處以死刑。普羅大眾向來就不乏諸多與科學實證背道而馳的政治意見，不只侷限於精神疾病的領域，而是橫跨所有領域——氣候、醫學疾病、精神疾病，生命的定義等等全都包括——所以，我在這本書中所能做的，就是指出精神醫學是一個真正的醫學分支，並為司法程序中的對象，無論是被告、原告還是死亡紀錄，提供一些實用的資訊、時間以及途徑，希望能夠有助於落實公平正義。

我們看到在各類案件與法律實踐中，我們都可能遇到某種精神疾病，並可能需要照會精神專業。這是我一位好友的案件，他的名字和案件細節皆已更改。這個朋友是專利律師，在此稱他為戴夫・史密斯（Dave Smith）。多年前，我甚至還沒想到要寫這本書時，我們一群人共進晚餐，大家開始比較誰的工作故事最瘋狂。通常，出於顯而易見的原因（貝爾維尤醫院〔Bellevue Hospital〕精神科急診室和性犯罪監獄只是我簡歷中的兩項），我永遠略勝一籌，但我仍然非常喜歡戴夫的故事。

一位男士來找戴夫申請一項新發明的專利。這位工程師的理論是，許多人在某些「身體功能的規律」上遭遇困難。為了解決這個問題，他發明了一種特殊廁所。他希望戴夫能幫他申請專利，儘管他承認仍有一些缺陷需要解決：當他打造原型時，馬桶裝置的作用力太過劇烈，以至於打樣師嘗試使用他設計的功能時摔落並昏迷了。

這個小插曲的寓意是，律師們應該意識到，精神病患可能很聰明，可能有瘋狂的想法，而且可能喜好興訟。有時最好的辦法就是拒絕。你大概不希望為一個轉身就起訴你的人承辦任何瘋狂的民事案件。這些人有的就像是吹不熄的玩笑蠟燭。在許多司法管轄區中，法院要不給予精神障礙的訴訟當事人更多餘地，要不就是逕直處理，因為法官們非常清楚這些瘋狂的人有翻臉轉而指責法官的傾向。

讓我們再來看看我們的瘋狂訴訟當事人，前足科醫師阿莫。

兩個月過去，孩子們已經適應了新學校，結交了一些朋友。珍妮佛在當地圖書館找到一份工作，每週兩個下午。薪資微薄，但至少可負擔她的美甲開銷。她和丈夫不必支付任何租金。仍稱呼自己為阿莫的班，在當地一所大學找到一個穆斯林禱告團體，儘管比其他人大上二十歲，他一頭烏黑的捲髮和留了數年的鬍鬚，使他輕易地融入其中。他睡在岳父家樓下的娛樂室裡，時常缺席家庭用餐，孩子們也迴避他。最後一個下午，他的岳父要他離開。「我家不需要白吃白喝的阿拉伯猶太瘋子。你走吧，不要再回來了！」

「我詛咒你和你所有的後代子孫，」班／阿莫語調平平，嚴肅地說道。他將一些物品裝進背包，踏上八十號公路。兩人都沒有意識到岳父的後代也包括他的妻兒這個事實。岳父犯了人們面對精神病患時常犯的基本錯誤之一。他覺得，「我就知道我女兒嫁了一個混蛋。」這位退休郵差一刻也沒有想到，也許某處能為他女兒精神錯亂的丈夫提供治療。他將班／阿莫的行為解讀為「惡劣」，希望他走得遠遠的。班／阿莫與現實世界的接觸愈來愈薄弱，他按照岳父的指示離開。當然，在另一種情況下，他也可能留下來並愈發瘋狂，直到有人受到嚴重傷害為止。就本書的目的而言，我們最好還是讓他沿著八十號公路搭便車。

我們可以看到，這個虛構的故事是刑事司法系統每日面臨的案件誇大版。對於每個讓讀者認為「天啊，真是瘋狂」的單元劇，都有一個合法的方式獲得精神評估，讓這個精神病患得到協助，預防他的行為上升至嚴重暴力犯罪。當然，律師們都希望定罪，但還有其他許多真正邪惡和危險的人需要更多和比現在更長的監禁期，而法院光是處理精神疾患案件就已經焦頭爛額了。那麼，班的岳父，或這條瘋狂道路上的任何人，能多了解或做些什麼呢？其實，他們可以增加對「精神狀態檢查」的認識。

3 精神狀態檢查 v. 常識

The Mental Status Examination v. Common Sense

精神狀態檢查（mental status examination, MSE）是什麼呢？這是什麼人必須通過的測驗嗎？你必須通過這個測驗來證明你目前的學習有成效嗎？這是某種實驗室測試嗎？你是否正因為我要求你學習新知而感到恐慌？

不用驚慌，精神醫學中的精神狀態檢查就如同醫學的身體健康檢查一般，只不過不需要聽診器或壓舌板。精神狀態檢查不是精神評估（psychiatric evaluation），你不需要任何精神病理學的背景知識就可以完成有效的精神狀態檢查。然而，衡量一個人對幾個簡單問題的回答是否正常的能力，可以即時給予評估者所需的鎮定和自信，並幫助你判斷在案件的這個階段應該聘請何種專家。

精神狀態檢查非常直觀。到目前為止，當你遇到似乎「不對勁」的人時，你多少可以辨識出來。不知不覺間，你已經在自己的腦海中進行了精神狀態檢查。每當遇到一個陌生人時，你都會這麼做。你評估此人的外表、警醒度、言談、思考內容等。本章我唯一建議學習的新方法是，利用特定列表以免錯過任何反常之處，並了解一些識別和記錄的要點以供日後使用。它既簡單又有趣，很快地你就連在睡夢中也可以達成。精神狀態檢查本身很簡單，至於對精神狀態的解讀以及可能的診斷，就需要專家出面了。因此，當你聯絡你的專家時，你可以附上委託人精神狀態檢查的結果，你的專家將不勝感激。

不過，有個問題是，人們傾向於將觀察與結論相混淆，請不要犯這個錯誤。我在醫學的所有分支中都見過，我在精神醫學中見過，我在報告中見過，我在車禍報告和交通罰單上也見過。觀察不等於理由或結論。想想高中時的科學實驗室。你現在是一名律師，過去在科學課堂上，你總是想：「這完全是浪費時間，我不會選擇理科，我不想當醫師。」又或者你本以為自己會成為醫師，但是在《生物學入門》時被「除去」了，或者以某種你知道的方式淘汰。無論如何，你在生命中的某個時刻確實修過一兩門實驗室課程，並且熟悉觀察與結論是不同的概念，現在當然也不是混淆它們的時候。

有一個受版權保護的測試，佛斯坦簡易智能狀態測驗（Folstein Mini Mental Status examination, MMSE）可以免費使用。你可以輕鬆地在網路上找到並連同說明一起列印出來。

當然，該測試有侷限性。它是一種很好的篩檢工具，主要用於失智症（亦稱認知障礙）。但是，如果你學會了進行真正的精神狀態檢查，你自然就知道如何進行佛斯坦測驗，與此同時，你將不需要刻意去使用簡易智能測驗，因為每當你遇到任何人，你的大腦都會自動進行檢測。無論我們喜歡與否，以及對方喜歡與否，精神科醫師遇到每個人的時候都會自動在腦海中進行精神狀態檢查。當我還是醫學院學生時，內分泌生理學教授曾經告訴我們，有朝一日我們從電梯裡的孩子看起來的樣子，就知道他們要去看哪位醫師。我們都笑了。但事實是，你的知識和經驗最終都將內化成你自身不可或缺的一部分，在滿載病患的電梯裡，看一眼患者的特徵和體型顯示出的內分泌異常，你便知道他們要去哪一門專科。精神狀態檢查也是如此。

以下是我們評估精神狀態時的檢查事項：

意識程度檢查

你的委託人清醒嗎？他警覺嗎？他對時間、地點和人物有定向感（oriented）嗎？如果是，我們記錄如下：「清醒，警覺，並對時、地、人有定向感（縮寫為AAO×3）。」如果他不清醒，沒有警覺性，搞不清楚人物、時間跟地點，並且沒有喝醉或吸毒，那麼在打電話給我之前，你需要先打電話給內科的醫師。如果以上答案皆是，請繼續進行第二部分。如果某人不知道他在哪個監獄，或者在你第一次介紹自己五分鐘後對方不記得你的名字，請不要自動認為他定向感混亂（disoriented）。幾天前，我一整天都在報告和處方上寫下錯誤的日期，可能我太希望星期五來臨了，但是記錯日期並不代表我失去時間感，請以常識評估這些訊息。如果某人喪失意識，那應該是顯而易見的，同時也是內科急症！重要說明：拒絕回答你問題的人並非「無反應」。醫學上，無反應意謂著無意識。如果你的委託人只是不想跟你說話，請不要打電話告訴我你的委託人沒有反應。他可能仍然需要評估，但我們不需要致電一一九。

外表

你的委託人看起來如何？乾淨、骯髒還是衣衫不整？他看起來比實際的年齡大還是小？他缺少牙齒或肢體嗎？他的明顯種族或族裔是什麼？這部分為你提供此人如何照顧自己的訊息，同時也為你提供你談論的對象究竟是誰的訊息。換句話說，如果我記錄某某先生是一個六十歲病態肥胖的禿頭男子，看上去比實際年齡大得多，而心理師的報告則說同一名某某先生是個瘦削的黑人少年，他應該是NBA球員，因為他的身高將近七呎，那麼很顯然我們其中之一所描述的對象是錯誤的（或者我們當中有人需要新眼鏡）。請確保你描述的委託人是你要跟專家討論的委託人，我見過太多因為同名同姓所以紀錄混雜在一起的例子。我看過醫師以專家證人的身分作了偽證，宣誓某個特定個人由於從未發生過的歷史事件而對旁人極度危險。這種時刻，明確的對象描述確實有幫助。身體的描述還告訴你這個人的生活方式，他如何照顧自己，以及他是否有醫學或身體的問題導致目前的狀況。

我要在這裡插播一則故事來說明這種混淆確實可能影響人們的命運。如果你不關心他人的生死，也請顧慮一下納稅人的荷包。據估計，將某人關進監獄的費用每年超過十萬美元，而關押性犯罪者的民間機構可能要耗費兩倍以上的金額。在這個案例中，兩個人的名字相同，姑且稱作約翰·史密斯。我敢肯定，新澤西州至少有三十多名同名男子同時被囚禁。即使實際上有五十多個相同姓名、甚至有兩人生日相同，我也不會感到驚訝（關於隨機性的隨機統計事實：當二十五個人聚集在一個房間裡時，有百分之五十的機率會有兩人的生日相同）。一個是性罪犯，有著普通的家庭內性犯罪紀錄。另一個是精神病態的罪犯，不是性罪犯，而是一個不折不扣的壞傢伙。但是，如果將精神病態者的罪行加到亂倫犯的身上，亂倫犯突然就成為高危險暴力性罪犯（sexually violent predator），屬於「需要關起來直到殯儀館靈車將他載走」的類型。

這邊恰好有個監獄內犯罪事件的紀錄弄混了這兩個罪犯的例子。其中一個是戀童癖，他做了一些蠢事，例如錯過團體治療。另一個同名囚犯則是個精神病態，曾為一名囚犯提供火腿乳酪夾碎玻璃三明治。檢視紀錄的精神科醫師沒有注意到他們是兩個不同的人（囚犯編號不同，年齡不同，罪行不同，歷史不同，來自不同的監獄和不同的種族）。他寫了一份報告，信誓旦旦陳述該戀童癖者是對社會的威脅，由於他恐怖的精神病態行為（主要指美味的加料餐點導致獄友死亡，因為只要遠離有類似潛在被害人的家庭情境，亂倫犯顯少再犯）。當有人向精神科醫師指出這個錯誤時，他堅持要出庭宣誓自己是正確的。我受訓時學到他的作為是「偽證」，如果有誤請糾正我。我當時是辯方的專家證人。在你告訴我，他可是個戀童癖而且應該任其在自己的糞堆中腐爛之前，請記得，你們可是立過誓言要維護法律的，包括人人有權享有公平抗辯的機會。我的醫師誓詞還只是首先不對病患行傷害之事而已。

態度

你的委託人合作嗎？不合作？好鬥嗎？焦慮嗎？防衛心很重嗎？這部分是描述性的，但也提供是否需要進行專業評估的訊息。有趣的是，這部分還可以提供關於評估者的一些訊息，稍後我將舉例說明。

精神運動行為

你的檢查對象激動嗎？他或她是否表現出精神運動遲緩（比方說，他或她的所有行動都很緩慢）？你是否觀察到任何異常的身體舉止——頭部擺動，扭動，震顫，煩躁，甚至咬指甲？這些都可以為一個人的內在情緒狀態，以及他們是否有精神病史，或是否正在接受藥物治療提供線索。長期使用某些精神藥物治療會導致運動障礙，儘管未經治療的思覺失調症患者中也有百分之五會發展為運動障礙，而沒有精神病史的人也可能發展為運動障礙。當然，觀察者偏誤（observer bias）也需列入考量——我曾經在看到一位男士穿越曼哈頓九十六街時說：「可憐的傢伙，他有遲發性運動障礙（tardive dyskinesia, TD）。」（人們經過抗精神病藥物多年治療後出現的運動障礙）我的丈夫恰好在同一秒說：「可憐的傢伙，他有帕金森氏症。」遲發性運動障礙和帕金森氏症基本上是同一種疾病，只是多巴胺減少的原因不同。精神運動行為（psychomotor behavior）可以提供一個人是否酒醉或藥物戒斷中的線索，或為我們提供精神疾病、內科疾病或其他問題的運動障礙特質的相關訊息。

請記住，當你觀察精神運動行為時，你需要的是關注這個行為，而不是去解讀它。人們時常認為自己知道某件事的原因，然而，他們知道的其實只是他們看到的表面。我曾經坐車穿越喬治華盛頓大橋，大橋從新澤西州通往曼哈頓。在二〇一三年的「大橋門」（Bridgegate）醜聞之後，以前從未聽說這座橋的人一定都知悉了。當時新澤西州長克里斯蒂可能（有或沒有）在大橋所在地李堡（Fort Lee）開學的第一天下令關閉車道，以報復李堡市長沒有在州長選舉中支持他。既然你已經認識了這座橋，現在想像年輕的我坐在一輛九〇年代中期的切諾基吉普車乘客座位上，一輛巨大的卡車出現在我們後方，莫名其妙地撞上我們。

幸運的是，這不是我的第一次牛仔競技表演。之前我是另一輛車的乘客，當一輛車從側面撞上我們時，撞擊力道之大，我的頭撞破了擋風玻璃。我之所以提起這樁驚悚的經歷，是因為我們後面會談到頭部外傷，而我喜歡小說中預埋伏筆的手法。故事的重點是，後來警方向我們出示事故報告，卡車司機供稱「他不知道自己要去哪裡」。

思考一下這個陳述：「他不知道自己要去哪裡。」雖然聽起來很無害，但從精神科醫師的角度來看，這極為誇大，並且在精神病的臨界點上。稍後我們可以討論所有可能的含義，但是在本節中，我們可以假設實際或假定的駕駛方式中的某些因素使卡車司機認為他不知道自己要去哪裡。司機可能觀察到某些事情——不穩定的動作、猶豫或速度變化等等。我在場，但沒有留意到。然而他並沒有描述他所見到的，而是做出一個結論：「他不知道自己要去哪裡。」調查這起事故的員警由此合理地得出結論：卡車司機為自己的無能控制而捏造了車輛失控的理由。他被判定是過失方，不是我們。謝天謝地，沒有人受傷，案子結案。如果卡車司機編造一個觀察敘述（或做了實際觀察），員警可能會在調查過程中得出不同的結論。因此，始終要格外謹慎描述你觀察到的內容，而不是你從觀察中得出的結論。結論在這個過程中還要好一陣子才會出現，結論不是精神狀態檢查的一部分。

言語、思考形式和內容

言語至關重要。透過言語，我們可以評估對方的思考形式和內容，這兩者可以告訴我們一個人是否患有精神疾病。委託人的言談是否合乎邏輯且連貫一致？對方講話合理嗎？是他說話速度太快，以至於你無法跟隨他的思路，或者是他的思路似乎一直在偏離軌道？所有這些因素都有特定的精神醫學名稱，我們稍後將對它們加以定義，以便你在閱讀精神醫學報告時可以查閱。與此同時，你應該運用自己的判斷力。如果你認為對方有任何方式的說話異常，無論是因為他正在說「文字沙拉」(〔word salad〕沒有明顯邏輯或順序的單字混合)，壓迫性語言 (〔pressured speech〕言語迫促，說不停，打不斷)，或是他的表達不合理——也許是表達的方式，也許是表達的內容，或者兩者兼有——就應該致電精神科醫師。我們稱這種問題為思考障礙 (thought disorder)，事實上這是許多精神疾病的唯一準則，沒有罹患精神疾病的人不會有思考障礙。因此，當你透過某人的言語或書寫確定對方的思考方式或內容存在問題時，大概是時候尋求專業意見了。

焦慮

檢查對象非常焦慮嗎？他的焦慮是否超出一般人牽涉司法案件時通常會有的程度？他是否提到他很焦慮？如果想知道，你也可以主動詢問。他在發抖嗎？如果是，發抖原因是焦慮引起的，還是生理性的（酒精戒斷、運動障礙或良性原發性顫抖症〔benign essential tremor〕）的結果？你可能沒有概念，但是如果你有所顧慮，請尋求專業意見。

恐懼症

檢查對象對某種超出理性解釋範圍的事物感到恐懼嗎？精神科醫師會詢問是否有任何恐懼症（phobias），你也可以隨時提問，尤其是當你想為你的案件尋找某些精神醫學輔助的時候。許多人患有恐懼症但他們從來不提。在我的成人注意力不足過動症（ADHD）患者中，由於他們已經認識並信任我，所以我發現很多這樣的案例。我猜想許多人，尤其是男性，為自己的恐懼症感到尷尬，而從未向任何人說起。很抱歉這麼說似乎有點性別歧視的嫌疑，但這是我辦公室的典型臨床場景：父母帶孩子來進行診斷和治療，孩子被診斷患有注意力不足過動症。孩子接受治療，情況改善了。幾個月後，父親私下來見我。他解釋說，他的童年非常相似，經歷了同樣的掙扎，還有學業和情緒問題。實際上，他在工作中也遭遇相同的問題。我們發現原來他一直患有過動症。他開始接受治療，情況逐漸改善。在一次訪談中，他提到他害怕飛行、公開演講或看牙醫。我們緊接著治療恐懼症。有時我們也會發現其他恐懼症，不過通常需要很長的時間，而且這是醫師和病人之間的祕密。恐懼症不像過動症，沒有人願意主動談論它們。但是，如果恐懼症以某種方式導致某種瘋狂或準犯罪行為，你可能會想了解一下並在你的案件中利用它。恐懼症甚至可能升級到精神病的程度，因此，假如你碰巧探問出一例恐懼症，即使它似乎與你的案件無關，諮詢醫師意見也是個好主意。

強迫性意念

對方有強迫性的意念嗎？他是否一再重述某想法以至於這個想法變得沒有道理？他是否看似陷入某個循環中？這類型的委託人可能會使一起共事變得極度困難。看似強迫性意念（obsessions）的情形實際上有可能是我們稱作「持續言語」（perseveration）的神經學症狀，因此，如果你遇到言語思想不斷重複的人，可能需要向專業人員諮詢。稍後，我們將討論精神疾病和神經疾病之間的差異，但這是一個無窮迴圈的困境，無論起因為何，無論這段時間計費與否，都足以使任何律師和委託人的相處如臨酷刑。在某個時點，你終究需要從委託人那裡獲得正確事實並採取行動，而那些不斷重複相同「零資訊」訊息的人，將無法「在理性和事實上協助自己抗辯」或維持自身的正常生活，即使只是購屋或立遺囑這樣的行為。

強迫性行為

強迫性行為（compulsion）是指無明顯理由（對觀察者而言）過度重複的行為。有強迫性行為的人通常會意識到自己行為不當，但並非全部如此。如果你的委託人的犯罪或其他法律情況是由於強迫性行為所導致的（例如，囤積者的房屋存在火災隱患，或是父母出於某種異常恐懼而導致偏執和強迫跟蹤孩子），那麼發現並治療這種疾病可能對你的情況有所幫助。有一些扒手（有偷竊癖〔kleptomania〕的人），他們犯罪是精神疾病的結果；有些人由於複雜型局部性癲癇（partial-complex seizure）發作而能夠執行複雜的動作。這些情況很少見，但確實會發生。如有疑問，請找專家評估。評估結果不必然派上用場，但假如你對案件中不尋常的地方有疑問，還是應該試著找出答案。

自殺或殺人的意念或企圖

自殺的意念或企圖，你可能覺得這個部分十分明顯，似乎不言可喻，但很遺憾，事實並非如此。人們時常謊稱自己有自殺的念頭，以獲得更好的治療或擺脫刑事指控。自殺的意念、企圖或嘗試應該由精神科醫師評估其真實性。顯然我們必須對真正企圖自殺的人進行評估和治療；可惜的是，許多意圖自殺者不會和任何人分享這些想法或計畫。此外，有嚴重自殺傾向的人很少會犯下侵犯財產的罪行。何必多此一舉呢？在他們認為自己即將前往的地方，財產毫無用處。

殺人的意念、企圖、嘗試和計畫可能更加難以評估。通常殺人不會被視為精神疾病的結果，儘管實際上比我們司法體系願意承認的還要多許多的案件，是由精神疾病引起的，然而裁定「因精神錯亂而判決無罪」的案件少之又少。現在，有些州使用「有罪但精神異常」一詞，基本上可以判被告有罪，但確保將他安置在監獄的精神病房中。當你看到個案時，重要的是評估他或她是否仍然以任何方式有殺人傾向。傷人意念是精神科的高度緊急情況。儘管法院更傾向定罪殺人未遂或恐怖威脅，但我向你保證，一個神智正常的人通常寧可不去殺害任何人。如果某人的偏執激發了他的殺人意念，那麼在你做任何事之前，此人優先需要你的幫助。謀殺後自殺（murder-suicide）是我們司法精神科醫師所見過最令人心碎的案件類別之一，它們始終是某種精神疾病導致的後果。

幻覺

幻覺是源自大腦的感官體驗。我們一般會詢問病患是否幻聽和幻視，也就是「你聽到聲音還是看到景象嗎？」事實上，真正產生幻覺的人很少意識到自己的幻覺。視覺、嗅覺和觸覺幻覺通常是器質性疾病（organic disorder）的結果，例如腦瘤、物質中毒，或在某些類型的癲癇發作期間或之後。

幻聽是精神疾病的典型幻覺。一個聲音告訴這個人該做什麼，我們稱作對此人行為的「持續批評式幻聽」（running commentary），它是思覺失調症的特異病徵。我們通常可以透過觀察對方的表現來判斷某人是否幻聽。如果某人在回答之前停頓了一下，彷彿聽到了什麼，點頭或搖頭，但顯然不是回應你剛剛說的話——所有這些跡象都表示對方可能處於「內在沉浸狀態」(internal preoccupied),換句話說,他在聆聽虛幻的聲音。重度精神病患聽到的聲音是從腦外來的。那些說「我聽到腦子裡的聲音」的人可能有某種精神障礙,但並沒有幻覺。另外——小提示——請不要主動告訴他們幻聽的聲音是從外部感受到的,我們不想培養出優秀的詐病者(請參閱有關詐病的章節)。

幻聽是一個充滿困惑、懷疑、不確定性和臨床混亂的臨床領域。當患者說他們聽到聲音,大家都開始驚慌失措。即使患者說的是他們聽到的聲音「在我的腦海中,似乎是我自己的聲音」,臨床社工師也會受到驚嚇,即刻中止治療,並把患者轉介給精神科醫師。我現在仍然每三個月見某位病人,她正在服用抗憂鬱藥和安眠藥。這位女士和我一起進行治療已經好幾年了。最初,她的狀況對任何專業精神科醫師而言都是一團糟的燙手山芋。她經歷了一場極為可怕的汽車事故,不僅在情感上和身體上受到創傷,還患有嚴重的腦震盪症候群(post-concussion syndrome)以及許多神經系統疾病。而她最不敢告訴我的一件事是幻聽。我想,她花了將近一年的時間才決定坦白。我知道她痛苦且沮喪,但是我沒有神奇工具進入她的大腦去查探裡頭發生了什麼事。在治療初期,每兩週看診一次,每次我都詢問她是否聽到聲音或看到影像。終於,當她逐漸開始信任我之後,她承認了。

「有時候會。」即使她的憂鬱症已經改善了許多,她仍舊伴著淚水勉強說出口。「當我快入睡前，我想我聽到有人在房間裡或是屋子裡，這就是為什麼我如此害怕睡著。」她深吸一口氣，坐了下來，等我撥打一一九，把她送進精神病院。

「只有你快睡著的時候，那你快睡醒的時候呢？」我問。

「我想沒有。只有要入睡的時候。那真的很糟糕嗎？這意謂著我思覺失調嗎？」血色從她臉上流失，她的呼吸傳來短淺急促的喘息。

「我不是在嘲笑你，」我向她保證。「這些狀況都有個玄之又玄的名字，它們被稱為臨睡幻覺和臨醒幻覺（hypnagogic and hypnopompic hallucinations）。一種在你快入睡時發生，另一種在你將醒來時發生。當你在快睡著或即將醒來的時候產生幻聽，是完全正常的，不是病理現象，也不是精神病，不需要治療。絕對不是思覺失調症。我真希望你早點告訴我！這件事一直困擾著你嗎？」

隔週，她找到了一份工作，目前仍然在職。現在她只需要每三個月回診一次。她仍在服藥，但心情好多了。她很開心，看起來年輕了十歲，步伐輕快，全因為她有足夠的勇氣告訴我，她在入睡時聽到聲音。並不是出現任何一項精神病的症狀就必然意謂著對方患有精神病。當有人告訴你他聽到聲音時，請格外謹慎。即使你認為他在說謊或詐病，即使你認為他說的是實話，或者你無法確定，都請尋求專業意見。真實情況對你的委託人和你的案子而言可能意義重大。就我的病人而言，她很高興能夠正常生活並且沒有發瘋。人們不會因頭部外傷而發展出思覺失調症，但可能因頭部外傷而出現類似精神病的症狀。如果有的話，她的律師需要知道這一點。她對自己的症狀感到非常恐慌（如同人身傷害案件中那些真正受傷的人一般，而不是為了牟利而興訟那種，就我觀察），甚至害怕到什麼都不敢透露。直到她說出實話，得知自己並沒有真正發瘋，於是重獲新生。從某種意義上說，簡直是奇蹟似的治癒。也許律師得到的報酬會比她受到更大傷害的情況減少一些，但現在這樣的結局對她而言要好得多。兩者相較，我永遠選擇站在患者福祉的一方。附帶澄清，她是我的門診患者，不是司法鑑定的對象，儘管我的治療紀錄還是一如往常地出現在律師桌上，而且免費。

智力

我們根據一個人與我們交談的方式，他們的知識水平，他們的教育成就，智商測驗的正式成績以及我們的直覺來評估智力。當然，這些方法都不是萬無一失的，這就是為什麼我們將智力記錄為「估計為平均」。我們經常在由心理學家主導的紙筆測驗中得到與臨床印象相矛盾的結果。較低的筆試成績加上臨床的智力印象可能是許多原因造成的，通常是由於這個人患有學習障礙（閱讀或寫作），英語說得不好或情緒低落，重度精神病，或神智不清而無法達到測驗要求。有時，人們在這些測驗中詐冒（假裝）愚笨，因為他們認為這樣對案情比較有利。

相反的情況——當某人的筆試成績良好，之後面試卻表現得不太聰明時——通常表明該對象假裝愚笨，或存在某種身體狀況，干擾了溝通；例如，失聰或聽不清楚。在紙筆測驗之後，但在臨床面試之前出現的精神疾病也可能導致人們的智力水平下降。真正的認知能力下降通常是某種器質性疾病的結果，應該進行醫學檢查並認真以待。假性痴呆（〔pseudodementia〕假失智或虛假的認知能力下降）則發生在一個人因憂鬱症或其他精神疾病的拖累，導致他們出現智力或認知障礙。他們並非主動假裝，而是沒有精力去思考。通常，當他們的憂鬱症得到治療時，他們的智力和認知能力就會恢復。

認知功能

認知功能與智力相關，但不盡相同。認知意謂著思考的行為。每個人都會思考，然而有些人的思考比其他人更聰明一些。絕頂聰明的人的思考能力有可能受損，而愚笨的人的思考能力可能沒有受損。這個概念可能令人困惑，對某些人來說有點吹毛求疵，但通常對大多數人可能無關緊要，這個概念也可能比神經科醫師所希望的與神經學領域有更多交集。不過，在這裡我要強調，在精神狀態檢查中，我們問的某些問題更關注於認知而不是智力。

我們會詢問單字和找字。在一項正式檢查中，我會指著我的手錶，然後問：「這叫什麼？」答案應該是「手錶」。老一輩的人甚至會說「腕錶」。「這個部分是什麼？」「錶帶。」指向一枝筆，然後問，「這是什麼？」那個人會說，「一枝筆。」「這個部分是什麼？」「筆蓋。」任何錯誤答案或回答困難，都表示受試者在思考或言語表達方面存在問題。如果你知道對方曾經中風，你不能直接假設對方的思考部分出了問題。你可以假設的是，在看到物體和表達答案之間的迴路中的某處發生故障。故障可能發生在負責思考的部分，也可能在其他地方。由於系統中其他地方的故障，這些測試可能給你一個錯誤的答案，所以要依賴檢查者的專業來找出真正問題所在，這就是為什麼我們需要描述性的精神狀態檢查而不是打個分數就好。

我們可以做的其他類型的測驗，如要求對方遵循書面指令，像是「閉上眼睛」，「將這枝筆放在桌上」等等；仿畫圖形；或者，我最喜歡的：畫鐘測驗。時鐘圖為我們提供了豐富訊息，主要是神經學方面，由於它們的技術性和複雜度，我無法在此詳細解說。但是，如果你認為自己的辦公室裡有神經系統受損的人，並且想說服精神科醫師或神經學家檢查一下，就請他先畫個時鐘吧。當然，必須是傳統時鐘，而不是數位時鐘。也許不久之後，人們將不再使用這種用於發現和理解腦功能障礙的奇妙工具，但是，一個混亂的時鐘值得等重的黃金。這個時鐘可以告訴你大腦的某部分是否根本不起作用，以及故障的確切部位。要解釋這些需要更多的篇幅，現在請先相信我。當你把一張委託人單純用手繪、筆觸幼稚的混亂時鐘圖傳真給你的專家時，他會感到驚奇的。

注意力和專注力

注意力（attention）和專注力（concentration）這兩個術語實際上略有不同，但在臨床表現上非常相似。對神經心理學家以外的任何人來說，這些術語均指個人注意到並理解周圍發生的事情的能力。有許多不同的方法可以測試注意力和專注力。對於律師而言，重要的是能意識到，倘若一個人嚴重分心到無法正常持續對話，則有必要進行進一步評估。精神疾病的確診很少只是注意力和專注力的問題，因為這些異常特徵在多種疾病中都可能出現。

病識感

病識感（insight）是精神狀態檢查中最關鍵的部分之一，但也是個相對的特徵，對不同的人可能意謂著不同的含義。病識感關係到一個人對自己的了解。它可以指一個人對自己的精神疾病的理解，對人格或人格特徵的了解，對個人行為的了解，或是單指他需要服藥以幫助解決問題的理解。病識感可以是一個流動且相對的概念，但在某種程度上它始終與法律案件相關。通常，在司法案件中，最重要的是確定個人的病識感相對於法院考慮的問題是否完整。如果身為律師的你，認為你的委託人並不「理解」他或她現在面臨的情況，請尋求精神醫學專家意見。病識感的概念在精神病學與法律事務中極為重要，我們稍後將用一整章的篇幅來討論。

判斷力

顯然，大多數罪犯的判斷力都很差。精神科醫師可以回答的問題是，這種錯誤的判斷是否是某種精神病的一部分，抑或是每個人在法律上被認為具有的「選擇」的一部分。因此，在為法院進行評估時，陳述某人的判斷力「受損」是毫無意義的。法院需要知道為何此人的判斷力受損或者曾經受損，是中毒、頭部創傷、精神病、智力障礙，或僅僅是選擇不當的結果？如果身為律師的你無法釐清這部分，我們可以為你提供協助。一些精神科醫師和心理師使用某些生搬硬套的問題來評估判斷力。一個著名的例子是：「如果你看到一封信落在郵筒旁邊的地上，上面貼了郵票，你會怎麼做？」傳統的「正確」答案曾是把它投入郵筒中」。我已經很久沒在臨床聽到有人問這個問題了。我們現在不僅很少寄信，而且我們都被教導：「看到不對勁就說。」一個說自己什麼都不做或是會報警的人不盡然是偏執狂，他可能只是看了太多有關恐怖分子的電視節目，或者住在一個經常有不明包裹爆炸的國家。因此，我們已經將這種制式問題重新調整成可以符合過去、現在、跟未來各式情境的行為評估。一個瘋狂的答案並不意謂有人瘋了，「正確」的答案也不代表某人正常。

總而言之，精神狀態檢查是我們評估某人當前精神狀態的基礎。我們會根據對方目前的情況，就能力、精神科住院之必要以及常見的是否使用藥物治療做出決策。至於其他決策，例如危險性、安置、是否能夠康復等等，需要更多的訊息才能準確評估。就像內科醫師詢問病史並進行身體檢查一樣，我們也是兩者並行。精神科醫師可以弄清楚病史和精神狀態檢查對你的委託人和你的法律案件的真正意義。

之前說過，我將舉例說明精神狀態檢查如何為你提供有關被評估者的訊息。本書稍後將討論如何善用你的專家，以及如何虐待對造的專家（因為我想讓你一直讀到最後）。但我要在這裡舉一個例子，因為它與精神狀態檢查的整個概念相吻合。

我經常被要求擔任第二意見評估者。某人從地理位置更近或更便宜的另一位精神科醫師那裡獲得精神醫學評估。然後，我接到電話詢問是否願意看一下這個案例。接著，我會收到之前的評估做為案例資料的一部分。

有一次，我被要求評估兩個分別為十三歲和七歲的兄弟。他們住在寄養家庭中，見過該州另一地區的一位精神科醫師。該醫師的報告大有問題，包括提出將兄弟兩人分開的建議，而州政府對該建議極為關切。這位精神科醫師將哥哥描述為「高大且具有威脅性」。

我見到了兩個男孩，他們很可愛。當時，我的一個兒子正好十三歲。我請十三歲的哥哥站在我旁邊，這樣我可以比較他和我兒子的身高。他們的高度幾乎完全相同（與我相比），我寫進報告中。當我與個案工作者交談時，我問他：「某某醫師是否很矮？」他開始大笑，然後說：「你認識她嗎？」我說：「我從沒見過她。」（我後來遇到本人，她真的迷你到可以當小矮人了。）「高大且具威脅性」是主觀判斷用語，完全不適用於精神狀態檢查。這就是為什麼當你描述某人的樣子時，你要說，喬是一個十三歲淺膚色的非裔美籍男孩，身高五呎四吋，體重約一百三十磅。（我通常不會如此鉅細靡遺，我只說「與所述年齡相符」；但如果對方六十歲，身高四呎八吋，可能就需要置入實際身高。）但是將某人形容為具威脅性是不對的。

我曾參與關於性犯罪者的精神醫療工作多年，他們當中有些人的確頗具威脅性。「具威脅性」是一種判斷，可以出現在你的（精神科醫師的）結論中，它不屬於精神狀態檢查。而身體描述則確實屬於精神狀態檢查。我曾因過於詳實註記而遭遇麻煩：「犯人以極大的勃起向我致意。」事實如此，很抱歉如果這讓任何人感覺冒犯。我又一次寫道：「C是我見過唯一一位能夠設法同時堵住房間兩扇門的病人。我結束了治療並通知中尉。」這些句子都是描述性的，它們可能比大多數精神科醫師寫的要生動一些。我從來沒有假裝自己是恪守傳統、中規中矩的類型，但是我以應有的方式做好我的工作。首先客觀描述，而非主觀判斷。我們不先入為主。我們描述、評估，然後給出建議。但願我們都不胡扯（waffle，與鬆餅同字），不過我們將在另一章中談論胡扯大師。現在，讓我們在八十號公路旁的鬆餅屋趕上阿莫。

阿莫點了一份鬆餅。服務人員竊竊私語，他一點也稱不上乾淨，他的鬍鬚看起來很噁心。惡臭（malodorous）算是一個禮貌的用詞，大概只有精神科醫師會用它來形容他發臭的程度。

年輕的女服務生坦米送來鬆餅，但她年輕而缺乏經驗，忘記阿莫的鬆餅不加培根。也或許阿莫的精神狀態讓他沒有清楚表達自己的意願。我們無法得知。總之阿莫見到培根，當下變得暴怒。

「你給我吃這髒東西！這盤臭肉！因沙拉！真主至大！針孔眼！駱駝大便！我不能在這什麼細針駱駝的宇宙的糞坑裡吃這種髒東西！」阿莫語無倫次，反覆咆哮，直到幾個副警長進來，拔出手槍。

阿莫毫無意外地叫喊得更大聲了。再一次，這種衝突可能有兩種結局。副警長們可以先開槍再問問題，但幸運的是，他們沒有這麼做。也許他們看到轉移恐怖攻擊的機會和自己的十五分鐘英雄時刻，他們設法制服了阿莫（他只是揮舞著咖啡匙，在場幾乎沒有人會遭受任何危險），將他銬起來，把他扔進車後座，帶到警局。

剛剛究竟發生了什麼事？許多人看到了瘋狂。而且，像往常一樣，人們對它的回應方式不是醫學的，而是執法的。接下來會發生什麼事情？它會是司法層面的，還是醫療層面的？當我們繼續穿越精神科術語世界的旅程時，請思考一下。

4 診斷v.術語：一些常見精神疾病診斷以及思覺失調症

Diagnosis v. Jargon: Some Common Psychiatric Diagnoses, and What Exactly Is Schizophrenia, Anyway?

什麼是《精神疾病診斷與統計手冊》？我們應該如何使用它？

DSM，或稱為《精神疾病診斷與統計手冊》，目前更新到官方第五版（即DSM-5），是美國精神醫學會每隔一段時日就會更新出版的一本書。儘管我們曾在之前的章節中談過，請容我在此再進行一些概略的敘述。《精神疾病診斷與統計手冊》是由一個委員會所創建及編寫，基本上，就是一群坐在華盛頓辦公室裡的中年白人對精神疾病的構成和精神醫學整個領域的看法。它被認為是精神醫學的決定性文本，終極的診斷工具，並且是精神科醫師和其他心理健康領域人員之間溝通交流的官方文件。但是，有一則限制條款請留意：走進你辦公室的人很少會完全符合書中列出的任何疾病。他們可能有極類似某個疾病的情況，或者有和書中的某些疾病非常相似的一堆狀況，或者符合某疾病五分之四的診斷準則，或者他們不必然承認的診斷準則，好比持續性的批評性幻聽，因為即使他們確實聽到聲音，卻無法辨認這是精神疾病的徵象。

《精神疾病診斷與統計手冊》既是非常有用的工具，也是非常危險的武器，是我們精神科醫師所必須學習的。我們背誦內容，並根據內容接受考試。其中一項是由美國精神醫學與神經學專科醫學會（American Board of Psychiatry and Neurology，亦稱為The Boards）進行的精神醫學專科醫師考試。聽起來很不錯吧？我們不僅參加了一堆考試來證明我們具有足夠的理解能力來閱讀和理解《精神疾病診斷與統計手冊》，我們整個職涯都要定期接受這項考試，我們必須記得大部分的內容。例如，我們應該記住注意力不足過動症（ADHD）的診斷準則是相關症狀必須在七歲之前出現。很簡單，不是嗎？只不過在二〇一三年五月發行的第五版《精神疾病診斷與統計手冊》中，臨界年齡已更改為十二歲。我碰巧知道這些事情，是因為我每天都會遇到ADHD患者，而且這個年齡並不難記。問題是，再認證考試（Maintenance of Certification exam，簡稱MOC exam）要求某些精神科醫師每十年重新考試，我上次參加的測試是基於《精神疾病診斷與統計手冊》的前一版（DSM-IV-TR）所設計的，而我的再認證考試日期是在第五版發行後的二〇一四年二月。當我在二〇一四年一月參加複習課程時，我被告知不要理會最新版的

《精神疾病診斷與統計手冊》，因為「考試內容尚未更新」。

我希望這個小故事能說明《精神疾病診斷與統計手冊》的相對價值。它有用嗎？絕對有。它一併提供了豐富的精神疾病相關訊息，並且以對主治醫師有意義的方式進行分類（例如，情緒障礙、精神病、智能障礙、焦慮症等）。我不會在這裡重寫《精神疾病診斷與統計手冊》，每位律師和醫師都應該有一本（儘管價格高昂），這是我們目前所擁有的最佳選擇。不過，它只是精神醫學領域的一小部分，每天走進我診療室的大多數人都有與書中截然不同的臨床表現。最重要的是，它可以讓精神科醫師與保險公司進行溝通並據此申請報酬。第二個好處是，我們可以和其他類型的心理健康治療提供者進行交流，有時可以和司法體系進行交流。我們必須使用已建立的診斷準則和診斷來與司法體系進行溝通，否則眾多而寬泛的標準會導致嚴重的爭議。我不可能在法庭上給出鉅細靡遺、一長串我自創的疾病診斷，然後還期望被當作神智清醒的專家證人來認真對待。因此，我必須以《精神疾病診斷與統計手冊》為依據，並在它的框架內嘗試解釋該疾病對特定個人及特定情況的意義。這是可為的，我向來都這麼做。

可惜的是，《精神疾病診斷與統計手冊》不僅不能充分描述臨床醫師每天在辦公室或其他執業環境所看到的情況，而且醫療保險公司可以利用它缺乏科學依據來拒絕承保。你知道有些保險公司不給付創傷後壓力症（PTSD）的治療費用嗎？他們宣稱這不是「生理的」疾病。在能夠使用現代技術來可視化PTSD造成的大腦變化之前，一些決策者就認為PTSD是「存在於心理的」。在第一章中，當我們介紹精神醫學的「生物－心理－社會模式」時，我談到了這個概念，該模式最近被美國精神醫學會前主席諷刺戲稱的「生物－生物－生物模式」大為排擠。順道一提，我大學主修心理學，我們系上非常重視實證，和許多進階課程一樣，「心理學101」是一門實驗科學。在此歷程的早期，我對大腦如同「黑盒子」般的概念感到沮喪，因為我們對大腦內部正在發生的事情一無所知。雖然我非常害怕毛茸茸四處亂竄的小動物，我還是選修了生理心理學、精神藥物學等相關課程。當時，該領域還處於起步階段（儘管我以科學之名犧牲了許多老鼠），血清素也才剛被發現。等到我進入醫學院時，血清素受體致效劑（serotonin agonist）正在被開發；當我成為實習醫師時，百憂解已被推向全世界。我們現在知道，不管是何種「心理的」疾病，都與大腦有關。事實上，我在電腦鍵入的每個單詞和字母都涉及生物過程，這些過程之複雜，所有醫學領域結合起來都還無法真正釐清它們如何運作。我認為，保險公司只因為他們不「相信」PTSD是「生理的」疾病而拒絕給付，應該是違法的，但這超出本書的討論範圍。重要的是，大腦中發生的任何事情都具有無數的生物成分，其中許多甚至尚未發現。當你處理與行為有關的任何事情時，請牢記這個概念。有一次，我為一名病況相當嚴重的患者提出的給付申請被保險公司拒絕了，理由是我把PTSD做為主要診斷。通常，我的助理只需要顛倒診斷代碼的順序，好比把PTSD換成重度憂鬱症，我們就會獲得給付。那天，我自己可能也有點診斷代碼上身，因為我整個怒火中燒，不滿的情緒大爆發。我告訴她：「打電話過去，問他們是否需要我提供一些論文來證明創傷後壓力症是一種生理疾病！」她照做，我也照做了，還附上聯邦政府的資料。我就是那麼惱怒。想像一下，一家保險公司可以判定我的病人病情還不夠嚴重而拒絕支付她的治療費用。他們可以決定我應該免費工作，我倒是沒見到他們無償工作。

不過，反過來說，我們也不能過度簡化地聲稱生物學存在於某種真空之中——顱骨內部是個充滿神經傳導物質的黑盒子，獨立於人的身體、大腦和生活事件而存在。這麼說就有點瘋狂了。毫無疑問，我們知道生活經歷會以某種方式轉化為大腦內部的生物過程。精神醫學無法自外於大腦和環境而存在。在我看來，認為可以只調節神經傳導物質就好而不關注病患是很傲慢的思維。然而，許多精神科醫師每天都這樣做，時常直接開藥，甚至沒有先與患者交談，或者只是敷衍問一句：「藥效如何？」我會在本書中反覆提及這個話題，因為這種所謂的精神醫學並不是我受過的訓練，做為律師的你也不該滿意委託人接受這種治療。普雷肯博士告訴我，近二十年來有整整一代的精神科醫師從未學習過如何進行心理治療。我是上一代的成員，我們不僅學習如何做心理治療，還學習精神藥物學。這個故事最可悲的地方是，許多年輕的精神科醫師也不是很了解精神藥物學。為什麼呢？因為資金有限，導致他們工作過度，忙著不要再讓病患入院，結果沒時間學習這些藥物實際上是如何發生作用的。他們的時間只夠填寫各式表格並安排門診預約，並且盡量防止患者自殺。當然，還有許多較資深的精神科醫師，他們是在許多神經傳導物質及其在精神醫學中的作用被發現之前接受培訓。還需要我再多說嗎？

克里斯・費德里克（Chris Fredericks）是我為本書訪談的律師之一，主要從事僱傭法與勞工賠償法案件。他發現法官和陪審團不但對精神科醫師及心理師存在著明顯偏見，並且排斥腦生物學的整個概念。他舉了一個讓他大感挫敗的例子，即創傷後壓力症的症狀往往不是在創傷發生後立即出現。訪談中，他想知道我能否在書中討論這個問題：「為什麼有時候患者的症狀會在遭遇創傷後的數個月甚至數年才出現？」我給他和讀者的答案是：我不清楚，也沒有人真的知道。專家學者提出許多生物和心理機制的假設，也有許多創傷的臨床表現甚至沒有列在《精神疾病診斷與統計手冊》中。比方說，我們常在兒童身上看到嚴重創傷導致的強迫症（Obsessive-Compulsive Disorder, OCD），搜尋文獻可以找到一些研究論文，但是證據上仍多屬傳聞，或充其量僅能證明兩者之間互有關聯——沒有實質生物學的「證據」來「證明」兒時創傷會導致強迫症。然而，請教任何有經驗的兒童青少年精神科醫師或兒童心理師，他或她會告訴你，如果你的孩子患有嚴重的強迫症，請留意他是否曾經或正遭受創傷。我們目前不總是可以發現、解釋、或研究的事物並不表示它不存在。如果你查閱創傷後壓力症的診斷準則，你會發現一個有著正式編碼及相關敘述的遲發性類別，儘管它的運作機制尚未被完全證實。研究者提出假設，有些是生物的，有些是心理的。也許有朝一日，我們終將明白生物學跟心理學其實是一體兩面，只是我們尚未理解。但是臨床症狀的延遲並不會使診斷無效，不代表當事人沒有患病，也不意謂著患病程度比沒有延遲的更輕微。所以，當你知道你的委託人患有創傷後壓力症，飽受病症折磨多年，請善用這個資訊。你可以將你的委託人描繪成一個鬥士，一個堅強的個體，一個設法面對傷害和痛苦的人。使用這些診斷準則來支持他的診斷。請你聘僱的專家向陪審團、法官或調解員解釋創傷後壓力症，以及人們如何熬過痛苦方能倖存。

克里斯希望我能幫助克服法庭中對於精神醫學的偏見和無知，這些偏見和無知使他在就業歧視和勞工賠償這類案件中難以使用精神醫學專家的證詞。我不知道是否有人能達成這個目標，但是我希望至少能夠從讓這類證詞更容易使用開始，幫助法界人士了解精神醫學是真有其事，而人們應該正視它的存在。

什麼是精神病？

精神病（psychosis）是精神疾病（mental illness）的徵象之一，一般認為是精神疾病最嚴重的面向，而且往往與毀滅性最強的精神狀況相關，例如思覺失調症和真正的雙相情緒障礙症。許多其他的精神障礙也有精神病的元素在內；此外，還有一長串的疾病含有精神病的成分，外加符合《精神疾病診斷與統計手冊》（無論使用的是哪種版本）診斷準則的其他客觀徵象和主觀症狀。為了了解這些診斷準則，我們首先必須了解精神醫學的術語。不幸的是，精神病可能是所有精神醫學概念中最難以向非本行的陪審團解釋的。好比「淫穢」（obscenity）一詞，我一看就知道了，但是對許多精神科醫師來說，要怎麼向他人解釋仍極為困難，不少備受矚目的案件就是因此而勝訴或敗訴。有些精神科醫師和心理師僅僅倚仗僵化的定義和患者或被評估者不可靠的自我報告，立即「得到」精神病的結論，有些精神科醫師和心理師則從不這麼做。

精神病不是一種症狀。徵象（sign）和症狀（symptom）不同。症狀必須由患者主動報告：我一直感到疲倦。」「我胃痛。」「我血便一週了。」疾病的徵象則不同，患者（在精神科的狀況則是尚未成為某位醫師的病患的人）根本不會注意到它們。精神病的徵象會像是：「有人將奈米機器人植入了我的大腦。」「我受到耶穌的控制。」「鄰居們整夜談論我，並設計我。」是的，它們是症狀，但患者不會認為它們是症狀，而是將它們視為生活中令人不快的事件。

那麼，「我聽到聲音」呢？聽到聲音通常是精神病的一部分，但這是大多數人不知道的一個大祕密，即使我一直告訴你：精神病患通常不明白他們聽見的聲音是不存在的。他們聽到他們的前妻、上帝、惡魔、鄰居、警察、中央情報局的聲音。但是主訴「我聽到聲音」的人或者是在說謊，或者是其他非精神病的狀況。

一個人要被判定是精神病患，必須患有**思考障礙**（thought disorder）。思考障礙可以包括許多不同的事物，包括聽覺幻覺。思考**形式**和思考**內容**是我們評估的兩件事，而進行這種評估並不困難。對於非精神科醫師（甚至某些精神科醫師）來說，精神病最難掌握的部分應該是與現實脫離。

我們經常讀到，精神病意謂著與現實世界失去聯繫。儘管這是一個很好且準確的描述，但還不夠，因為並未含括它的另一面：精神病是一種**替代現實**（alternate reality）。另一個重要的狀況是，這種與現實脫離或存在於替代現實是發生在**清楚的知覺狀態**（clear sensorium）中。精神病患並不是處在困惑、喪失定向感或認知受損的狀態。我曾聽說過一位法官因為「他沒有流口水」而拒絕相信被告患有精神病。清楚的知覺狀態意指對方沒有醉酒，沒有發燒，沒有**神智不清**（delirious）。為了不與精神病相混淆，我們之後還會介紹譫妄（delirium）。精神病患仍然可以告訴你他的姓名、地址和社會保險號碼。他在告訴你的過程中可能有點困難，可能會分心、不知所云，可能會思考中斷（thought blocking），或者言談迂迴、離題。此人可能會過分多疑而無法合作。但是，身體或神經系統方面檢查不出什麼毛病，意謂著他或她沒有意識到周圍的現實。

精神病是指某種思考障礙的存在
導致清楚的知覺狀態中出現另一種替代現實

這句話說明了一切，不過是用令人困惑的術語說的，一般人（不曾接受多年精神醫學訓練的人）不太可能完全了解。這是我們在法院不完全理解專家說明的情況下，嘗試處理精神障礙抗辯時所面臨到的問題。對於精神科醫師來說，這是我們的慣用語言。就像我在說聽英語時不必思考一樣，精神科醫師在聽到這些單詞時也不必思考。我們確切地知道它們在精神評估脈絡中的含義。

精神醫學的語言不同於英語（或你的任何母語）。我們用來形容某人的精神狀態檢查的每個詞彙，都具有特殊的精神醫學意義和內涵。當我聽到律師試圖在法庭上使用特定法規的術語，但是他們甚至不知道某些單字的正確發音時，我不覺莞爾（不是以刻薄或惡意的方式），好比**情感**（affect）是指你的心情的外在表現和情緒**影響**（affect）你。（這裡的affect是詞性不同的兩個單字，前者重音在第一音節，後者重音在第二音節。）儘管法規是用英文寫的，不代表你理解它。許多聰明的人無法理解精神病，因為他們從未學過精神病究竟是什麼。關於精神錯亂的種種並不直觀。雖然我們能夠辨識人們的舉止怪異或「瘋狂」，但從這種行為推斷出他們實際上正在經歷的事情卻是挑戰所在。

我最近在法院參與一件監護權案。我稱呼原告為史瑞克先生，這是我在撰寫報告時電腦自動更正所出現的名字，這當然不是他的真名。只不過，史瑞克先生的案子並不是真正的監護權案。史瑞克先生的妻子因為他的怪異思想和行為而離開他。只見原本非常聰明的史瑞克先生變得過度專注於成為對的一方，他不想被認為是精神病，還堅持代表自己提起訴訟。他基本上忘了他應該爭取的是會見孩子的權利，案件重心卻變成他為了某些無法分辨、甚至無法表達的事情而抗爭。

出庭作證時，我做了一件非常不專業的事。我笑了。當史瑞克先生和法官正在交談時，我迅速將大圍領洋裝多出來的布料蓋住我的臉並移開視線。史瑞克先生就法官所說的話，或是他在交叉質詢我時我說的話提出反對。無論如何，這是一個滑稽的異議，在法律上並不恰當。請記住，史瑞克先生是原告，法院命令我對他做精神評估。他問我有什麼好笑的事，我很想否認，但我已經宣誓會誠實作答，於是我不得不承認：是的，我覺得有些事情很有趣。他問什麼事，我告訴他，我認為法院需要一位精神醫學專家告訴他們史瑞克先生患有精神疾病，這很有趣。在場的律師、法官和其他人頓時很難繼續維持毫無表情的臉，但他們都點了點頭。本案很明顯，此人患有精神疾病。之前，他被發現沒有足夠能力代表自己進行訴訟，於是獲派一位辯護律師和訴訟監護人（〔guardian ad litem〕僅限於代理法院訴訟目的而設的監護人）。這些人確實想幫助他，但由於他的偏執和思考障礙，史瑞克先生接著開除所有人，並向律師公會投訴。實際上，由於史瑞克先生曾對原法官提出過申訴，整個案子已移至另一個郡由另一位法官審理。在我進行評估和出庭作證之間，他甚至對原法官發出恐怖威脅，並因此入獄數個月，但是他沒有在獄中接受任何精神治療。為什麼？套句老話，因為他沒有流口水。他外表乾淨，看起來「正常」。他並不暴力。所以，完全沒有精神治療。在我的原始報告中，我曾寫下：「若史瑞克先生同意接受精神藥物治療，則全案才可能有討論餘地。」

精神病是一個很難理解的概念。通常，我們必須從個人的其他表現推斷出妄想（錯誤的固著信念）。而思考障礙只能從言語或行為中推斷。當言語異常時，思考經常也是異常的，不過其他原因也可能導致言語異常。**構音困難**（dysarthria）是指生理性的口齒不清，如果你的思覺失調症患者有發音困難的狀況，則該客觀徵象通常是由於齒列不良或是藥物的副作用，而不是精神疾病的一部分。但是，如果他表現出意念飛躍（flight of ideas)、連結鬆散(loose association)、離題(tangential)或思考迂迴(circumstantial)、文字沙拉(通常是神經系統障礙的徵象)或從他嘴裡冒出來各種怪異事物,這些才是精神障礙的徵象。

目前我仍在參與中的一個案件,州政府希望終止一名婦人對她兩個孩子的親權。整個案子圍繞著她的口齒不清以及無法配合精神科治療。有人認為她一定是酒醉才說話含糊不清。精神科醫師(我)必須出面提醒所有人,這名婦人的頸部曾受到槍擊導致控制嘴巴及舌頭的神經受損,這才是她講話含糊不清的原因。她沒有隱藏什麼不為人知的祕密吸毒習慣,也沒有提供別人的尿液做藥物篩檢(當權者以為如此才能合理解釋為什麼她的尿液藥物篩檢結果總是陰性)。其實那些人們認為她犯下的糟糕事她都沒做,她根本連離開住處都不敢。她完全是誠實的。她害怕踏出家門,因為她過去曾誤入駁火現場中,導致她患有創傷後壓力症。她需要有人來住處接她去醫院回診,而且由於神經受損,她的口齒不清。撰寫報告時我不禁落淚,一個母親幾乎要失去孩子,只因為她不幸地和五顆不相干的子彈走在相同的路上。

在第三章「精神狀態檢查」和附錄的詞彙表中,部分術語和概念都有更全面的解釋。本章的目的在於幫助你了解精神病的概念以及「與現實脫離並活在**替代現實**中」的真正含義。對於精神科醫師而言,關於替代現實的部分是毫無疑問的。我們知道與現實脫離的精神病患仍然能夠使用公共交通工具或其他類似的事情，卻又同時相信自己遭受迫害、是特殊的、有超能力或其他無數不真實的事情中的一種或多種。

另一個常見的小故事，也許這是都市傳說，故事是這樣的：一名年輕的黑人男子被發現在紐約市五個行政區之一的布朗克斯遊蕩，我曾在那個地方擔任過精神科住院醫師。此人衣衫不整，沒有身分證件或金錢，他的英語夾雜著胡言亂語，沒人能辨認他奇怪的口音。警方要將他帶走時，他試圖逃跑，並宣稱自己是某個不知名國家的王子。警方評估這名不知自己身在何處或者自己該在何處、又髒又亂的傢伙，認為他是一個精神狀態大有問題的流浪漢，於是將他帶到了精神科急診室。

這名年輕人被安排住院，在所有藥物檢驗結果都呈現陰性的情況下，被暫時診斷為思覺失調症。他仍然堅稱自己是某個國家的王子，並想聯絡他的大使館。每個人都認為那是他的妄想，他不過是一名普通而且瘋了的非裔美國人罷了。但是，當他無法提供任何資訊——像是社會安全碼、家裡的電話號碼，也沒有當地的親友——總算有人決定認真看待他所說的話。令人驚訝的是，真的有個非洲國家是這裡的人從未聽聞的，而這名年輕人真的是那個國家的王子。原來他在美國旅行的途中，誤入治安不好的區域，遭到搶劫及毒打，然後在恐慌中被發現在附近遊蕩。

我想故事一定是發生在七月，這時候總是由新任的精神科住院醫師輪值急診室。沒人發現不對勁，儘管其中有許多奇怪的細節，但整體連貫合邏輯，而且此人操著怪腔怪調的英語。這個例子突顯了我們需要了解的精神病的一個重要概念，尤其是在躁症和思覺失調症中，那就是**誇大**（grandiosity）。精神病患覺得自己非常重要。他們認為自己是宇宙的中心，他們通常相信自己是重大事件的**原因**，例如暴風雨、戰爭、地震等。他們往往認為某事件（也稱為信號事件）是造成他們的生命以驚人方式改變，而使他們變得如此重要。所以，一名衣冠不整、看似流浪漢的真正王子可能會被誤認為是無家可歸的思覺失調症患者。尤其當他表現得像是他口中所說的那號人物，但是關於他的所有一切都指向無家可歸的瘋子時，人們以為那是他的誇大妄想。

從某方面來說，不是真正的精神病患但被誤認為精神病患的故事，比那些真正的精神病患但表現得不夠精神病的故事更容易理解，就像正在為監護權案件提起訴訟，但是忘了自己在爭取什麼的那位父親，史瑞克先生。我認為這是因為在某些精神障礙中，患者人格相對被保留的緣故。一般而言，我們認為精神病患的外觀及行為表現應該是瘋狂的、混亂的、服裝不整、神智不清，或者吹噓自己超級重要。實際上，許多精神病患看起來完全正常，直到你讓他們願意開口說話。要做到這一點可能很困難，無論是患者、司法案件委託人，還是你要進行鑑定評估的對象，你都必須得到他們的信任。建立信任感需要時間。當你身為四十起案件的公設辯護人時，你可能沒有那個餘裕培養太多信任。

我在性犯罪監獄工作的時候，我的職責之一是每週兩次在封閉的拘留牢房進行巡視，另外幾天則是由其他精神科醫師和心理師負責。我們必須確保囚犯沒有自我傷害的傾向，確認他們接受適當的治療，並且基本上感覺舒適。他們大多被安置在那個單位（一個小走廊）裡，他們由於具有暴力傾向或精神疾病而過於不穩定，無法留在一般人群中。我猜這就是電影裡說的「單獨監禁」。每個人都有自己的小牢房，取決於他是在那裡接受懲罰或出於安全考量，可以攜帶電視、書籍等物品，或者什麼也不能帶。這些人通過門上的一個狹縫接收食物，並擁有自己的鋼製水槽和馬桶。我不確定淋浴或運動的安排如何，但兩者都有。有時，他們可以參加小組治療，基本上是根據他們在那裡的原因。

就我而言，這些巡視只是一個額外任務。這些人一直受到監視，那裡的懲戒人員經驗豐富且認真負責，倘若有什麼狀況，他們會通知我們。日復一日，我和其他醫師各自按時巡視查房，直到是時候評估其中一名即將出獄的囚犯該何去何從。

有些囚犯會被釋放回社區中，有些囚犯需要終身接受社區監督，有些則被轉介到司法精神病醫院，有些人依據新澤西州的《危險性犯罪法案》（Sexually Violent Predator Act, SVPA），被判定轉介至非自願民事監護（involuntary civil commitment）。在我們無數的團隊會議中，某次我們討論到這個案例。我們都同意，基於此人豐富的性犯罪史及其治療毫無進展的事實，他無法被釋放，因為他整個監禁期都關在密切監護的單位中。我認為，這名男子應該送往司法精神病醫院接受進一步的評估和治療，他的精神病太嚴重，無法送往高危險連續性罪犯的機構，也無法受益於那裡的治療。

我的同事伯德醫師，另一位比我有更多實務經驗的司法精神科醫師，他驚訝地看著我。「什麼？他不是精神病患啊。你在說什麼？」（他顯然沒讀過我的筆記，但這裡是監獄。我們不需要擔心像門診患者那樣的照護連續性問題，也就不太在意意見分歧，儘管他的筆記我都讀了。）

經過激烈的辯論之後，我們決定唯一的解決方式是一同和受刑人會談。整個心理健康治療小組——兩名精神科醫師、一名心理師和兩名社工師——都擠進了密切監護單位的小會談室。首先，由另一位醫師訪問這位患者，患者的綽號是上尉（據說他曾經在軍隊服役）。

「你感覺還好吧？」上尉點頭。

「沒人在這裡打擾你吧？」他再次點頭。

「你沒有聽到什麼不尋常的聲音或看到特殊景象，對嗎？」另一次點頭。

「謝謝你接受訪問。」

接著輪到我。「上尉先生，謝謝你與我們會面。」他點頭。

「我知道跟所有人一起待在這個小房間裡一定很有壓力。」

他點頭和肯定的咕噥聲。

「我希望你能和伯德醫師談談捷克斯洛伐克人。」

他停頓了一下，然後說道：「我知道喬治醫師（心理師之一）是捷克斯洛伐克人，捷克斯洛伐克人正密謀構陷我。這就是為什麼我必須非常小心、安靜地待在牢房裡。他們正在用微波監視我……」上尉滔滔不絕連講了十來分鐘，幾乎不帶喘氣。儘管他的妄想相當堅定有組織，但是連結鬆散。我坐在伯德醫師後方稍微側邊的位置，所以當精神病徵象開始出現時，我可以看到他下巴掉了下來。那是我生平第一次看到有人下巴真的掉下來。在那之前，我一直以為這種說法只是比喻。

治療小組一致認為，上尉的病情在密集的住院性罪犯團體治療中可能成效不彰，於是當他的刑事處分結束時，我們將他送往司法精神病醫院。那天稍晚，我從治療團隊負責人那裡得知，伯德醫師對她說：「我現在知道為什麼薇薇安是如此出色的精神科醫師了。她**傾聽**患者的聲音。」這其實應該歸功於我的母親，從小我就聽我母親這麼說：「啞巴再過一千年也迸不出話來。」[1]我只是覺得聆聽是醫者本分。

讓我們回到精神病主題。雖說一旦你知道如何識別就很容易了，但這並不是那麼簡單。我必須舉出更多範例，因為我經常聽到人們以為他們知道，其實不然。如果你有一個委託人是

1 譯注：意指理所當然的事情或狀況。

精神病患，而且你能夠將精神病的真正含義清楚傳達給法院，那麼你絕對是個天才。親愛的律師讀者，我甚至不知道我能否向你解釋，你有多麼聰慧，因為我從媒體以及與我交談過的所有律師和非專業人士得出的印象是，人們就是不明白。

幾天前，就在我提交這份手稿之前，發生了一起槍擊事件。我不會告訴你是哪起案件，這並不重要，因為毫無疑問，在你拿到這本書之前，還會有一或五起的槍擊案發生。當然，網路和有線新聞台還有咖啡館都吵得沸沸揚揚，自然是關於種族主義。因為它們總是與種族主義、槍枝管制或兩者都有關。

但是，果真如此嗎？有多少種族主義者從未屠殺過任何人？有多少槍枝持有者從未屠殺過任何人？讓我給你答案：大多數。我不贊成種族主義，也不認為買槍應該輕而易舉。不過，正如我們將在本書稍後看到的那樣，第三種因素必須發揮作用。而第三種因素幾乎總是某種精神錯亂，法院稱之為智力失常（derangement of intellect），如同我們先前提到的保險法規，或是宛如野獸、馬克諾頓法則中缺乏理性的人。法院試圖用法律術語來解釋幾乎無法定義的內容。智力（intellect）和心智健全（sanity）是兩種不同的事物，然而沒研究過精神病甚至心理學的人就不熟悉這種「瘋狂」領域的詞彙。我要進一步解釋這個概念，你才可以多了解一點。以下還有更多範例。

第一個例子，也是最簡單的例子。我正在對一名年輕女士進行監護評估，這麼說吧，你覺得白日可以有多漫長，這位女士就有多瘋狂。她說了一些關於帝王斑蝶的事，然後不斷地反覆訴說她感覺自己就像蝴蝶一樣，沒有穩定的家，她的翅膀被夾住，各種連結鬆散的念頭——她的思想以一種似乎只對她有意義的方式隨機地相互聯繫。她父母聘請的律師非常認真地對我說：「她認為她是帝王斑蝶。」唔，不是的。她不認為自己是蝴蝶。她以為她是她自己這個人類，但是她也有下列的所有想法，這些想法與身為蝴蝶、像這隻蝴蝶、以及在她接下來所說的話中，覺得自己像一架直升機和一塊門墊，都與她相關，因為那是她大腦的組織方式。她的大腦覺得自己同時是許多事物的這種能力就是精神分裂症（schizophrenia，現稱思覺失調症）一詞的來源。它的原意是「分裂的心智」，由瑞士精神科醫師尤金・布魯勒（Eugen Bleuler）於一九一一年提出。Schizophrenia一字來自希臘文的schizo（分裂）和phrene（心智）。請不要將這個術語與多重人格（multiple personalities）相混淆。心智分裂的概念是我們前面討論過的，也就是思覺失調症患者的大腦可以記住自己的名字、地址和社會保險號碼，同時感覺被奈米機器人控制，並同情帝王斑蝶的飛行和困境。

第二個案例：大約二十年前，位於紐約洛克菲勒中心三大廣播電視公司之一的攝影棚外，一名工作人員遭到槍擊。此案備受矚目。當時我恰好是司法精神醫學研究醫師，所以我有機會參與一些訪談。槍擊犯解釋說，他看到一則天氣預報，一場大風暴即將在東海岸蔓延，他知道這意謂著他必須開車去紐約，並做出這個可怕的舉動。過程中涉及計畫、駕駛、思考，甚至要在一位難求紐約市尋找停車位，這不是件容易的事。我用這個例子向某人解釋，精神疾病抗辯並不意謂著當事人是徹底混亂脫序的。他的回答是：「好吧，他（槍擊犯）認為自己是一場風暴。」事實上，他不認為自己是一場風暴。他認為自己是一個人，他認為這則天氣預報祕密地嵌入了一個只有他才能理解的特殊資訊，這代表他應該去執行這件可怕的事。這就是精神病的運作原理。我們問人們：「你是否曾經從廣播或電視收到只傳送給你的特殊訊息？」他們通常會回答「沒有」，除非我們花費大量時間來了解他們，然後他們可能會告訴我們真相。有時候他們會不經意說溜嘴。在本書的另一處，我會告訴你另一個病人的故事，他的妻子不斷打擾他。對專業人員來說，精神病不總是顯而易見的；所以對於非專業人士而言，它可能仍然是完全晦澀難懂。

第三個故事是我幾年前參與的案例，在此我以和當時報告格式相近的形式敘述，因為我想指出一點：儘管被告幾乎是直接從犯罪現場被帶去接受精神科治療，並且在整個監禁期間都接受精神治療，法院也不想讓任何精神醫學證據進入審判之中。儘管如此，我還是完成並呈交了報告，然後全案因此改變——而且是在**定罪後**。我的話有人聽進去了。千萬不要輕忽一份好的精神醫學報告的力量。這不是什麼置入式行銷，我並不缺委託人，而且我更願意多寫點書，縱使寫書的酬勞沒那麼優渥。這是一個年輕人的故事，姑且稱他為強尼．洛基（Johnny Rocket）。如果以下內容有時含糊不清，那是因為我拿掉了所有可識別的詳細資訊，不過沒必要捏造日期或地理位置。請相信我，他們都是真實存在的。一開始，解釋了我為何和他會談，然後令人驚奇的部分是，他告訴我被捕之夜他的感覺。對你的專家而言，除了能夠提出正確問題和聆聽，另一項重要的能力就是快速打字。你希望他能夠把所有瘋狂的話語都記錄下來。

強尼．洛基是一名二十三歲的白人男性，被關押在S郡的監獄裡。最近他接受了認罪協議，在我得以約見他之前，他的判決仍在審理中。顯然，檢方並未考慮他的精神狀態。

我被要求評估的司法精神醫學問題如下：

1. 洛基先生的精神病診斷為何？
2. 他在犯罪當時患有何種精神缺陷？
3. 洛基先生是否有能力以理性和基於事實的方式諮詢律師以協助辯護？
4. 洛基先生是否對自己或他人的安全構成威脅？

我查閱了許多來源不同的訊息，卻發現提供給強尼的律師的許多文件不是被扣留就是遺失，因此我接觸到的資訊也一樣殘缺不全。我收集到的只有以下相關資料：

有權接觸這些報告的讀者無疑地熟悉此案事實。某日晚上十點十分，強尼．洛基在新澤西州E鎮的布洛德街和市場街交叉路口，以步行的方式接近一處車禍現場。正當警方察看事故現場時，一陣車輪發出的刺耳摩擦聲傳來，緊接著一輛二十九號巡邏車以「高速」自布洛德街向東行駛。警方隨後展開了追捕，「過沒多久」，車輛由E鎮和A鎮警察在A鎮尋獲。

據稱，強尼駕駛警車穿越了五個鎮，最後在A鎮被攔下。他好鬥且不合作，警方只好出動警犬將他放倒，最終他被制伏，送往附近醫院的急診室。現場員警起初懷疑強尼酒駕，並抽血進行毒物檢驗（根據警方報告中的表格），但是所有化驗結果都未送交給檢方審查。重要的是，也沒有強尼被捕到送往B鎮醫院途中的醫療紀錄，而且醫院也未對多次要求提供適當醫療紀錄做出回應。在接受治療之後（儘管我們不知道他是否有精神病或以何種精神病被記錄在案），強尼被移往當地監獄，後來又轉移到郡監獄。在多達十一項的指控中，他被起訴了七項，包括盜竊、逃逸、收受贓物、非法持有武器、企圖逃逸、加重攻擊和拒捕。

自犯罪發生之日起，洛基先生就受到監禁，主要是在S郡的監獄中，他目前仍在那裡。入獄後，他立即被確認為精神病患，並接受精神病治療。他的治療方法一直不穩定，因為他的主治醫師短暫休假，強尼被改用新的藥物治療方案。不過，在與他的主治醫師和心理師透過回顧他的紀錄（未提供副本）進行討論時，很顯然，這個年輕人在被送進郡監獄時精神病嚴重（即與現實脫離），他認為自己是陰謀的受害者，擔心自己的人身安全，並且對聲音和內部刺激有反應。強尼在接受適當的藥物治療後，病情開始好轉，但他隨後開始拒絕服用藥物，這是慢性精神病患者的典型反應，儘管態度合作，卻依然多疑。

強尼向我提供他自己的事件版本：「嗯，我列了一個時間表——就像世界即將滅亡之類的……每個人都知道，每個人都在談，我不太相信，但是我試著唬弄自己相信。」強尼說，在他「唬弄」自己相信世界即將終結之後，「事情開始發生了。」他描述他坐在門廊上目睹的整個事件序列，涉及一個女孩，一輛卡車，兩名男子，以及恫嚇和可疑的行為。他回到住處，他們跟著他來到他的住處，「所以他們看到了我住的地方。」從那一刻起，他決定不讓任何人在他家轉角販毒或在屋子周圍閒逛。每當有人行跡可疑，他「都會讓他們知道我不想有人在我家門口吸毒。」他說，他會站得很近，或者站在他們後面咳嗽，或鄙夷地盯著他們。他跟「一個高中女孩和她的父親」住在一起。他說自己曾經借住在許多親戚家，最後決定和這個朋友住在一起。他沒有和父母同住，因為他沒有上學，而且他母親對於他服用阿得拉（Adderall）持不同意見。他在這起突發的攻擊事件前兩年搬離家中。

待在門廊上的時間裡，他無所事事。他在那裡待了大約兩個月，然後騎著自行車到各個城鎮找工作。他以前做過一連串的工作，但是當他搬到E鎮時，他不得不在步行或自行車可達距離內找工作。他說，陣亡將士紀念日後，他原本有個工作機會，但由於被捕，所以他沒有得到那個工作。他和對街的一個女孩「發展出一種間接關係——我們從沒交談過，但她曾經向我招手。」他說，人們常開車經過並向他按喇叭跟揮手，因為他時常待在外面。然後，對街的那個傢伙開始花大把時間盯著他。他邀請一個女孩和他一起在門廊上待一會兒，她注意到對街那個傢伙的視線，於是他們進到屋裡。

隔天晚上，對街那個傢伙從他身邊走過，「大聲咒罵『婊子』。」他表示，這段駐守門廊和扮演鄰里守望的劇碼大約持續了四週。一天晚上，他站在門廊外，警察兩次駕車經過，看著他並快速地閃燈。「我把它當作『繼續努力，好好表現』的信號。」幾天後的夜晚，又在門廊上，一輛貼有深色窗膜的黑色休旅車停在門廊旁，開始大聲播放音樂，「他指著我，然後很快就離開了。這讓我感到害怕，但同時也給了我靈感。」他說，他只是站在門廊上，就對他人產生了影響。他親眼目睹對街商店門前的毒品交易，這就是他要消滅的不法行為。

第二天，他騎著自行車出去找工作。當他回到家時，「有個人站在對街，雙手叉腰。」於是強尼下了車，也雙手插腰。他說他覺得那傢伙或許有槍，所以他希望那傢伙以為他有槍。然後鄰居開車過來，對街的傢伙便逃走了。那天晚上，強尼沒有入睡，他在枕頭下放了一把刀，以防有人追殺他。

強尼覺得他捲入了對方認為他不該插手的事情。第二天，他繼續找工作，當他回到家時，一輛車從對街開過來，駛進他的車道。他說，汽車駛入車道，並把車燈朝著他臉上照。他認為這種行為是故意的：「我把它當作叫我住手的警告。」他感到害怕，於是他用玻璃瓶裝滿伏特加，並將碎布塞入其中，他做了燃燒彈。他聽到外頭傳來女孩的尖叫聲，跑到屋外查看，但什麼也沒看見。他回到屋裡，那天晚上沒有入睡。強尼非常害怕，他懷疑這些人計畫要掃射他的房子。

和他同住的人總是忙於工作；那位父親在賭場工作，白天休息，夜晚上班；女孩大部分時間都待在B鎮，她在那裡工作，她的朋友們也在那裡。他說，他認為他們知道好像有什麼不對勁，但他「感到羞愧，所以完全保密不提。」

強尼因為過動症一直在服用阿得拉。這是醫師開給他的處方。那天上午十點半，強尼服用了最後的十毫克。此時，他的思緒開始加速。他騎著自行車，戴著耳機聽音樂。

「我覺得那音樂就像是饒舌歌，歌詞內容跟我在做的事還有他們如何恐嚇我太有關了……最後我得到的結論是，一定是故意唱給我聽的……」他說，他認為自己是一樁大陰謀的受害者，試圖恐嚇他的人和饒舌歌手是同一群人。他回到屋子，坐在門廊上。他開始認為那些車身畫有商標的卡車駛過他的住處，試圖間接向他傳達公司希望他為他們效力的訊息。他走到停著一輛卡車的地方，詢問司機是否需要任何幫助。司機說不需要。

然後，他回到屋裡。他以為自己聽見了女室友的尖叫聲，他以為屋裡有人在強暴她。他跑出屋外，跑進街上的披薩店，

「表現得就像我在申請工作一樣。」他一直看著人們的臉，以為他們試圖用表情示意（他表演給我看）他必須離開那裡。他跑出披薩店，從後門「闖入一家餐館」。「我遇到了業主，」他告訴業主有人在追他，但業主告訴他那裡沒人。他以為他在屋子前面看見了警察——「我以為我看到了警察和消防車，」但他不確定。他認為也許真的有事情發生了。當他認為有人被襲擊時，他不知道自己為什麼不報警：「我不確定這是否發生了——如果那不是真的，我不想報警。」此時，每輛經過的汽車都讓他感到害怕。他走了大約五哩抵達A鎮，進到一家餐館，要了些水喝。他坐下來，然後告訴櫃檯後方的女孩他要去海灘。他走在海灘上，開始接近一些女孩，他認為人們追趕他的原因是因為他永遠不會走到女孩面前跟她們說話。他一直聽到很大的噪音，他認為這意謂著他應該這麼做。他還認為自己在海灘上很安全。最終，他走近三個女孩，和她們聊了十五或二十分鐘。他認為對話進行得很順利，直到他說了一些話「有點像白目吧——我想我說了些白目的話，我只想和其中一個女孩出去玩，我不想和另外兩個一起。」他又走向另一個女孩，跟她說話，然後離開。他走到一家餐館的後方，看到一名工人正在卸貨，「他掀起上衣的背後，我看到他滿布的疤痕，像是有二十年之久密密的疤痕。我不知道他為什麼要給我看。」然後他萌生這樣的想法：這個城鎮正受到黑人控制，這些黑人奴役白人婦女並迫使她們賣淫。然後他走回家，開始認為所有商店都是妓院的門面，「如果你進去了，你會變成奴隸，並且被帶到非洲。」

目前他認為，「我腦子裡有些不對勁，但我確實認為我的想法有一定意義。我認為這是每個人下意識最擔心的事情……會有一些夜晚……我認為這的確是事實。」他最害怕的是奴隸的部分，因為他讀過史蒂芬・金（Stephen King）的《綠魔》（*The Tommyknockers*）[2]，它在某種程度上支持這個理論，就是強尼正在回家路上，他「一直聽到遠處人們喊叫。『當心，他們會在這裡強暴你。』」（這個部分我完全無法理解。）他以為這些房屋全都被饒舌歌手占領了，饒舌歌手爬進人們的窗戶，強暴婦女，並控制著鎮上最富裕的地區。「不知怎地，我把歐巴馬也捲入其中。」然後，他看到一輛卡車停在一棟房子旁邊，兩名白人在工地裡工作。他在大約五十呎遠處看到其中一人對他做手勢，他認為這是「走吧，逃離這裡」的意思。他認為對方要給他卡車幫他逃跑。他爬上卡車，卻發動不了。他問對方如何發動卡車，那個人說：「你在做什麼？」把他從卡車上拉了下來。對方要他把口袋清空，但強尼說服他不要報警。

他回到家，在女孩的窗戶下看到一個藍色的瘸幫（Crips）標誌，「箭頭朝上」。他認為這個幫派標誌代表這個女孩受到瘸幫的保護。他離開並繼續走著。他問鄰居是否能留在那裡，鄰

2 譯注：《綠魔》是關於外星人太空船釋放神祕氣體以控制轉化小鎮居民心智能力的故事。

居拒絕了，於是他繼續走著，並在不同的地方不斷尋找不同的跡象。他向許多人要求搭便車，但統統遭到拒絕。他經過另一家披薩店，後門開了大約六吋：「一個女人的腳伸了出來……她腳上有條鍊子，我想她被奴役了。我認為，這證實了我的妄想。」然後他經過一家酒吧，快速瞥了一眼，發現一名男子被拴在酒吧上。此時大約晚間十點，他相信自己是州裡最後一個自由人，必須逃脫。他開始衝刺。「離開這個島的唯一途徑就是沿著這條路走五哩；然後你必須過橋。」一輛警車從旁邊駛過，他跟了過去，來到事故現場。有一輛警車門未鎖，車窗是打開的，裡頭沒人。他認為那輛車是留給他逃脫用的，因為先前警車向他閃了燈，這必定是某種密碼或信號。他跑向無人的警車並鑽了進去。他相信警察是由奴隸頭子控制的：「我想他們也是奴隸，他們試圖幫助我逃跑，但必須讓這看起來像是一場意外，如果他們被發現試圖幫助我，他們就會被殺掉。」他上車時汽車已經發動。他便「出發」了。他注意到車裡有一把槍，他想「他們還給我這把槍。」他繞過街區。他說，他不確定自己要朝哪個方向前進，他認為警察追捕他是因為奴隸頭子，他們必須讓自己看起來像是在追捕他：「我想這就是為什麼他們落後我許多的原因，他們想幫助我逃跑。」他開車四處亂繞，在驚慌失措中迷路，最後在離島約十哩的A鎮被包圍。他所做的第一件事是將手伸出窗外。他說，他們開始對他吼叫著去做某些事，他剛開始很配合。然後他開始後退，他們要他放慢速度。

「他們想用手銬銬住我……」他說，他認為自己會被移交給奴隸頭子，然後當場斃命。他們朝他放警犬，他開始尖叫（他不記得有人告訴他，如果不合作，他們會放狗咬他）。他說，那隻狗開始低吼，「我想牠感覺到我的恐懼」，然後警察告訴他「不要再演了。」之後他被救護車送往醫院。他以為他就要被強暴並送交給奴隸頭子。他知道自己告訴警方他在服用阿得拉和安非他命（「還有很多其他毒品」），他知道自己即將入獄，他想讓自己聽起來比實際上強悍。

他說，儘管警察仍舊使用臉部微表情試圖幫助他（他秀給我看），但在醫院沒有精神科醫師來看過他。他嘗試逃脫幾次。有一次他確實跑過大廳，然後停下來，警察朝他臉上揍了一拳。「哦，是的……我被帶到A鎮的監獄，我想他們在醫院把我的傷口縫了起來，在監獄裡，一條縫線斷了……」血流了出來，然後他開始將血塗抹在周圍，在血液中他看到了聖母瑪利亞。他說，當他們在醫院試圖為他採血時，「我以為他們是吸血鬼……我發現自己原來是耶穌基督，他們正準備把我釘上十字架。」他說他現在不相信那部分是真實的，這麼一來意謂著其餘部分也可能是「不正確的」。

強尼承認自己有過精神病史——他說大約五年前遭持槍搶劫後，曾接受一名心理師的治療。他認為治療沒有幫助。他否認有任何精神病住院史、自殺未遂行為，以及阿得拉以外的藥物治療或自殘情況。

強尼的母親則提供了不同的病史。她表示強尼在童年時期遭受了創傷，他甚至不記得，但他從很小的時候就開始接受心理治療。他曾接受某個類似諮商師的治療直到五歲左右。然後，他在約莫十二或十三歲開始出現疲勞和焦慮症狀，一家人尋求各種醫療意見，直到一位醫師確認他的疾病是姿勢性心博過速症候群（Postural Orthostatic Tachycardia Syndrome, POTS），並開始讓強尼服用阿得拉，阿得拉是針對這些症狀的一種興奮劑。儘管他高中最後兩年有部分時間是在家自學，強尼還是完成了學業，並被州立大學錄取，大學期間他又開始經歷各種情緒問題。兩年前的五月，強尼告訴母親，他正承受來自學校的巨大壓力，並「開始談論完全不合邏輯的事，像是他能用眼睛控制別人，人們如何監視他，所以他說話必須謹慎小心……」他的母親把他送到當地醫院的危機處理中心（Crisis Center）。那裡的醫師認為這些症狀可能是阿得拉引起的，於是強尼同意減少使用劑量。但他仍繼續服藥，他透過某個醫師的處方簽取得的。後來，強尼被認定有強制住至精神病院的必要。隨著時間推移，強尼不再符合住院資格，而被轉介至密集門診計畫（intensive outpatient program, IOP）。他參加了計畫，但顯然沒有看精神科醫師，倒是各種的「治療師」發現了各式各樣與精神病無關的問題。直到治療快結束時，強尼才開始感覺舒適，足以分享自己的妄想。但是，他出院了，想繼續用阿得拉來協助他的學業。儘管當時他看的醫師都不認為興奮劑是理想的治療方案，那只會讓他的精神病症狀變得更糟，然而，強尼最終在紐約市找到了一位精神科醫師，「什麼都不問」，便同意開阿得拉給他。於是他變得瘋狂，上述事件都明確記錄在正式文件中。

強尼告訴我，在訪談大約兩個月前，他停止服用精神藥物，而監獄裡的精神科醫師不知道他沒有吃藥。瓊斯醫師承認她沒有察覺到強尼沒有服藥。當我和瓊斯醫師發現代理的精神科醫師在瓊斯醫師病假期間，開始讓強尼服用威博雋持續性藥效錠（Wellbutrin）感到非常驚駭，威博雋也是一種會增加精神病症狀的抗憂鬱劑。幸好強尼也沒有服用。

我很想告訴你我的報告中所發現的一切，但分享這個故事的目的在於呈現過程中提出的問題，以及我處理此案的方式。我不想鉅細靡遺地談論細節。真正重要的部分是強尼告訴我的事件版本。有人對他的精神病仍有疑問嗎？有任何方法可以編造出他對案發當日偷警車的解釋嗎？真有人相信他不過是編了個故事嗎？顯然，法官也不相信強尼的故事是編出來的，因為定罪後，強尼的刑期改為刑滿獲釋，並轉移到精神病院。每個人都了解他患有精神病。這個想法沒有其他可能的動機。有人能編造一個像強尼告訴我們的故事嗎？絕對可以，好萊塢常常這麼做。這種捏造有什麼動機嗎？讓我們想想。我還真看不到。所有細節、恐懼、不合理的舉止、無意義的行動，這個故事的一切都大聲宣告著瘋狂。我不明白為什麼有些人始終堅持瘋狂的行為必須有一些祕密、合理、邪惡的動機。我們知道精神病的存在，所謂的動機只要對精神病患的妄想世界有意義就成立，並不需要對我們有意義。犯罪者不必是暴風雨或帝王斑蝶。「沒有比野獸多的理性」的想法意謂著野獸不了解斑馬有伴侶有小孩——野獸生活在大草原上，在那裡牠餓了就會吃掉斑馬。牠不必遵循人類社會的規則，因為牠有自己的規則。

希望現在我們對精神病有更多的了解。但這只是其中的一部分。更大的問題是，如果你的委託人患有精神病，這意謂著什麼？

精神錯亂的法律定義不同於口語的定義。這與我告訴你的：「**精神病是指某種思考障礙的存在，導致清楚的知覺狀態中出現另一種替代現實。**」不同。

聯邦法中的精神異常抗辯是一種阻卻違法事由（affirmative defense），意即除非被告證明自己不正常，否則我們假定他心智健全。所以，被告必須證明：

> ……在構成犯罪的行為發生時，由於嚴重的精神疾病或缺陷，被告無法理解其行為的本質、特性或違法性，否則精神疾病或缺陷本身不足以構成抗辯。
>
> （《美國法典》第十八卷第十七條）

美國大多數司法管轄區都使用該法規的某些版本。但這到底是什麼意思？

讓我們來逐一拆解這段法律條文，從最簡單的最後一部分開始：

否則精神疾病或缺陷本身不足以構成抗辯。

這部分相當簡單，僅僅因為一個人患有精神疾病並不代表他或她自動無罪。但是，正因為它太容易理解，許多人似乎直接認為「精神疾病或缺陷本身不足以構成抗辯」，而忽略了「否則」(otherwise)。

許多「並不」(otherwise)非常聰明的人無法理解該法規的第一部分，因為他們不了解法規的真正含義。尤其律師們似乎也不理解，這是非常可悲的，因為他們正是審訊這些案件的人。

第一部分從字面上看來似乎也很簡單：

……在構成犯罪的行為發生時……

可惜這往往是最難以證明的部分，尤其是當人們試圖證明暫時性的精神錯亂的時候。但是，具有系統性妄想、偏執且生活在替代現實中的慢性精神病患者，很可能在犯案當時已經處於該狀態，如果我們可以證明當事人在犯案不久之前以及之後的精神狀態都是如此的話。時間點非常關鍵。良好的司法精神醫學鑑定通常可以確定這個狀態是否符合法律規範。通常，時機部分還取決於犯罪行為本身。很多時候，提出精神異常抗辯的犯罪者不是從未治療，就是不遵從醫囑。過去五十多年來，一些著名的精神異常抗辯案例中，涉案的人在犯罪之前從未被診斷有精神病，但在被捕時呈現嚴重精神失常，而且之後被確診為妄想型思覺失調症，即使後來法院並未裁定為法律上的精神異常。我要說明的是，使得這些明顯精神錯亂和欠缺理性的犯罪者被定罪並判刑的原因之一，不是因為他們不符合精神異常抗辯的標準，而是由於專家們在作證時，只依靠聲譽和他們條紋西裝上的條紋距離，而不是他們的精神醫學知識。

慢性與週期性：電影、快照以及充分揭露的重要性

時間的概念在精神醫學中很重要。精神疾病可以是暫時性的、慢性的，也可以是緩解又復發的，或是上述狀況的混合體。一個人可能會罹患超過一種的精神疾病。在評估精神疾患時，我們通常會考慮共病（comorbidity）或同時發生多種精神病的可能性。因此，病患的臨床表現可能極度複雜、多變、不一致，甚至令人困惑。

精神病診斷的最佳方法是一週七天、一天二十四小時觀察某人生活，並經常與他或她會談。當然，在現實生活中，我們甚至無法做到每週觀察。即使是真人實境秀也會給人們一些隱

私，精神病院也是如此。然而，大多數的精神病患從來沒有去到精神病院內部，他們只在感到不適或遇到某種法律麻煩時才會尋求治療。

在我採訪的律師當中，只有艾米・科恩（Amy Cohen）強調專家保持公正的重要性。艾米從事民事訴訟已有二十五年以上，專長醫療過失和建築物責任的辯護。她開玩笑地向我解釋說，這也稱作「滑倒」抗辯。醫療過失案讓她忙得不可開交，她說她通常能為客戶帶來滿意的結果。她從未在醫療過失案中為精神科醫師辯護過，不過她曾代表一些精神科醫師處理州立委員會層級的申訴。艾米表示，聘請專家來審查每個案件的所有訊息一直很重要。對她來說，擁有「逐年」的紀錄至關重要。她發現，精神科醫師或心理師，甚至其他案件類型中的其他科醫師，都非常忠於自己的患者，並且有時會以「太過度」的方式為患者辯護。

區分「因感到不適而尋求幫助」的患者類型與「由第三方送往治療」的患者類型十分重要，醫病關係也十分重要。有些人認為，如果你的專家是實際治療的精神科醫師，將展現更大的威信。美國精神病學與法律學會的立場則是，專家應該是公正的。我個人同意這個觀點。當我們治療患者時，我們必須忠於我們的患者，我們所說的一切都受制於這個醫病關係。如果我們的患者犯了罪，我們會致力尋找能夠解釋他犯罪行為的理由。

正如艾米・科恩所指出的，司法精神科醫師對陌生人沒有這種忠誠。當我們被要求對一個不知名的人進行法律評估時，我們應該以嶄新的眼光進行評估。我們用精神醫學專業知識，從公正的視角審視個人和情況。如果我們發現精神疾病以某種方式導致了他的行為，那麼我們的意見就比我們主張對自己認識並照顧多年的病人寬大處理的意義更為重要。任何聘請精神醫學專家的律師都應該了解這個概念，並在工作中嚴格應用。而且，如果你僱用了公正的專家，而另一個人只請來負責治療的精神科醫師，或者只有辯護專家，你需要大聲指出**這個專家的立場是不公正的，他或她的觀點不可能公正或可信**。因為整個體系就是如此運作的。當我們治療病人時，我們對他們有著某種家長般的作用。基本上，沒有哪個父母會上法庭告訴法官他的孩子行為不端，需要嚴懲。

回到時間的概念。為了特定案件聘任專家或負責治療的主治醫師，後者的優勢是，長期的醫病關係讓醫師對患者精神病的長期病程有良好的認識。至少一個稱職的精神科醫師對一個或多或少服從醫囑的患者的長期臨床表現會有所了解，這一點非常重要，因為時間是每個《精神疾病診斷與統計手冊》診斷的因素。遺憾的是，由於現代精神醫學實踐的限制，一些醫師似乎無法建立這種類型的關係，或者有這種關係，但不具備任何潛在法律事務所需的文件記錄技能。以下是幾天前發生的一個範例。

我剛開始治療這位和善的女士時，接到了代表她的保險公司的醫師來電。她因為精神問題領取失能給付兩年了。她告訴我她不喜歡之前的精神科醫師，覺得他給她開了過多藥物。當她告訴我關於引發她的精神失調、治療以及因失能而離職的故事時，我對她的病情毫無頭緒。我擔心可能有未診斷出的神經系統問題，但她堅持自己已經做過神經學檢查。我記錄了她的精神狀態，包括混亂的思考和語言，我難以理解她的故事，以及她顯然無法重返與大眾接觸和處理大量金錢的工作崗位。

我將失能表格交給我的助理填寫；她的經驗豐富，而且清楚程序和細節。當我接到保險公司的來電時，我以為是傳真出了問題或者是筆誤。結果不是。對方問我，為什麼我的紀錄說這位女士精神異常，而之前的精神科醫師（姑且稱他為諾莫醫師〔Dr. Normal〕）——在過去**兩年**——都說這位女士的精神狀態檢查**在正常範圍之內**？

我必須承認我一時語塞（對於任何認識我的人，無話可說通常不是用來形容我的詞彙。最近有個朋友還問我有沒有關機按鈕）。我以為我誤會了。我問失能醫師（Dr. Disability）：「你想讓我告訴你諾莫醫師在想什麼嗎？」他說不是，他問，「他為什麼要寫『**在正常範圍之內**』？」我回答，我不知道為什麼諾莫醫師那樣寫，但我可以告訴他我對諾莫醫師的看法。不用了，謝謝。好吧，那麼失能醫師想看一下關於這個病人的病歷筆記嗎？當然，這會有很大幫助。

我不明白，當保戶的精神科醫師每個月都寫報告說她的精神狀態檢查在正常範圍之內，為什麼一家保險公司還願意支付該保戶**兩年**的失能費用？這怎麼可能？如果不寫一些關於情緒、睡眠、食慾、注意力、自殺或傷人之類的具體評論，我會夜不成眠……而且，我也不會不詳加探詢就寫下這些評論。我被教導要以一定方式做好我的工作，而那些以他人的人生為賭注走捷徑的人總是讓我感到驚駭。

這位女士精神方面受到了很大損害。失能醫師問我她的預後如何。我如實告訴他：「如果她的大腦長了東西（像是患有腦瘤或某種退化性腦部疾病），那麼她的預後將取決於她神經外科醫師。如果是精神病，那麼我可以改善她的情況。」也許聽來狂妄，但我相信我的病人相信我有能力使她的病情好轉。我也很有信心，保險公司不會因為她真的失能而突然終止給付，畢竟他們過去在精神狀態紀錄為正常的情況下還是給付了兩年的失能保險金，並且從未質疑過她接受的治療。所幸患者還保有足夠的病識感，了解她在這段時間過後應該有所改善，並離開了諾莫醫師，諾莫醫師應該感到羞愧。

現在，假設這名患者患有腦瘤。我希望沒有——畢竟她是一個真實的病人，我喜歡她，而且她有年幼的孩子。假設我建議她去找的神經科醫師發現了腫瘤，她決定起訴諾莫醫師，因為他沒有發現可能的問題。諾莫醫師一再記錄她的精神狀態「處於正常範圍內」，所以在他看來，無須轉介她做神經影像檢查。但是，為什麼要給她服用大量的藥物？為什麼為她填寫失能表格？他一點也不在乎這個病人嗎？看診時，他真的和她交談過嗎？

只有當我們確實長時間對病患進行評估時，長期評估才有效。我聽到許多患者和接受我精神評估的人告訴我，「哦，我的另一位精神科醫師只是問我，『藥吃得怎麼樣？』」另一種普遍的問法是，「你認為你需要吃藥嗎？」呃，我不知道。讓我檢查一下我的血糖、心臟或甲狀腺。哥們，今天需要任何藥物嗎？以這種方式看診的精神科醫師還不如今天就停止執業，你也不會希望他們成為你的專家，因為儘管近年來精神病治療的實質水平可能降得很低，但治療的標準並沒有低落到這個程度——或者說，還沒有。我昨天才讀到一篇有關美國精神科醫師悲劇性短缺的文章。真是意外。精神醫學向來被認為是極差的醫學分支，人們不相信我們是一門專業；每個人都認為他們做得到我們所做的，截至撰寫本文之時，美國排名第一的藥物是抗精神病處方藥，成千上萬的家庭醫師和執業護理師從電視廣告中學習精神醫學，並且不恰當地把它當成抗憂鬱藥開立。或者，由成千上萬在精神藥物學出現之前訓練的精神科醫師來開藥——他們擅長精神分析，但現在正在從事一個他們沒有經過訓練、沒有經驗、沒有知識、沒有相似性，也沒有希望的專業。

精神科醫師向來用於描述精神疾病的比喻是「快照」與「電影」。現在，我們都已習慣使用手機照相，可能不是每個人都知道什麼是快照，所以也許我們的比喻需要換成Snapchat和YouTube影片，但基本概念是相同的。在辦公室或診所，甚至在急診室進行快速評估，你得到一張照片，以及有關某人臨床表現的有限訊息。如果你可以觀察對方的一生，就像一部電影，他此生的真人實境秀。你可以看到他患病的週期性；你可以確認誘發因素，那些使徵象和症狀好轉或惡化的事物；你可以看到哪些治療有效或無效。但是，我們沒有那種神奇的二十四小時運轉、全年無休的監控攝影機，因此無論我們是在司法精神鑑定中還是在急診室訪談時，附加訊息都是關鍵。我們能夠收集的資訊愈豐富，我們的臨床臆測就愈準確。

我們無法從當前快照中推斷過去或將來的行為或精神疾病，這樣的推論可能錯得非常離譜，我們只能從實際資訊中得知。我在職涯早期就學到了這一課。一名年輕女孩帶著憂鬱症的所有主客觀徵狀來到精神病急診室。她淚流滿面，有自殺傾向；體重減輕；她面無表情且興趣缺失。簡直是一幅生動的憂鬱症快照。但她也可能有嚴重的吸食強效古柯鹼習慣——那些日子，我們無法在五分鐘內得到尿液篩檢結果——我們不得不等待外部實驗室的血檢結果，這可能需要幾天或幾週的時間。我的主管告訴我不需要收她住院，她很可能是個癮君子，就吸毒的問題對我撒謊，一兩天後她就會感覺好些，想要離開再去嗨上一輪。但是，我為這個年輕女孩感到不忍，並且對於與教科書如出一轍的臨床表現深信不疑。在手機問世之前的古早年代，我們無法聯繫到她的任何家人（通常我們可以聯繫到某人，他會告訴我們，他們的家人是如何從他們那裡偷了現金、珠寶等物品）。我們有些觀察床，所以妥協將她留在那裡過夜。當然，第二天，急性戒斷期結束了，她一心只想離開醫院，偷一點雙親的其他財物去典當，然後再去買毒品。真是不經一事，不長一智；我光速學到教訓。

與此同時，在治安官的牢房裡，警察先生從我們的朋友阿莫那裡知道了什麼？大概什麼都沒有。阿莫狂吼怒罵，胡言亂語，從阿拉到受培根污染的鬆餅到自己的權利，但是在所有的嘈雜叨絮之間，他喊出了神奇字眼：「律師！」

這一刻，他的樂趣正式開始。

5 惡質v.瘋狂：故意犯罪與因精神病而犯罪

Bad v. Mad: Doing It on Purpose versus Doing It Because You're Crazy

在第二章中，我們討論了根據法律和美國憲法「人人生而平等」的概念。一般而言，法律事務會假定當事人出於某種動機或基於特定原因而有故意作為。律師們創造了所謂的「當事人對案件的主張」。例如，昨晚，當我正要入睡時，我聽到新聞主播說：「檢察官說他殺了他的岳母，因為他對岳母干涉他養育女兒的方式感到憤恨不滿，以及對前女友的現任男友的嫉妒。」試想，該案的主張是，一名男性殺害了他孩子的祖母，因為她對他在監護權週末養育女兒的方式有意見，還有他不喜歡女兒母親的新男朋友。就是一句話，讀者們，大聲喊出來吧……「瘋狂！」

這些想法可能的確是所謂的動機，但這些是一個妄想者的動機。一般人不會只因為其他人不喜歡他們就殺害對方。想一想我剛才的這句話。我們是一個法治社會，它奠基於一整套的成見，包括法律、道德、常識和十誡，這是人們認為理所當然的許多事情。多數人在半夜四下無人的情況下還是會在紅燈前停下（我不想浪費時間找尋參考文獻，但我知道我在某處讀過）。多數人即使在空無一人的休息站內，依然會選擇使用和自己性別相符的洗手間。人們遵守規則和依法行政（rule of law），因為他們已經習慣了。依法行政並不難，大多數規則具有某種意義，並維護一些內部和外部邏輯。即使我已經三十五年沒有和母親同住了，我回到家還是立刻脫鞋洗手。因此，當某人有殺害他人的「動機」，而動機是對方批評了他們時，處於這種情緒混亂中的人不僅有點奇怪，而且還展現出我最近從心理學家朋友那裡學到的新診斷用語：「擺明著瘋到不行」（plain ol'- batshittery）[1]。

那麼，這個人殺害了岳母難道完全不要緊嗎？當然不是。（嚴格來說，死者應該不能算是他的岳母，不過這只是無傷大雅的語義學細節。）他應該更聰明一些知道不要做傻事嗎？他可能確實是知道的。他應該歸屬於監獄，還是精神病院，或者監獄內的精神病專區呢？我不知道，因為我不知道案件細節，也沒有親自評估這個人。不過，我想指出的是，要報導類似的案件，並將案件解釋為男子謀殺某人是因為她惹惱了他，這是不準確的。這使得他的精神疾病（如果他有的話）因素變得微不足道，也使精神科醫師和我們的付出顯得無足輕重。也許

1 譯注：衍生自「plain old batshit crazy」，極度俚俗市井的口語，指非常或全然瘋狂。

他殺害這名女性是因為她在遺囑中給了他一百萬美元（出於貪婪）；也許他沒有謀殺她，可能是意外還是自殺，或其他原因。但是，當新聞播報員發表此類評論時，大眾開始認為尋常人在尋常的一天中也可能會做出什麼異常的事情。不是這樣的。因此，當精神科醫師出面說（這是假設性舉例）：「某某人患有思覺失調症，並且幻想他的岳母要殺了他的女兒，然後把她煮來吃，所以他殺了岳母，以防止悲劇發生。」陪審團的一般民眾和媒體則說：「噢，這太荒謬了，他才沒有思覺失調，他只是不喜歡他的岳母，因為她說他是個差勁的父親。」

我們怎麼知道某人是瘋子還是壞人？通常我們不知道，但是我們知道有許多重疊之處。我個人有個理論，那就是真正的壞人往往不會被發現。我無法證明自己的理論，我們將在稍後討論精神病態，但連環殺手的情形先不論，那些喜歡利用他人謀取私利的人類通常非常聰明，能夠達到目的而不被抓住。我敢肯定，沒有人想聽這個理論，但是我認為，在美國和世界各地每年都有許多未被發現的謀殺案——這些謀殺案或許是出於貪婪，或許是出於受控的激情或怒火。我們永遠不會知道真相。不過，在我做為小說家的另一個職業中，我了解到懸疑小說中的謀殺情節鮮少在現實生活裡發生。現實生活中的謀殺大多是笨拙、混亂的事件，預謀程度相當於有隻蚊子停在大腿上，我們盤算一掌將牠打死那樣。只有虛構的謀殺案涉及縝密的計畫、掩飾、詭計、和精心設計的不在場證明。

因此，在「瘋狂」對上「惡質」的世界中，其實有許多的「瘋狂」混跡於「劣行」之中。正如我們前面提到的，監獄是美國最大的精神病患收容所。儘管我找不到具體的數字，但我大膽猜測它們可能是全世界最大的精神病患拘留牢房。人們通常傾向於遵守法律規範，然而潛在或實際違法者的某些心理構成會干擾這種能力。通常，那些行為無法符合規範的人都有某些原因讓他們無法做到，當中往往有些瘋狂的成分。瘋狂可能是某種物質（酒精、非法藥物、處方藥、非處方藥或其他）的結果。可能是精神疾病的一部分；也可能是暫時性壓力的結果——壞消息、糟糕的一天、甚至是粗魯的評論、不理想的考試成績、家庭成員死亡、被潛在戀愛對象拒絕、不當的性挑逗，或其他任何你可以想到的壓力來源。潛在的壓力源基本上是無窮無盡的。這裡的重點並非任何違法行事的人都瘋了，所以不應該入獄，而是大多數的惡行都受到某些非理性因素的影響。換句話說，理性行為通常是正常的。根據定義，非理性行為會受到非理性刺激的影響。非理性的刺激並不意謂著所產生的行為會超出我們的控制。非理性刺激所產生的行為會落在連續光譜的某處，所有行為都在這個連續光譜之中，受到我們個人生物特性的影響，而生物特性又受到我們內在和外在環境的影響。當法律事務包含某些瘋狂行為時，無論是刑事、民事還是其他形式，都應該全盤考量這些因素，然後相對應地處理問題。

早些時候，我提過那場為期一天為律師而辦的精神醫學研討會。我想在這裡報告那個案例，做為說明當「瘋狂」對上「惡質」的例子。我知道我們無法真正討論此案，但它能展現我的部分觀點。

我將主角的名字改成曼尼斯・波蘭斯基（Menace Polansky），我隨口取的。這當然不是他的真名，只是代稱。該案的事實經過調整，但本質沒有改變。我不擔心主角本人在這裡讀到自己的話，他的律師也不會介意。我發現這個案例很吸引人，因為它包含了一個精神病患可能會讓律師或法官踢到鐵板的所有地方。這將是你在本書中讀到最長的案例。不用擔心，故事並不無趣，它只是將瘋狂和劣行並列在一起錯綜複雜的問題展示出來，並提出許多我們將在本書的其餘章節中繼續討論的問題，必要時我也可以再回來解釋。

我最初遇到曼尼斯・波蘭斯基時，他是一名三十六歲的被告，面臨被迫驅逐出境的訴訟，該訴訟威脅將他送回波蘭。根據《移民與國籍法》（Immigration and Naturalization Act, INA），他被認定為重罪犯，遭移民法官下令從美國遣返，因此沒有資格享有各種救濟形式的權利。我受到試圖做最後一絲努力的移民律師之託評估曼尼斯・波蘭斯基，以確定他是否：

> 在不知道這麼做將導致他被《移民與國籍法》歸類為重罪犯的情況下，對多項刑事指控均表示認罪，而喪失被美國驅逐出境的各種形式之救濟資格。

曼尼斯在三歲時被帶到美國，四歲時被正式收養，從那時起，他從未踏足美國以外的國家。他的美國家庭和他的波蘭血統或他的母語沒有任何關聯。諷刺的是，或者也沒那麼諷刺，他收養家庭的族裔是另一個斯拉夫國家，但他們日常溝通都使用英語。

曼尼斯約莫十七歲時，他的養父母曾向當時的移民暨歸化局（Immigration and Naturalization Service）申請公民身分。幾年後，曼尼斯本人於二十一歲時重新提出申請，但兩次申請均遭到駁回，未有任何具體理由。

曼尼斯是怎麼發現自己面臨《移民與國籍法》重罪犯的遣返程序？顯然，他有多年瘋狂／惡行的歷史。他的養父母放任他跌至谷底。然而，當他的養父得知他實際上可能永遠被驅逐出境並送往當初拒絕他的國家時，他的養父出面僱用律師和我。我在報告中附上大量資訊，包括醫療和犯罪紀錄、移民聽證會程序、精神病紀錄，當然還有我們的訪談紀錄。以下是我所知道的：

根據紀錄，曼尼斯．波蘭斯基在嬰兒時期就被帶離親生父母身邊，並安置在孤兒院。他的親生父母酗酒，不適合照顧孩子。在他三歲生日前，波蘭倫堡（Lembork）地區法院少年庭授予美國公民曼尼斯．西尼爾和瑪莉．波蘭斯基完整的親權和監護權。

領養手續完成後，曼尼斯成為合法的美國居民。他基本上在美國生活了一輩子，而且認同自己是美國人。他的兩個女兒在美國出生，是天生的公民，據說她們根本不知道父親在波蘭出生。曼尼斯從未和女兒們的母親結婚，但他一直自願為孩子提供經濟協助至今。

他的養母在報告中提及，曼尼斯的宣誓書也重申，他一直在接受幾位精神科醫師和心理師的治療，最後開始服用利他能（Ritalin），一種用於治療注意力不足過動症的興奮劑。但是，他記得醫師告知他的養父母，他的過動症治療可能不會成功，因為直到他快十一歲時才被診斷出這種疾病。我個人不理解為什麼治療不會成功，但這是曼尼斯記在腦海中的一件事，並且做為他日後行為不端的藉口。一位精神科醫師寫了一封信，描述他有「學校和家庭中長期存在的行為問題。」這些問題包括「注意力不集中、衝動和過動……在判斷和決策方面有障礙。」醫師還說，「進步微乎其微，孩子的行為會略有改善，然後又退步。」這位醫師進一步寫道：「他的衝動、缺乏病識感和判斷力時常導致錯誤的決定，從而加劇了他在學校和家庭中的問題。」醫師提及曼尼斯從未接受胎兒酒精症候群（FAS）的「檢驗」（他的用語）；隨後又指出，尚無明確的檢驗可用。那位醫師是對的——沒有針對FAS的檢驗，但我們從一開始就知道曼尼斯的父母都酗酒。俗話說，買方自慎。

透過訪談，外加各種文件紀錄，我了解到曼尼斯的行為問題可追溯至幼兒期。他因為許多不明確的精神狀況住過各種精神病院，主要是粗野行為和衝動。他被若干所學校退學，包括一所私立寄宿學校。當這對養父母從波蘭的孤兒院領養一個蹣跚學步的小萌娃時，並沒有預見到日後的曼尼斯可能不會長成他們夢想中應有的模樣。

曼尼斯的養父母在他十八歲時分開了。在那段時間，他因承認犯下大宗車輛竊盜案，在州立監獄待了三個月。

「我父親拒絕為我請律師，他想給我一個教訓。」大約二十歲的時候，曼尼斯被判二級搶劫罪。幾年後，曼尼斯承認一項詐欺竊盜罪（同樣是公設辯護人）。他說，實際罪行是他從他父親的銀行帳戶兌現了數張花旗銀行的支票：「我用了他的名字。我向他求助——他表示只要我孩子的母親願意資助一半，他就資助我另一半。」

曼尼斯告訴我一個令人費解的故事，講述孩子的母親未能依約付款，因此他父親也決定不出手相助。於是曼尼斯便從父親的帳戶中偷了錢。「糟糕的決定。」然後他告訴我，他遭到父母的「精神虐待」。他說，他對他父親而言是個「笑話」：「我不過是他的玩物⋯⋯他就是這樣養育我的。我是花了他一大筆錢沒錯。但他一再作賤我讓他興奮，在精神上糟蹋我，這就是他的處理方式。」這個他口中的可怕父親正是聘請我和支付他訴訟費用的人，他試圖阻止曼尼斯被驅逐出境。稍後，我們將討論病識感，不過這些陳述可以做為預告，並說明一個事實，這個人對他的行為或他的人際關係，或是他的行為對他的家庭和愛他的人所造成的破壞知之甚少。

曼尼斯用詞錯誤連篇地解釋，他父親在貶抑周圍所有人的時候，自我感覺格外良好。「對我而言，最安全的做法是不惜一切代價避開他。我仍在試著弄清楚他為什麼要為此支付費用（撤銷遣返抗辯）。」

在監禁期間，曼尼斯獲得了普通教育文憑，然後就讀社區學院，只是沒有畢業。他成長過程中念的都是普通學校。他說他很聰明，但卻極具破壞性，「我不在乎，」而且「我讀過的每一所學校都把我趕了出去。」他因鬥毆、與老師相處的問題和其他問題而被停學「無數次」。

「我和我生命中出現的每個人都起過衝突。」他說他參加了紐約州職業教育合作發展委員會舉辦的課程，學習汽車機械原理和焊接，他熱愛修車工作、室內裝修和造景。然而，一樁突發的犯罪行為向移民法院證明了他的道德敗壞，也導致他被判犯有重罪，陷入當前的困境：他前往一家大型家居裝修賣場，將推車裝滿各種工具和植栽後，沒付錢便逕自離開。這起事件發生在自助結帳出現前的年代，否則他很有可能僥倖逃脫。當他看到保全人員追過來時，便丟下推車逃跑了。出乎意料地，他接著做了一項極愚蠢的舉動：他開車前往下一間位於數哩外的大型家居裝修賣場，重複相同的犯行。只不過這一次他被抓個正著，遭到逮捕、起訴與定罪。

當我見到曼尼斯時，他有兩份工作，分別在一家海產店和一家快餐店。他從未結婚：「即使有幫助，我也不想娶她（對於這件移民案其實不會有幫助）。我不相信『和某人結婚，然後我的案子就可以勝訴』的論點。」然而，他和同一個女人生了兩個孩子，在第二個女兒出生時分手。「我不想和她在一起，我只是想跟她上床。如果說有什麼感覺，也是非常輕微的。我很自私——我只關心自己並且以自己為優先。」他告訴我，他試著在經濟上支援他的孩子，即使法院沒有下令他這麼做。他甚至在監禁期間試圖對自己提出子女撫養之訴，以便他的前任可以獲得州政府的補助，「但他們拒絕了。」他聲稱自己在監禁期間把餘下帳戶和「投資用帳戶」都交給了他的前女友。

曼尼斯不確定自己何時會被驅逐出境。他接著告訴我，他不能被驅逐出境：「這是不合法的……我沒有旅行證件——領事館會告訴你的。」儘管在和我見面之前他已經在第三巡迴法院上訴失敗，但他並不特別擔心自己會被遣返波蘭。

他告訴我，如果他返回波蘭，他將「開始新的生活。」他將學習波蘭語：「我母親會非常樂意寄翻譯書給我。」他並不真的期待被送回波蘭，也不知道要如何在那裡生存，但他開玩笑說：「至少我會有良好的信用卡紀錄，卡債也不用還了。」他完全不認識在波蘭的任何原生家庭成員，甚至連如何尋找他們都沒有頭緒。

曼尼斯在被移民局拘留期間完成了假釋。當他服完入店行竊罪的刑期，他被直接帶到郡監獄進行移民訴訟程序，在那裡他花了兩年半的時間等待「事情有所進展」。他相信他父親不希望他獲釋，「他不想讓我出去招惹更多麻煩……當我發覺這件事時，我在監獄裡做了一些法律研究，找到他們可以關押我多久的法律規定。」所以他要求被釋放，從監獄離開。在我們訪談時，如上所述，他住在自己的公寓裡，身兼兩份工作。

那麼，我提供了什麼意見給他的移民律師？以下是我的部分報告，為了匿名需要而經過修改。至於參考資料，因為格式上我沒有在本書的其他地方使用，所以我把它們給移除了，不過仍存在最末的參考文獻中。

我考慮的精神醫學法律問題是我之前提過的：

> 在不知道這麼做將導致他被《移民與國籍法》歸類為重罪犯的情況下，對多項刑事指控均表示認罪，而喪失被美國驅逐出境的各種形式之救濟資格。

以下是我的發現：

在兩項認罪協議中，曼尼斯在問題十七都勾選了「不適用」:「你是否理解，如果你不是美國公民或國民，你可能會因認罪而被驅逐出境？」當時，被告相信他是美國公民，應當由他的律師指出這種認罪的可能後果。實際上，曼尼斯是美國永久居民，沒有機會諮詢移民律師，他也不知道自己應該或需要這樣做，他也沒有得到刑事公設辯護人的建議。因此，他沒有意識到以下事實：根據美國移民法，他的刑事認罪會讓他被視為重罪犯，並且遭到驅逐出境。

不幸的是，曼尼斯的臨床表現（包括他的個人史和精神病史）強烈暗示：他曾在胎兒時期暴露於酒精中，後來發展為所謂的胎兒酒精效應（FAE）。更廣為人知的胎兒酒精症候群（FAS）包括特定的面相（面相異常），但實際上是完全相同的疾病。產前暴露於酒精中，會產生被告一生所表現出的所有行為和認知問題。尤其是他的犯罪行為如此奇特，倘若未經思索，很容易將它歸類在「假性精神病態」（pseudopsychopathy）之中，該術語專門用來描述右額葉損傷的人明顯的精神病態。

假性精神病態被描述為「額葉損傷後的人格狀況，包含不成熟的行為、缺乏機智與自制力，以及精神病理學上明顯但不伴隨同等的心理或情感成分的其他症狀表現。」神經心理學功能研究已確認胎兒酒精症候群和胎兒酒精效應將導致學習、記憶、執行功能、過動、衝動性、溝通和社交能力不良。研究人員使用解剖和腦造影（brain imaging）方法確定了小腦症（microcephaly）和大腦不同區域的結構異常（包括基底核〔basal ganglia〕、胼胝體〔corpus callosum〕、小腦和海馬迴〔hippocampus〕），很可能是神經心理缺損的原因。使用較新的腦造影檢查和分析技術的研究結果顯示，產前暴露於酒精中的個人大腦發生了特定變化（即胼胝體〔corpus callosum〕移位、環薛氏裂區（perisylvian region）灰質密度增加、灰質不對稱性變化，以及額葉不成比例減少），及其與大腦功能的關係。顯然，酒精對發育中的大腦的影響廣泛，並在多種臨床症狀中顯現。

我認為，由於他的認知障礙，他無法意識到自己行為的不當之處，或者即使他知道自己舉止不當，卻不具備有意義地區別是非對錯的認知能力。當被告說他「不在乎」時，他是完全誠實的。他不在乎，因為他的大腦異常會影響到他在乎自己行為後果的能力。

他的認罪協議情況則略有不同。當被告說他「不在乎」過去行為所帶來的後果時，如字面所言他確實不在乎。如果他實際上了解到他將被遣返出境——如果當時的律師告訴他這個事實——那麼毫無疑問，這位律師在認罪協議方面也將給予他不同的建議。被告本人缺乏展望未來的認知能力。需要澄清的是，他並不是弱智，但他的大腦缺乏某些我們認為理所當然的認知功能的能力，例如，調節和抑制衝動，以及對時間和空間的抽象思考。這個概念有點難以理解，但是絲毫沒有爭議。精神科醫師和心理師了解額葉症候群（frontal lobe syndromes），甚至是猴子和非人類的靈長類動物的額葉症候群，至少有一個世紀的文獻紀錄可考，口傳軼事或許更為久遠。

因此，曼尼斯．波蘭斯基並不理解，他承認犯有重罪的舉動，之後將會被移民法院認定為重罪犯，如此便排除了原本適用於他的所有形式的救濟，因此他將被驅逐出境。此外，他的腦部損傷讓他缺乏常人的推論能力，無法抑制對先前認罪的非法行為的衝動，還誤解了關於遣送出境的可能性。總而言之，被告所遭受的後果是他無法預料的，儘管可能即將被遣返，但他仍不具備理解這種永遠不得入境或預期相關後果的認知能力。

親愛的讀者，我知道我用一堆看似無中生有的艱澀詞彙轟炸你，這些詞彙都有其意義，不過在本章中，它們的主要意義是顯示精神異常可能看起來像是壞人。這是一個打從娘胎就暴露在酒精中的傢伙，他早年生活在孤兒院，極可能患有反應性依附障礙（reactive attachment disorder），之後搬到另一個國度，他在這裡有學習和行為問題，並且住在一個顯然有問題的家庭，因為他的養父母在他十八歲時離異。此人一生中極容易受到遺傳、環境和化學壓力源的影響。他做出高風險行為。他涉及刑事犯罪。他持續從事非法行為。他只有最低限度控制衝動的能力。他做出了不合理的決定。他的大腦顯然參與其中。但是還涉及什麼呢？他的母親？他的父親？有什麼人在哪個階段曾以較合適的方式介入？我們真的不知道。我們只知道，這個人在即將被送往一個他一無所知、所有文字都以輔音字母拼寫而成的國家的最後一刻由我評估。我很難想像成年後才開始學習波蘭語，即使我會說其他幾種語言，況且對於像曼尼斯這樣的人來說，挑戰何其巨大。我想，他遲早會體認到波蘭監獄與美國監獄的異同。

我聽到的最後一個消息是，他的律師設法中止了案件的執行，包括驅逐出境、遣返或任何其他行動。我不知道我的報告是否與此有關。我也不想暗示我在這些案件中站在哪一邊，但是在這種情況下，我們看到這個人的大腦實在太混亂了，以至於無法在他的控制範圍內做出理性的決定。此案的所有細節會在本書稍後再提出，我將嘗試指出它們之間的聯繫。現在，請先記得我提過的艱深詞彙，並且接受「某些人的愚蠢犯行也許來自單純的貪婪和愚昧之外的原因」的可能性。他們的大腦實際上可能已經損壞得一蹋糊塗。

許多年前，做為一名大學新生，當我預想從事精神科醫師這門職業，能夠「上法庭告訴所有人那個瘋狂的人到底發生什麼事情」時，我必須繳交一篇所謂的「小論文」。在撰寫本文的同時，我相信它仍收在我老家某處的盒子裡，否則我一定會在這裡引用它。我仍然記得那個前提，因為即使是在容易受影響的十八歲，我也意識到精神醫學和法律界有些不對的地方。我一時興起選修了「變態心理學」，主要是因為我可以在斯沃斯莫爾上課並結識一些新朋友（後來沒有，因為我上的是第五節課，來回布萊恩瑪的巴士時間表很緊湊）。但這是一門很棒的課程，我十分感謝琴・瑪芮瑟克教授以及她當時對我產生的影響。我們讀的書之一是米莉安・席格勒（Miriam Siegler）撰寫的《瘋狂模型，醫學模型》（*Models of Madness, Models of Medicine*）。很可惜這本書已經絕版，它對我成為一名精神科醫師具有極大的影響力。我在小論文中，使用席格勒的精神疾病模型來解讀對虛構人物的各種精神病描述。這本書和我的論文的主要前提是，社會認為精神病患若非生病就是壞。法律則傾向認為犯罪者都是壞的。如今，醫學模型將精神病患視為生病和無助。書中還介紹了其他精神疾病模型，相當有趣，也許更加微妙，不過對我們而言，沒有前兩種來得有用。美國的法律制度似乎很難調和瘋狂與壞的二分法，正如我們將在下一章中看到的那樣，這種掙扎不僅體現在法律和懲罰的結構上，而且還體現在非精神病醫療服務、醫療資訊的發布以及醫療教學之中。

我認為了解精神疾病、善行與惡行都處在同一連續光譜是非常重要的，如同人生中大多數的事物，且不同於法律中的大多數事物。是的，人們做出錯誤的選擇和糟糕的決定，但那些錯誤的選擇和糟糕的決定受到無數因素的影響，包括我們的個人生理狀態，我們的環境，我們的成長過程，甚至我們吃的早餐以及我們當下的感受。誰沒有因為餓過頭而衝動買過垃圾食物呢？誰沒有買過一件不合適的衣服，只因為某活動就在當晚，而她沒時間了呢？這些絕對沒有法律後果的糟糕選擇，受到多種因素的控制，但它們說明了我的觀點，也就是選擇從來不是純粹的，它們不會在真空中發生。正如我們的案例那樣，曼尼斯・波蘭斯基一次又一次做出糟糕的選擇。我們不能說他是個罪大惡極的壞人，但他也不全然是精神失常。他有點意識到自己做錯了，但也不能說他完全知道。他以為替女兒們的母親弄個花園是個不錯的選擇。他多少知道被逮捕可能不太好，然而與此同時，他的大腦沒有像正常人一樣的生物能力來控制他的衝動。控制衝動的功能不是我們可以目視、測量或拍攝的，現階段還沒有血液檢查、掃描或組織切片之類的方式可供檢驗。缺乏明確的檢驗方法，使得包括法庭在內的云云大眾對它的存在產生懷疑。大腦中的某個部位負責衝動控制的概念雖然很明確，同時卻又讓那些曾在菜單上看過「牛腦沙拉」的人感到荒唐可笑。

每個心理系學生應該都聽過菲尼亞斯．蓋奇（Phineas Gage）的故事。蓋奇是一名美國鐵路工人，他在一樁詭譎的意外中，被一根長鐵棒從左下臉頰刺入，再由頭頂貫穿而出，造成他左額葉受創。儘管在當時（十九世紀中葉）受感染的風險極高，蓋奇仍在這次事故中存活下來，不過卻產生了古怪的轉變。這位原本友善溫和，以精明和具備商業洞察力著稱的建築工頭，變成了一個暴躁失控、滿口髒話的人，最終不得不離開美國一段時間，只能在智利聖地牙哥找到驛馬車駕駛的工作，大概因為在那裡沒人聽得懂他說的話吧。

菲尼亞斯．蓋奇的故事是向學生說明大腦的左額葉是主導自我控制的部位的指標性案例。後來，科學家嘗試切除猴子的額葉以誘發類似的臨床症候群，實驗成功並且認識到額葉（或者說大腦）比以往任何人所了解的都更加難以置信地複雜。每天都有研究發現不為人知的大腦區域、功能以及神經傳導物質，這些發現都比我們之前所了解的更加專門化與不可思議。

我無法在此列舉出所有內容，而當你讀到它們時，它們很可能已成為錯誤的舊聞。不過重點是，大腦確實是思考和決策發生的所在，它遠比我們想像的要複雜得多。如果我對這一點聽起來有些執迷，那是因為我需要繼續強調這個概念，以幫助你或任何想贏得官司的律師們來理解並相信它。但是請記住，環境和經驗會影響人的生物性，言談和思考亦然。神經傳導物質是大腦與自身、外界以及身體其他部位的溝通方式；大腦不僅僅是一群神經傳導物質。你的智慧型手機無法獨立存在——它是你用來欣賞寵物照和給朋友傳簡訊的工具。如果你願意，你還可以用它來獲取人類自盤古開天以來積累的所有資訊。不要被愚弄，以為你的大腦僅限於神經傳導物質而已，正如你的手機功能也不僅限於逛臉書和交友軟體一樣。你還可以用來向令堂請安，我這個乖女兒向來都這麼做。好吧，其實是偶爾。

讓我們回頭看一下我們的朋友阿莫醫師。上一次我們見到他時，他在中西部治安官署的一間拘留所裡，剛剛要求見律師。假設阿莫即將成為你的委託人。他胡言亂語叫嚷著培根、他的權利以及天曉得還有其他什麼，因為他的病情在此刻讓他變得精神錯亂。於是治安官的祕書聯絡了當值的公設辯護人，恰巧是你。讓我們給你一個典型的中西部假名潔西卡・張（Jessica Zhang）。

「你好，葛德斯坦先生？」

「是阿布－艾米**醫師**。我曾經是葛德斯坦醫師，但是我不得不放棄我的名字，因為那是一個虛構的名字，壓迫的名字，我選擇了我的敵人壓迫者的名字，使用敵人壓迫者的名字就是與敵人合而為一，成為敵人的主人，災難的主人，失敗者的勝利者，宇宙的主人。出於禮節我應該跟你握手，可是我不想把惡魔傳染給你。」

你可以想像張女士此刻的心情，大吃一驚算是禮貌客氣的說法。現在她有幾個選擇，但可以歸結為主要兩種：她可以直球對決，或者要求精神科醫師介入。

讓我們選擇前一種，在這個選擇中，潔西卡的少不更事會導致她只關注在「敵人」一詞上。

「請問長官，他被控什麼罪名？」

潔西卡得知阿莫／班被控觸犯數種地方法令和一項公訴罪：恐怖威脅。事實是，我不知道在這種虛構的狀態下，恐怖威脅是否屬於公訴罪，但在我的家鄉是如此，而且實際上並不需要與恐怖主義有關——它可以單純是有人在停車場不小心用購物車撞到你的車，而你吼道：「你死定了！你這個白痴！」然而，年輕、充滿熱忱的潔西卡，把**恐怖**這個詞放大了。

這個故事該如何結束？當然，潔西卡的職責是對她的委託人負責，但是倘若有人致電聯邦調查局，管轄權可以轉移，而阿莫／班有可能在聯邦監獄度過餘生。推測他最終將由一名精神科醫師或至少一名具精神科專科醫師資格的研究醫師診治，他可能會得到一些藥物治療，並且至少變得穩定一點。因此，讓我們回過頭來，假裝潔西卡在法學院時修過一門很好的精神健康法課程，還擁有一本類似本書的書。

潔西卡心想：「任何神智清楚的人都不可能那樣說話。他不想把惡魔傳染給我？他到底在說什麼？」然後她對阿莫說：「阿布－艾米先生，你還需要些什麼嗎？他們對你好嗎？」

再虛構十分鐘不連貫的胡言妄語來增加字數，聽起來很誘人，不過我決定克制。大概情況你可以想像。潔西卡鼓勵阿莫休息一下，請管理人員不要給他任何豬肉製品，並且聯絡當地的精神病院。然後，她回到她的工作隔間準備訴書，以便讓阿莫轉至醫院接受評估。她在訴書中，列出她所能想到的與精神疾病相關的法律問題：

他有就審能力嗎？（他適合出庭進行訴訟程序嗎？）

他在犯罪當時是否理解自己行為的後果？

他是否需要接受精神治療，以及他有能力拒絕接受治療嗎？

他有能力實際支付子女撫養費嗎？（她不知怎麼地意識到他並未履行這個義務）

他有能力管理自己的財務、法律和醫療事務嗎？

他有資格獲得殘疾津貼嗎？

他應該住在哪裡——他可以獨立生活嗎？

他是否合法更改了他的名字？如果沒有，在法律文件中應該使用哪個名字？

如你所見，像我一樣，潔西卡是第一代美國人，而且有點宅。潔西卡加油！

與此同時，在檢察官辦公室，第十代美國律師、祖父輩是郡法官的哈利．波伊爾（Harry Boyle）正摩拳擦掌，期待將他現實生活中遇到的第一個阿拉伯恐怖分子定罪，而且是在這個牛仔奔馳呼嘯的中西部。誰想得到呢？

平心而論，哈利並不愚蠢。他只是厭倦了一再起訴一群在酒吧裡喝酒鬧事的笨蛋，或是酒駕、製造安非他命之類毫無新意的犯罪。完成實習並通過律師資格考試之後，他本可留在芝加哥，但在那裡他沒沒無聞。他寧可當一小片海域裡的大魚，所以他回到了家鄉。

哈利其實沒有非要把阿莫定罪不可，他只是從來沒有上過精神健康法的課程，因為在他的學校這是一門選修課，而他額外選修了一門逃稅法。所以，他不清楚如何把精神錯亂的概念納入瘋狂的非法行為或任何非法行為中考量。於是，哈利照章行事。一個在公共場所惹人厭的傢伙，蓬頭垢面，留著大鬍子，說著沒人能理解的話。他使用的其中一個詞彙實際上是意第緒語，不僅跟他扯不上邊，而且對他而言也是涵義不明。哈利沒有理由懷疑這個公然威脅傷害每個人後代的骯髒傢伙不是他看起來那樣，他大聲疾呼關於惡魔和恐怖的言論，看起來明明就是個危險恐怖分子。他身為檢察官的任務是將危險的恐怖分子起訴與定罪，而在他的培訓中，並沒有學到某個冒似危險恐怖分子的人，實際上可能是來自新澤西州無害的猶太裔足科醫師。

此刻，我們可以暫且離開我們的律師以及足科醫師／恐怖分子的複合體。要知道，在流程中的每一個步驟，我們都有機會停止某個相對無意義的法律程序，像是某些介入處遇不僅能幫助這個精神病患和他的整個大家庭，同時也能將資金和資源分配得更適當有效——也許對那些安非他命製毒者，或真正的潛在恐怖分子。現在，阿莫／班正在前往法院的路上，我們希望他接著被送往郡立精神病院，在那裡帕特爾（Patel）醫師和羅德里奎茲（Rodriguez）醫師將盡最大努力弄清楚他究竟怎麼了。

在本章中我們學到了什麼？也許我沒有善盡職責，你們什麼也沒學到，但我希望至少我有清楚指出幾個觀點。首先，瘋狂和壞各自位在連續光譜上的某個位置，惡質行為和看起來瘋狂的行為並不全然互斥。生理影響行為，也影響選擇。在任何時候，非理性的衝動都可能超越理性。對於大多數人來說，真正的非理性永遠不會完全超過真正的理性，因此，在我們身上會出現的非理性衝動不外乎是：買下不適合自己的衣服，和寧願不曾見過面的人約會，或者攝取了不該攝取的額外卡路里。是的，為了我文雅的學院派讀者們，我讓這些非理性選擇的例子停留在無邪的範圍裡，但你們懂我的意思。然而，對於那些由於精神疾病或神經系統疾病而導致大腦迴路連接不當的人來說，非理性選擇要容易得多。在強納森・法蘭岑（Jonathan

Franzen）的小說《修正》（*The Corrections*）中，一個角色在家門外做修繕工作時，需要移動梯子。此刻，我們當中誰沒閃過這個短暫的想法：隨梯子跳一下就能移動一呎左右？這在卡通裡行得通；在現實生活中，我們都知道後果是什麼。小說之所以起作用，是因為當瘋狂的想法變成行動時，它們會製造戲劇性和情節。現實生活很無聊，因為人們往往可以預見後果。精神分析之父西格蒙德・佛洛伊德在一九〇八年發表的論文《創造性作家和白日夢》（*Creative Writers and Day-Dreaming*）中寫道，作家們用語言將幻想的生活與無意識轉變成故事情節，用無法定義的所謂的才華以文字為媒介，使生活中無聊的事物變得有趣起來。但佛洛伊德的觀點確實與我的觀點相同（或者該說我的觀點與佛洛伊德相同），也與法蘭岑的觀點相同，分隔無意識或有部分意識的思想和欲望，並用語言表達出來，可能會產生娛樂性並且有趣。而抑制解除（disinhibition）的問題在於，人們將這些潛意識的想法直接付諸實踐，失去了小說、劇本或喜劇規則的緩衝，使這些行為對於旁觀者來說十足怪異且令人不安——不再是高娛樂性或傻裡傻氣，而是警鈴響起成為需要醫療護理的情況。

我們的法律實務假定瘋狂與壞是可以二分的，這也許為減輕責任能力（diminished capacity）的概念提供了一些空泛支柱。實際上，我認為每個非法行為都是行為人在瘋狂和壞的光譜交界處交戰的結果。有時候，某行為是故意使壞，但不是超級壞。

我住在二十年前的新開發社區中，它以一種稱作「零地界線」（zero-lot-line）的方式設計，意謂著大多數房屋至少有一堵牆在地界上，聽說有個鄰居在賣房子時發生了爭議。他來自斯堪地納維亞半島，他在購屋當下簽署了所有文件，以為知道自己在做什麼。原來，他允許相鄰房屋的一部分蓋在他的土地上。幾年後，當他因為調職需要，帶著妻兒搬家時，才發現沒有潛在買主想要購買地界上永久附帶部分相鄰房屋的房子，使得出售和搬遷的壓力變得巨大、昂貴而令人沮喪。顯然，建商心知肚明，並故意占歐洲客戶的便宜。這是精神病嗎？並不是。邪惡？不完全是。就是有點貪心，利用某人的輕信和資訊不對等，將隔壁更大的房子的一部分放到受害者的土地上。

有時候，某個行為是瘋狂的，但還不至於超級瘋狂：律師娜塔莎・德蘭妮（Natasha Delaney）告訴我一個離婚委託人的故事，她的委託人在極憂鬱的狀態下，到當地的一家連鎖超商瓦瓦超市（WaWa）買牛奶。我們姑且叫她米雪兒（Michele）。米雪兒全神貫注於她的私人問題，不知不覺走出了大門。當地警察經常去瓦瓦喝咖啡和吃甜甜圈，所以有些警察恰好在外面。米雪兒不是美國公民，儘管她是一名教授，並且合法居留。警察逮捕了米雪兒，在沮喪和困惑中，她開始哭泣，伸出手腕戴上手銬。她沒有試圖逃跑，沒有道歉，也沒有為自己的加侖裝牛奶付錢。警察自然很樂意效勞，因為附近向來太平無事。（略為相關的附註：我曾經與來自世界各地的許多執法人員一起上課。他們的印象是，美國警察大部分時間都花在從樹上救貓。每當警笛聲響起他們都會走到外面，其中的一個會喃喃自語：「哦，弗里斯基又跑到樹上了。」我不得不承認這很有趣，尤其該課程的教師都是前聯邦調查局人員，而且非常嚴肅。）

可憐的米雪兒在判斷上犯了一個錯誤——她買牛奶忘了付錢。在我最喜歡的電影《智勇急轉彎》（*My Cousin Vinny*）中，一個角色意外偷了一罐鮪魚，因為他手上已滿，所以將鮪魚罐頭塞進口袋，引發了一系列最終以奧斯卡金像獎結束的事件。米雪兒應該做的，是說：「對不起，警官，我思緒雜亂，我在做白日夢。」然後回到超市付錢，這件事就可以拋諸腦後了。但是，嚴重的憂鬱症包括內疚和絕望。俄羅斯有一句糟糕的諺語：「回家後，毆打你的妻子。她自己清楚原因。」我引用這句厭女俗語只是為了說明憂鬱者的感受，他們真的覺得自己應當承擔可能發生在他們身上的壞事。這個可憐的女人——一位在常春藤盟校任教、擁有博士學位的女性顯然不是傻瓜——由於她的憂鬱症，她覺得自己應該因為不小心沒付錢就離開商店而被逮捕；然後，她覺得自己應該丟掉工作，失去簽證，並且因道德敗壞而被驅逐出境。她不考慮接受任何精神治療。娜塔莎試圖讓米雪兒來見我，但米雪兒拒絕了。她的離婚一團糟、遣返一團糟、所有事情都一團糟。為什麼呢？因為這位一度優秀幹練的聰慧女性罹患了嚴重的憂鬱症，她的病識感和判斷力嚴重受損，以至於她完全喪失做出理性決定的能力。而且，法律制度要求被告，從入店行竊一直到取消遣返，都必須對為何她不該受到法律制裁提出肯定的論點。律師本來就該為委託人效勞，娜塔莎非常努力想說服她的委託人，除了「坐在法庭上哭泣，並告訴法官說，因為一加侖的牛奶，她將會永遠離開這個國家，她年幼的孩子將由她的美國丈夫監護，而她再也見不到她的孩子，她會辭掉工作，失去生計，離開住所、朋友、職涯以及所有一切」之外，她還需要努力做一些其他事情。而且，畢竟與尚萬強（Jean Valjean）蓄意偷走麵包不同，米雪兒沉浸在自己的思緒之中，意外走向出口而不是收銀檯。誰沒發生過類似的事情呢？我們重新排隊付款，太平無事。就米雪兒而言，她的憂鬱症基本上毀了她的生活。也許我該去問問娜塔莎後續結果如何，儘管我不確定自己是否真的想知道。

大多數惡行或瘋狂行為都遊走於「故意為之」和「心神狀態完全喪失」這兩種可能性之間。當然，不是每個案例都需要精神醫學專家。希望本書所提供的知識能夠發揮作用，使你成為自己第一線的專家，有能力判斷取捨點何在：當你遇到瘋狂到底的狀況時，知道何時應該尋求精神醫學專家的協助，或者不採取現行的法律解決途徑。

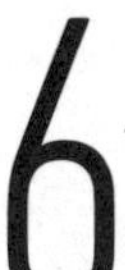

病識感 v. 缺乏病識感

Insight v. Lack Thereof

病識感的概念在精神醫學中非常重要。我知道，我不斷地告訴你許多概念非常重要，但事實如此。而本書是整個精神醫學中最重要和最關鍵的概念總結。因此，讓我們試著了解什麼是病識感，以及如何確定某人是否具有病識感，尤其是關於你手邊任何一類的法律事務。

病識感在韋氏線上字典的定義如下：

- 清楚了解人和狀況的能力
- 認識某事物的真實本質

然後，該條目接著指出，病識感的完整定義是：

1. 審視核心情況的力量或行動：洞察力
2. 理解事物的內在本質或直覺預知的行動或結果

為了進一步加深理解，我們來到實際的「醫學」定義：

1. 認識或察覺到自己的精神或情緒狀況；特別是承認自己患有精神疾病
2. 無須借助反覆明顯的試誤行為即具有判斷力（好比看到問題的解決方案或達成目標的方式）

為什麼要在這裡囊括這些字典內容呢？因為我想證明，即使是旨在定義字詞的權威資料庫，對病識感的定義也不盡精確。我想從這些定義中選取一個我認為最相關的，然後基於「讓法界人士了解精神醫學」的目的，以我們需要的方式進行擴展——如前述的醫學定義：

認識或察覺到自己的精神或情緒狀況；
特別是承認自己患有精神疾病

在精神治療中，承認自己患有精神疾病相當重要。為了鼓勵患者遵守醫囑，按時服藥，定期就診以及避免可能使病情惡化的藥物、酒精甚至是食物，患者首先需要了解自己患有精神疾病，必須接受治療。不過，這個定義主要是強調治療和遵從治療的重要性，與我們進行精神狀態檢查時所涉及的病識感並不相同。它與過去重視內省的年代裡，患者在躺椅上侃侃而談，讓心理分析師做評估的病識感也不相同。甚至患者對自身精神疾病的病識感程度，也因他的疾病和病症而異。認識到自己患有精神疾病，是促使某人為自己的處方藥或針劑就診所需的最低限度的病識感。這種病識感不是我們在法律情境中討論時所談的病識感，倘若將之混而為一，那麼我們（精神科醫師）理應為不了解自己的專業受人嘲笑。

接著，讓我們討論什麼是真正的病識感，如何評估它，我們可以在委託人和患者身上發現的病識感程度，以及這些訊息在法律事務中如何發揮效用。

回到醫學定義的第一點，我們可以梳理出很多資訊。回想一下，梅利安（George Merriam）和韋布斯特（Noah Webster）對醫學上病識感的特殊定義如下：

認識或察覺到自己的精神或情緒狀況

（Understanding or awareness of one's mental or emotional condition）

我無意為這句話的字詞個別提供定義。不過，「under-standing」這個詞本身可以在很多層面上定義，好比我們可以理解或意識到自己身心失調。醫科學生之間謠傳著各種關於病患的故事，像是患者聲稱自己得了「腦脊髓膜炎」（卻說成「呼喊偉大耶穌」，兩者發音近似）或「輕度癌症」。顯然，處於這些察覺程度的患者缺乏對自身疾病有意義的病識感。我經常遇到患者或患者家屬向我表示，他們希望「能夠盡快把血清素濃度提高」，或者「為我找到適合的藥物組合」。這些人聽起來好像懂很多，多過前面呼喊偉大耶穌的病人，但重點是他們只是**聽起來**懂而已。一知半解是一件非常危險的事——我一個朋友的母親死於血清素症候群（serotonin syndrome）[1]，因為治療她的所有醫師都認為四肢癱瘓的病人**應該**是憂鬱的，因此，如果她在服用醫界已知的各種增加血清素藥物之後仍舊不快樂，最好再多給她一些。對於這個悲劇，我曾試圖干預，但她不是我的病人，我也遠在千哩之外，等到我終於能夠做一些安排時，她已離世。現在我仍為此感到愧疚。我詢問友人是否可以講述她母親的故事，她答應了。她告訴我，她母親去世前十年，因為癱瘓的緣故，日子過得極為艱難。她母親很沮喪，感到人生不再有意義。她從前蘇聯一位成功的兒科醫師，變成了一名在美國臥床不起、令人恐懼的祖母。她不快樂，但她並沒有自殺傾向。她希望看到她的孩子們安定下來，過得幸福。她將生活重心寄情於孫子，能夠在枯萎的臉頰上感受到他們的親吻。她很傷心，但正如我們一直在談論的精神疾病特質一樣，她離愚昧仍有好一段距離。

諷刺的是，如果你沒有留意到——案例中的患者本身就是醫師。她曾遭逢一場悲慘的事故，但她仍是一名醫師，倘若有人向她出示她的藥物清單，她很可能已經發現了這個問題。但是，醫師常認為身體的癱瘓等同於心智癱瘓。只能說即使是醫

1　編注：血清素症候群一般是藥物過量或藥物交互作用所引起的，症狀包括高燒、過度反射、顫抖、瞳孔放大、心跳加快及腹瀉等。

師也不總是具有洞察力。

我之所以提起這個故事，是因為它展示了何謂病識感，這個簡單的詞涵蓋著非常複雜的事物。如果思覺失調症患者了解自己需要每個月回診，服用所有藥物，並且遠離毒品和酒精、不偷竊，那麼他可能被認為對自己的疾病有很好的病識感。病識感是相對的。自從現代精神藥物和管理式照護發明以來，人們接受治療是為了知道如何處理病症和生活問題，而不是了解自己，病識感的重要性因此受到打擊，在治療中的作用也發生了變化。

我們可以和洞察自己的病情為「化學物質失調」的患者共處（一如既往，此處使用引號，因為我們不知道這種所謂的化學物質失調究竟為何）。精神醫學目前關注的是這種化學物質失衡的問題，如果它可以使人們繼續服藥、離開醫院且如常工作，那麼我可以接受。由於全國都有精神科醫師短缺的情形，而且根據我每天在電子郵件收件匣中收到的工作邀請，似乎在國際上也很短缺，至少英語系國家是如此，這意謂著我們要麼有精神疾病的流行，要麼對精神科醫師的需求量極大，或者分配系統有問題，或者一些其他不及備載的難題，抑或上述一切的綜合。換句話說，讓病情最嚴重的患者服用藥物，並且遠離醫院和監獄，或許是我們所能做的最好的事；而幫助他們保持按時就診所需的病識感程度，可能是我們唯一所能提供的。

然而，本章畢竟是關於各種法律環境中需要的病識感，因此設定的標準完全不同。針對不同背景下的個人、不同的事件，所評估的病識感是不同的。評估病識感對於考量所有法律爭議問題中當事人的能力至關重要，即使實際上並未特別考慮就審能力與行為能力。

讓我們回顧一下前面討論過的真實案例。上一章提到患有胎兒酒精效應的曼尼斯・波蘭斯基，他想為他孩子的母親打造一座花園，結果差點被驅逐出境。他的撤銷遣返程序的論點之一是，他沒有被告知可能被驅逐出境，而且**他缺乏理解其犯行所產生的特定後果的能力**。

我在本書導讀中提到的第一個案例是一名被定罪的性犯罪者，他在表明自己無法讀寫英語之後，以書面形式承認了犯行。一些公設辯護人認為，藉由促使委託人接受這樣的認罪協議是為他的委託人提供服務。一些檢察官沒有注意到這個小瑕疵。一些法官認為這種認罪協議是可以接受的。然而，上訴法院最終審理了此案，並且同意我的意見，這樣的協議實際上是不能接受的。這名性犯罪者沒有進行認罪協議的能力，於是對他的有罪判決遭到撤銷。

現在，你可能想，誰在乎一個性犯罪者？也許沒有人在乎。也許這個特殊案例有一些減輕刑責的情況（確實如此，但不是你可能正在思考的那些好比曾經受虐的藉口，比較像是事實上並沒有犯罪行為發生）。故事的重點是，病識感和當事人能力的問題一再出現，如果你一開始錯過它們，忽略它們，或者認為你可以讓對造忽略之，它們可能會回過頭來反咬身為律師或法官的你一口。沒有一位現任法官希望他受理的例行認罪協議因為被告無法理解所簽署的內容而被推翻。我可以舉出很多司法無能的例子，然而這種情況不應該是其中之一。

這是我目前正在處理的案件之一，基於保密條款變更了具體訊息。幾年前，艾洛根・埃勒斯女士（Arrogant Heiress）和她的第一任丈夫離婚。他們達成了離婚協議，她提出一個不錯的方案，而他同意了。他們協定，即使未來有其他婚姻關係，她的大部分財產將在她去世後留給他們的孩子。後來她再婚了，卻也再度離婚，或許這次是丈夫想離開她。他們同樣達成了離婚協議。那麼，埃勒斯女士還有什麼驚人之舉呢？——她去世了。

她的成年子女（法定繼承人）剛剛獲得了一筆意外之財，但是她的第一任丈夫並不開心。他認為，假使第二次離婚還有一些剩餘資產可供協議，不就代表當初他得到的補償不足？他計畫上法庭說明他的前妻在和他達成協議時，沒有簽訂離婚協議的行為能力，因此第二任丈夫繼承了太多遺產。換句話說，前夫B現在必須向前夫A支付他離婚時獲得的部分金額。

法院認真看待這項請求，我必須仔細閱讀數千頁文件，試圖釐清埃勒斯女士簽署離婚協議時的心神狀態。這是我身為一個非法律人感到特別荒謬之處：前夫A也簽署了離婚協議。倘若他認為自己沒有得到應有的份額，或者她的心神異常，那麼當時究竟有什麼能阻止他發表意見呢？我把這個問題留給身為法律專家的你（儘管我可能會在文中提及），但同樣地，問題的癥結實際上在於雙方的病識感，也就是對此協議可能產生的後果有所理解。

如果你認為某人對自己的行為、處境、職業、義務履行能力、正式或非正式的契約工作缺乏病識感，那麼你可能不希望跟那個人打交道。但是，如果你選擇涉入，請記住，病識感能為最終結果提供線索。經常有患者在接受其他醫師的治療後出現在我的辦公室。這些患者對自己的健康狀態有所理解，知道自己的情況不佳。他們可能沒有足夠的資訊或知識了解問題所在，但他們知道，自己平常的心理健康狀況好過於目前接受治療後的感覺。在這種情況下，是誰的病識感不足？很遺憾，通常是主治醫師。有些精神疾病的確無法不住院或以無副作用的方式達到療效，但有些可以。門診中最常見的憂鬱症和焦慮症是相當容易治療的。當我看到那些病人體重增加三十磅、小碎步（shuffling gait）前行、眼神茫然地走進我的診間時，我立刻知道有人對仿單標示外使用（off-label use）的處方過於熱衷。這些醫師把他們的洞察力和判斷力置於何處了？同樣地，當患者告訴我他沒有精神病史，而我看到相同的生理徵兆時，通常我可以讓他們承認長期使用抗精神病藥物的歷史。

病識感並不等同於「街頭智慧」，但在某些情況下或許可以。在精神醫學中，病識感崩壞往往是精神代償機能減退（decompensation）的第一個跡象。與一般的看法相反，人們經常不知道自己即將發瘋，而是相信自己生活在一個以他們奇特信念所構築的世界裡。我們在第四章中討論過這個概念。有時，當患者狀況良好時，我們首先能觀察到的是他生活中有些不對勁的地方。例如，一名有雙相情緒障礙症（躁鬱症）病史、先前控制得宜且日常生活功能正常的年輕女子，可能會突然覺得同住的父母正在控制和操弄她。這名女子大致上知道自己患有精神疾病。她通常按時服藥、不喝酒，因為上次躁狂發作時她喝醉了，把車撞毀並動了許多手術，還失去駕照。她和父母的關係良好，父母總是帶她去門診，她完全信任他們。儘管她後來重新取得駕照，但仍無車可用，因此由父母載她去工作。你注意到她最近變得更煩躁了，你提醒她；她同意增加情緒穩定劑用量，並在兩週後回診。你告訴她父親你的顧慮，他同意密切觀察她。兩週後她回診了，現在她對父母很生氣。他們不「讓」她喝酒。他們不「懂」她「需要」見朋友。他們不「理解」她所承受的壓力。

你讀了這些話之後，心想：「作者到底在緊張什麼？這很正常，這只是一個年輕人在搞叛逆。」不是這樣的。這名年輕的雙相情緒障礙症患者進入了混合發作期。她對於自己患有精神疾病以及需要做某些事情，例如不喝酒、充足睡眠、減輕壓力等的病識感正在煙消雲散。她將父母出於愛所做的事情歸類為不當的、惡意的動機，而她過去曾表示感謝父母的這些付出。

我開立了抗精神病藥物，並告訴她下週回診，先暫停工作，因為我擔心可能會出事。不幸的是，在她回到我的診間之前，因為她搗毀房屋，她的父母不得不報警，她最終被送進了精神病院。

我們都知道，病識感的惡化是走向精神代償機能減退的第一步。有時候就是無計可施，你不能總是讓患者服用更多的藥物，而且藥物也無法總是立即發揮作用。這名患者進了醫院，除了她的父母，沒有人通知我。當我致電給那裡的醫師時，他告訴我：「哦，那是因為她是個酒鬼，對吧，她喝酒，然後代償機能減退？」我說，「不是的，她患有雙相情緒障礙症而代償機能減退，上回她喝酒……」對方說，「真的嗎？有意思。」然後掛斷了電話。所謂的上回，順帶一提，已經超過三年了。

我的病人進出醫院三次才穩定下來，回到我的診間接受治療，即使如此，她還是花了很長時間才恢復到平常的狀態。我藉由觀察她的病識感來確定這一點，主要是她對自己的飲酒和其他行為是否有適當的理解。每次都是她的父親或母親帶她過來。這對父母很了不起，他們不會對她發怒，他們了解自己的女兒患有精神疾病，無論如何，還是愛她。他們祈禱她保持穩定。他們知道她正在接受強效藥物治療，總是支持陪伴著她；即使女兒的病識感每況愈下，開始覺得他們對她很刻薄。大多數家庭無法表現出這種堅韌不移。我看到的大多數父母都以憤怒、敵意來面對子女衰退的病識感。他們根據表象判斷，而不試圖理解這也許是某種思考障礙的結果。還記得那個聲稱凶手的動機是岳母批評他蹩腳的育兒技巧的新聞主播嗎？這是一個只看表象而不歸因於缺乏病識感的例子。在評估行為時，我們需要充分、深刻且有意識地察覺到人們對自己和他人行為的理解。動機只有在合理的情況下才能構成動機，基於瘋狂的動機並不是真正的動機。法律可能希望你相信基於瘋狂的動機也是動機，但是還記得大衛在亞比米勒面前裝瘋，逃過死劫的故事嗎？人類天生就知道瘋狂包括缺乏病識感，無法做出理性的決定。問題在於，人們可能看起來好像經過理性思考，其實不然。請記住，不是所有的精神病患都無法控制自己的唾液，是否缺乏病識感當然更不是從外觀就能判斷的。

病識感還有什麼含義？下面這個例子同樣是真實故事，即使它有點瘋狂。許多年前，在司法精神醫學的專科培訓中，我評估了一起謀殺案被告的就審能力。我對這個案子的細節並不清楚——但我確實認為他有能力就審。我記得我們總是在週二進行評估，當時囚犯們從賴克斯島（Riker's Island）被移送至貝爾維尤醫院。偶爾遇到備受關注的罪犯時，整個部門都會聚集過來，但這名被告並沒有什麼特殊背景，他只是來自布朗克斯的傢伙。

在我完成研修醫師訓練並搬到新澤西州，大約一年後的某日，我接到了布朗克斯一位公設辯護人的來電，他想僱用我向陪審團解釋什麼是愛滋病毒性腦病變（AIDS encephalopathy）和愛滋失智症（AIDS dementia）。這些問題與這名被告的案情關係不大，甚至和他的精神評估無關。

最有趣的部分是這位律師如何找到我的。他的委託人是我一年前在貝爾維尤花了半小時評估的對象。他想到我，並告訴他的律師，「我從她的眼中看出她了解我。」我所做的只是確定此人適合就審。我甚至不記得他是否患有潛在的精神疾病，可惜這些報告都遺留在古老的磁片裡，現代電腦已無法讀取。無論如何，我認為此案說明了一個人可能有些許妄想，對於自身精神疾病的理解有限，但仍具備就審能力以及與律師合作所需的病識感。這個人展現出一些關係意念（ideas of reference）和誇大妄想（〔grandiosity delusions〕他認為自己非常重要，而精神科醫師的眼神顯示她「懂」他）。他沒能察覺自己的大腦無法正常運作的事實（我很確定我沒有向他傳達任何特殊訊息），但他確實察覺到可能存在某些有利主張能用於他的辯護之中。我想他只是記得我，喜歡我，而他的潛意識不知怎麼地以某種方式轉化為某種神祕的領會。對於剛開始私人執業的年輕司法精神科醫師來說，本案是個意外收穫，我不必覺得自己好像在選邊站，只要向以前從未聽過這些內容的陪審團、律師和法官解釋一些基本的精神醫學知識。不過即使是精神科醫師，病識感也可能是一個很難理解的概念。當我們學習，然後講授精神狀態評估時，我們傾向於快速帶過這部分，因為它實際上非常複雜。我們問：「你認為你有精神疾病嗎？」再根據患者的回答，寫下他的病識感是好是壞。我們多少知道這般快速結論是不夠的，倘若病識感是一個字就能解決的，那麼我們何必花費數小時做監督、撰寫病程紀錄、了解我們對患者的回應、自身的反移情作用（counter transference），以及我們為何在治療中選擇依循某些訊息而屏除其他。

不清楚上述事項的人，其中肯定包括一些年輕的精神科醫師。讓我簡單快速做個結論。過去在訓練期間，我們被指派對患者進行個別心理治療。對於其中一些患者，我們會有個別督導。每週和這些患者進行至少一小時的個別治療後，我們會帶著竭盡所能記錄的會晤筆記和督導討論所有字句的含義：這對患者來說意謂著什麼，以及最困難的部分，對我們來說意謂著什麼。我們是否忘了他們所說的部分內容？這對我們來說是一個令人痛苦的話題嗎？很無聊嗎？為什麼會痛苦？為什麼會無聊？我們累了嗎？是什麼讓我們感到疲倦而不是專注於患者？然後是病識感的部分，是否有某些原因導致我們沒有跟進該主題，或者是否有某些原因使我們跟進另一個主題？

顯然，現在的訓練已不再依循這些困難又費時的程序，而是使用為數不多的錄製影片來教授心理治療。我相信錄製影片也很有趣且富有教育意義，只是難保會因為在意自己的外表和語調，而忽略許多真正重要的實質內容。我曾經錄製過影片，也上過電視，坦白說有自己出現的部分實在不忍卒睹。也許專注於外貌和聲音正象徵著我們今日的世界——表象比實質更重要——那也是所謂的**病識感**。

7 可治療的疾病v.永久性腦損傷

Treatable Disorders v. Permanent Brain Damage

到目前為止，我們一直在討論精神疾病和神經疾病，而沒有考慮到兩者的重疊性。事實上，精神科醫師和神經科醫師都向同一個組織，即美國精神醫學與神經學專科醫學會支付認證考試的費用。我們的考試本身有許多重疊之處；我們的患者有許多重疊之處；我們使用類似的藥物，而且經常看到類似的臨床表現；我們都以我們必須使用，並且在可接受的程度上使用《精神疾病診斷與統計手冊》。既然如此，為何我們是兩個不同的專業，以及當中的區別到底是什麼？

關於這一點，我不太清楚，我也不確定其他人是否知道。不過，從歷史進程和實務面來看，神經科醫師治療的是某種與身體相關的腦部疾病，像是中風、腫瘤、黑質紋狀體束（nigrostriatal bundle）中多巴胺耗盡所引起的動作障礙（如帕金森氏症〔Parkinson's disease〕，或長期使用抗精神病藥物所引起的類似症狀，稱為遲發性運動障礙〔tardive dyskinesia〕），以及包括阿茲海默症（Alzheimer's disease）在內的各種失智症——如果你仔細查找，這些疾病都有某些極微小的腦病變，可以透過科學技術進行識別和定位；如果無法及時找到病灶，也可以藉由腦部解剖找出病理變化，並得出臨床相關性。另一方面，精神疾病迄今並沒有明顯的生理相關性，除了每天發表的新論文展示針對不同臨床精神醫學狀況的驚人的放射攝影（X光）、組織學（細胞）或遺傳學（DNA）標記，令人感覺未來的大躍進幾乎就在眼前。

精神分析之父，著名的西格蒙德·佛洛伊德，實際上是一位神經學家，而不是精神科醫師。在我看來，從法醫學的（medicolegal）角度將疾病區分為神經病學和精神醫學並沒有太大意義，這兩個領域之間的重疊始終大於非重疊的部分（圖7.1）。即使司法神經病學並不像司法精神醫學是一種次專科學門，許多神經科醫師也進行司法類型的評估。因為單純的神經系統疾病有時可能表現得更像是內科疾病，它們導致運動、生

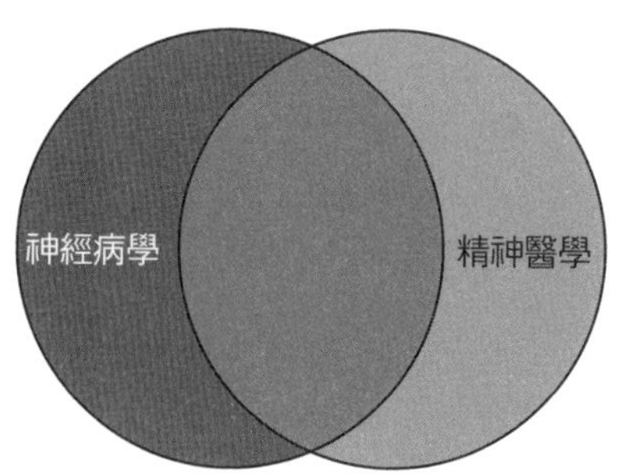

圖7.1 ｜精神病學和神經醫學重疊的文氏圖

理行為或疼痛發生變化，而不影響情緒或人格。

處於失智症（dementia，俗稱痴呆症）早期階段的患者經常先被帶去精神科門診。一旦見識過一些病例，你會發現它的診斷並不難，不過家庭成員往往對失智症的樣態有先入為主的觀念。人們認為失智症患者應該表現出健忘，他們只知道一種叫做阿茲海默症的疾病，這是他們唯一聽說過的失智症。事實上，大多數的失智症都不是阿茲海默症。我甚至不應該使用「失智症」一詞，因為《精神疾病診斷與統計手冊第五版》將它更改為「認知障礙」（cognitive impairment），這讓所有人更加困惑混淆了，對於那些沒有認知障礙的人亦然。許多認知障礙最初都帶有精神病的徵狀及症狀，而經驗豐富的精神科醫師對這些症狀的歸屬直覺敏銳，就像我的內科醫師清楚知道我以為的蟲咬其實是帶狀皰疹一樣。別小看臨床經驗。

審視精神障礙的另一種方法是分辨器質性和精神性。我在前面的章節提過，我早期培訓內容的大忌之一便是錯失器質性因素。在這種情況下，錯過器質性因素意謂著錯失緊急醫療事件或可治療的病症，像是中風、中毒、藥物過量、或腦瘤。忽略失智症則不會給醫師帶來麻煩，因為目前失智症沒有治療方法。即使在今日，我們所擁有的幾種療法也僅能勉強發揮作用，儘管已經證明可以減緩疾病的進程，但仍無法治癒。所以，你可以錯過失智症的最初徵兆，但是你絕不想成為忽略患者／委託人腦瘤的那位醫師／律師。

我知道我習慣用「不久前」來指稱一個星期、一個月甚至十年前所發生的事，但這件事確實才剛發生不久。其實，就在上週五，我遇到了一個人，他跟我說了一個關於他個人的故事。在接下來的星期三，以一種生命中看來似乎並非隨機的隨機方式，我又遇見了他，他用幾乎完全相同的用詞告訴我同樣的故事。那個當下，我只是滿腔惱火。當我回到家時，我告訴丈夫這件事，他不是醫生，但他說：「這個人明顯出了點問題。可能是失智症。」我居然沒想到。只能說我當時不在工作崗位上，所以沒特別留神。當我回顧我和此人相處的那幾小時，我意識到他處於認知障礙的早期階段——他表現出言語重複、認知僵化、思考固著，可能還有更多認知退化的跡象，我甚至沒注意到，因為我們先是在會議上遇到，後來是在吃飯時，而不是以醫師對患者的身分隔著診療桌對坐。如果你是一名律師，你對於委託人只是一遍又一遍不斷地大抒己見，而沒有給你機會好好進行你的工作而感到憤怒，請暫停計費片刻，然後想想：他的大腦功能正常嗎？或者有某種潛在的認知障礙導致他每次見面時都告訴你同樣的五件事？你可能對計費時間感到高興，但最終，他可能無法「贏得」任何東西，而且如果他的工作能力永久受損，他可能無力支付帳單。永久性腦損傷的概念非常重要，無論是因為受傷還是神經系統疾病造成的，這就是我讓它自成一章的緣故。

因此，在本章中，我想談談看待精神障礙的第三種方式。

這種方式是將精神障礙分成永久性以及對治療會產生反應。儘管我不完全知道使用這個系統的任何其他參考指南，但我發現它對出於司法目的將精神障礙概念化尤其有用。我們已經看到，精神病學和神經病學之間的差距每天都在縮小。也許再過一百年，或者再過五年（考慮到種種後勤細節而非科學研究的部分，不太可能這麼快），它們將合併成一個醫學專業，或者將按照運動和行為／情感的路線明確劃分（我們可以考慮的另一種分類方式，儘管不完全正確）。

當律師面對法律問題時，他需要知道精神問題是否可以在處理法律問題之前解決，或者它是否是案件永久的一部分。因此，在這方面，了解大腦問題是否可以改善，有助於處理相關的法律問題，並使法律事務更容易概念化。

我們之前曾思考過許多精神疾病的長期性和週期性，以及視精神疾病如同一場橫跨患者一生的電影的概念。當我們檢視《精神疾病診斷與統計手冊》或《國際疾病分類》中精神疾病的診斷標準時，每種疾病都有與之相關的一個特定時間範圍，從數天到數週到數年不等。例如，知道某人患有思覺失調症並不意謂著他一輩子每天都會精神病發作，而是他在餘生中都將患有思覺失調症——這個診斷不會消失。然而，診斷為重鬱症確實可以完全康復。雖然憂鬱症患者每天都可能處於嚴重發作之中，以至於無法完成當天的任務，但是做為律師，你可以期望有朝一日他能夠完全康復，並有足夠的時間解決法律問題。

其他類型的診斷則具有不同的預後和不同的潛在結果。一般來說，如果患者需要在某天出庭，大多數的精神診斷如今可以藉由醫療方式的安排，來確保他如期出庭。然而，如果你是失能險保險公司的律師，我無法向你保證每個客戶都能夠重返工作崗位。如果你是家長代表辦公室（Office of Parental Representation）的律師，我也無法保證你的委託人有一天可以成為稱職的父母。我們的能力還不足以做到。

腦部疾病——看起來可能像是精神疾病的神經系統疾病——則有所不同。我們知道外傷性腦損傷（Traumatic brain injury, TBI）可能導致各式各樣的大腦問題，從輕微的暫時性到嚴重的永久性，範圍廣泛。精神疾病也是如此。因此，有人可能會認為這種區分是不必要的，這說法在許多地方可能沒有錯。然而，準確度和完整性從來就不是不重要或者多餘的。專家愈接近實際診斷和預後，法院就愈能理解精神病學或神經病學問題的含義。腦部病變的永久性或暫時性是了解預後的關鍵因素，但無論是精神病還是腦神經損傷，其潛在的因果關係，都是用來了解它是永久性還是暫時性的。儘管這種推理聽起來迂迴，但事實並非如此。還記得我們在第一章討論的案例嗎？案例中，專家史尼奇醫師拒絕開出確定診斷，而且不斷地增加他的排除診斷清單。在撰寫本書時，我訪問的多位律師也提出了同樣的問題：排除診斷是什麼意思？我們不應該將某個診斷納入或排除嗎？律師娜塔莎・德雷妮（Natasha Delaney）想知道，如果專家只是提出一大串排除診斷但沒有列出任何實際診斷，她如何能夠信賴他提出的治療建議？「這名心理師計時收費超過四十個小時，」娜塔莎告訴我。「他從這件離婚案中賺的錢比我還多，也比委託人拿到的贍養費還高。最後，他說委託人需要諮商。他不知道她怎麼了，卻說她應該擁有一半的監護權。」這種行為對於已經處於不幸境地的家庭無異於勒索和操弄，我希望任何讀到這裡的人都感到憤慨。沒有人需要專家來告訴他們，離婚的妻子去找某人談談會有幫助，或者法律要求共同監護，除非另一種安排能夠證明對孩子有更大好處。精神科或心理諮詢的作用應該是以有意義的方式進行評估。然而實際上，這些所謂的專家大多使用一系列的心理測驗，讓電腦評分，給出「得到這些分數的人可能符合某某臨床症狀」這類意見，再提供一張可能的排除診斷清單，以及共同監護的建議。這真是門好生意，假如你不在乎自己的專業形象的話。

讓我們回到主題，也就是持續存在的精神障礙與會消失的精神障礙。有人認為，在離婚的情況，這個區別尤其重要。我們不會希望一個脆弱的幼兒留在可能患有嚴重精神病，而且不太可能復原的父親或母親的身邊。同時，我們知道離婚的壓力很大，當事人往往不會表現出最好的一面。他們哭泣，他們怒吼，他們惡言相向，並對外控訴對方有多卑鄙。他們不惜語出威脅，甚至想方設法藏匿資產，儘管他們曾經彼此相愛。我們通常不會費神去恨那些我們沒有感覺的人，是那些我們在乎而且足夠在意到一定程度的人才能牽動我們的恨意。這不是什麼特別深奧的道理——這是常識。現在，許多家事法庭的法官幾乎什麼都見識過了，對離婚法庭上裝腔作勢的表演也缺乏耐心。遺憾的是，這些疲憊不堪的法官有時會錯過真正的威脅或真正的瘋子。在一個令人印象深刻的案件中，一名精神失常的家長以海量文書淹沒法院，導致法官錯過了一則書面威脅。訊息清楚表明，如果法官不立即為非監護權家長提供探視權，他將後悔莫及。這就是我要說的，正如我不斷提醒的那樣，有時精神病患可能絕頂聰明。實際上，有證據表明，一些智商基因在染色體上的位置與精神疾病的基因接近。在有絲分裂（mitosis）和減數分裂（meiosis）過程中，染色體往往以某些方式斷裂，使精神疾病的基因和智商基因一起遺傳下來。所以，當聽到一個著名的天才做了一件瘋狂事情時，不用感到驚訝。我們或許應該感到驚訝的是，公共場合中的瘋狂事件居然沒有更頻繁地發生。再說，天才（genius）一詞當中包含基因（gene）真的是巧合嗎？好吧，也許有點牽強。我在職業生涯的早期，從精神病患者那裡學到了這個概念。一個超級瘋狂的病人（我真希望能與大家分享每一個超級瘋狂病人的故事，因為我從他們身上學到了很多東西）告訴我，我肯定是一位非常有醫德的醫師。她怎麼知道的？因為我開給她一種叫癲通（Tegretol）的藥。「Tegretol —— integrity[1] ——表示你很正直，所以你是個有道德的醫師，這意謂著你給了我適當的照顧。」所以，瘋狂並不代表愚蠢。精神分析學家會解釋說，這名精神病患用她的方式來表達她對感受到關懷照顧的情感理解。遺傳學家則會告訴你，這名年輕女子的思覺失調症基因和她的智商基因非常接近，兩者一起世代相傳，直到正確的組合在她身上表現出來，所以她能夠聽到這個單字與藥廠行銷部門定名藥物的相似之處。

當時的系主任拜仁・卡拉蘇（T. Byram Karasu）博士是精神醫學領域中名氣響亮的人物，他對我的「個案概念化」（case formulation）感到興味十足，因為我認為這名患者是具有邊緣性人格障礙的雙相情緒障礙症。之後，他向我和課堂上的其他五十個人解釋說，這名年輕女子其實是典型的「青春型思覺失調症」（hebephrenic schizophrenic）——一種好發於年輕人的精神分裂症，其妄想尚未凝聚成形，或變得「系統化」。這些年輕的思覺失調症患者會出現各種天馬行空的精神病症狀：各種類型的思考障礙，包括連結鬆散、音韻連結（clang association）和其他種種連結、意念飛躍（flight of idea）、關係意念、被控制妄想（delusions of being controlled）、誇大妄想等等，全部都混雜在一起，可能隨著任何或毫無刺激來源無預警地出現。如今已不常看到處於完全未經治療狀態的患者，但是在那些日子裡，未經治療的思覺失調症很普遍，所以這是個很酷的經驗（對患者

1 譯注：癲通（Tegretol）和正直（integrity）的英文發音略微類似。

而言當然不是）。

就這個特殊的個案報告而言，我學到了關於思覺失調症早期臨床表現的一些知識，這些知識伴隨了我一生。而你，我的讀者，學到了一些你以前不知道的，有關連結鬆散、音韻連結、和青春型思覺失調症的知識。

在那難忘的一天之後的幾個月，第一種非典型抗精神病藥物氯氮平（clozapine）首次以商品名可致律錠（Clozaril）進入美國市場。那時，我輪值的那家醫院正在參與一些上市後的臨床試驗。我們對於參與的患者非常仔細地挑選，必須符合各種標準。現在，把話題帶回永久性腦部疾病與可治療疾病的概念。患者被診斷出患有思覺失調症，你可以從之前的章節中回想，它是慢性的、週期性的、反覆緩解和復發性的，但無法完全治癒的終生病症。自從第一種非典型抗精神病藥物發明以來，這種疾病的實際診斷準則已經改變，感興趣的讀者可以查看《精神疾病診斷與統計手冊》，以了解這些變化是如何隨著時間演變的。我的意思是，診斷準則的改變是由於藥物的功效，而不是疾病本身已經有所改變。思覺失調症是一種長期的終身診斷，隨著治療和其他壓力因素——荷爾蒙、環境、感染、其他（如滿月）與未知壓力等——的發生，病況有所改善或惡化。如今，某些首發性思覺失調症患者可以成功地治療，得以重返學校，完成大學學業，並擁有事業和家庭兼顧的完整人生，他們唯一需要遵守的就是持續服藥。其他人則沒那麼幸運，即使最好的藥物對他們也不起作用。而且，大多數人不會無限期服藥，這是不同的問題，也是我們一直在探討的模糊的病識感概念。

我還是住院醫師時，我的一名患者被納入可致律錠研究計畫。我選擇他做為我的心理治療督導病人，因為他的妄想是如此系統化而且有趣。他認為他的身體內部是由金錢構成的，他用他的大腦控制全世界的金錢流動。我的導師湯瑪斯・阿格辛告訴我，這些妄想代表了所有思覺失調症患者的恐懼之一——他們覺得自己彷彿不是人類，而且受到外部力量所控制。我的患者需要藉由控制整個世界的資金流來取回一些控制權。他透過「心靈對話」(mind talk)來完成這件事，這其實是他對自己幻聽的理解，但他並沒有意識到，或者說他對自己產生幻覺這件事沒有病識感。順帶一提，在我扭傷了腳踝需要拄拐杖的那段時間，這個覺得自己不是人類的人表現出他最好和最人性的一面。因為我的辦公室在別的層樓，在既定的治療時間內往返得花上不少時間，所以有人為我張羅了一張輪椅供這段短途通勤使用。而我的患者在進行每週兩次的心理治療療程時，整個人會開朗起來，他會推著我的輪椅，然後搭電梯，把我送進辦公室。因此，我們知道，他實際上是一個具有同理心的人。那麼是什麼讓他沮喪呢？我問他，他的心靈對話怎麼了。他的反應呢？他自然是失落的。「生意不好。」他嚴肅地告訴我。

這個人患有思覺失調症多年。他不知道自己有妄想症或幻聽，最後被送進一家州立醫院。在那裡，他相信自己正透過心靈對話（幻聽）操控世界上所有的金錢（誇大妄想）。由於他一直懷疑妻子不忠以及持續下毒害他（妄想症），於是在毆打妻子後，因為缺乏就審能力而入院。在完全惡化之前，他曾是一名工程師，有著令人稱羨的工作。還記得遺傳學中結伴同行的智商和精神疾病基因嗎？向你推薦西爾維雅・娜薩（Sylvia Nasar）的精彩傳記作品《美麗境界》（*A Beautiful Mind*）。主角約翰・納許（John Nash）和我的患者均患有慢性精神疾病，卻依然聰明，可以應付諾貝爾獎頒獎典禮或在法庭上（我的患者是在接受可致律錠治療之後）的一天。但是他們的疾病仍然存在，潛伏在他們的腦細胞結構中。

那麼，什麼是暫時性腦部疾病呢？有許多種類。腦震盪是暫時的，儘管它的後遺症可能是永久的。你可能被擊中頭部，短暫失去意識一秒鐘，然後平安無事。你也可能會在二十分鐘、一小時或一個月後才醒來。有一些極罕見的故事，有人在昏迷一年或十年後突然坐起身來，好像什麼事也沒發生。我從來沒有見過這麼戲劇性的甦醒，也對此感到懷疑，但毫無疑問，有時經過一段時間之後，患者會有所改善。腦損傷的情況很奇特。記得我小時候，有個鄰居頭部受到撞擊，他不得不重新學習走路和說話。復健醫學過去十分關注這類型的腦損傷，一些專家直到現在仍然如此。有大量文獻顯示某些人如何恢復對生存不可或缺的腦功能，這些證據通常提到受害人愈年輕，必要的功能就愈有可能被大腦的其他部位取代。但是，我們也知道周產期窒息（〔perinatal asphyxia〕分娩期間胎兒缺氧）會引起腦性麻痺（Cerebral palsy, CP）這種往往具有永久毀滅性的結果。

這裡的重點是，如果某人患有思覺失調症或雙相情感障礙症之類的疾患，很可能是腦細胞發生問題所致。科學家們正努力找出問題所在，這些問題極可能至少有部分是遺傳，只是我們仍然不知道它們是什麼。藥物可以有所幫助，但無法完全或永久地起作用。這些疾病是永久性的，然而每個被疾病影響的個體都以自己獨有的方式受折磨。病人將一輩子處在這個困境當中，差別只在於有些天嚴重一些，有些天好一些。在某個時刻，他可能會明白用藥是個終生的承諾，但是到那時，恢復「正常」的機會可能已然逝去。他的社經地位可能已經向下漂移，他會失去朋友和家人的支持，他會放棄受教機會和職涯追尋。即使是按時服藥的患者，認知能力下降也是思覺失調症的一部分。認知障礙，很遺憾，正是藥物治療的副作用之一。精神疾患也許能夠治療，但它們還是頑固地居留在你的腦細胞之中。

那麼，哪些類型的疾病是暫時的？我們多少聽說過這類故事，婦女剁掉丈夫的生殖器，最後因精神錯亂獲判無罪。他們被裁定為暫時性精神錯亂。做為精神科醫師，暫時性精神錯亂的概念是荒謬的。我認為大多數人都有極度憤怒和瘋狂的時刻，然而這類案件其實稀少且不常發生。暫時性精神錯亂大概是一種法律診斷，而不是精神醫學診斷。但是，許多事情的確可以暫時改變我們的精神狀態。在許多司法管轄區中，受虐婦女正當防衛的抗辯已經是，也應該是公認而且有意義的抗辯。腦震盪症候群（post-concussion syndrome, PCS）是頭部外傷的一種形式，我在醫學院時親身經歷過。那次車禍經歷可說既奇特又富有教育意義。我當時出現浣熊眼徵象（〔raccoon eyes sign〕兩側眼眶周圍瘀血）和巴特爾氏徵象（〔Battle's sign〕耳後瘀血）——所有同學都十分著迷，因為當時我們正輪替到一般外科實習——最怪異的是情緒的徵象和症狀。我在學業上表現不錯，個人生活也很好，但是我會突然莫名地哭泣。我沒有瞬間重歷其境（flashback）或類似的狀況，這不是創傷後壓力症或心理創傷。直到現在，我仍然沒有意識到，儘管我可以記住事故的所有內容，卻不記得撞擊當下或我實際上用頭撞破兩扇窗戶的時刻。後來我的頭腦混亂，花了幾個星期，甚至幾個月才平靜下來。當時我還沒有聽說過腦震盪症候群，我只知道自己變得情緒化，難以專心，在外科筆試中沒拿到應該達到的完美分數；即使我一直覺得餓，體重仍然直線降落，這是車禍的唯一收穫（此後再也沒有發生過）。一週後，我還發現一小塊車窗玻璃穿過替代縫線的膠水從我的頭上掉出來，整件事到頭來算是有趣。

今天，我們知道頭部創傷會引起永久性的大腦變化而導致非常嚴重的狀況，包括但不限於認知障礙、運動障礙、和情緒障礙（像是假性延髓情緒〔Pseudobulbar affect, PBA〕，不可控的哭或笑），所幸現在已有美國食品藥物管理局（FDA）批准的藥物。據推測，許多迄今作用未明的神經傳導物質在這類腦部疾病的病因中扮演關鍵性的角色。麩胺酸（glutamate）和甲基天門冬酸（N-methyl-D-aspartate, NMDA）是兩種最重要的神經傳導物質，它們曾經被認為是附帶的，也就是說，沒有實際功能。如今，各藥廠積極進行研發，激烈競爭新藥市場，因為大家突然發現這些途徑非常重要。我在學生時代就知道大腦有胃泌素受體（gastrin receptors）。胃泌素是在腸道中發現的重要激素，我迫不及待想了解它在大腦中的作用。你可能認為它讓你感到飢餓，但誰知道呢？它可能讓你嗜吃甜食，或討厭甘草。我們可能永遠不會知道，直到有朝一日某個天才現身，為我們解開謎團。

有些大腦得以從混亂失序中恢復；有些則無法。有些大腦對藥物有反應，看起來正常；有些則沒有。診斷不等於預後，但有助於預後預測。另一方面，排除診斷絕對不會給你有關預後的任何訊息，因此，如果你是律師，並且在繼續進行案件之前需要了解預後，你顯然需要更多資訊。在這種情況下，你在個人和專業方面該如何應對？

首先，你需要更多資訊。如果你的專家無法提供至少兩個診斷讓你選擇（好比，這是思覺失調症或情感性思覺失調症〔schizoaffective disorder〕），那麼你要不是多花了冤枉錢（因為對方不是真正的專家），就是沒有向他提供足夠的訊息。一些律師發現不利於案件的紀錄時，會扣住這些紀錄。你知道我在說誰，我不會提及地點、人名或事件，但是整個案件檔案都被藏在廢棄的文件櫃中，在那裡它們無法改變人們已經認定的想法。如果訊息與他們原先的見解不符，專家也會保留之。即使嚴格說來更改醫療紀錄屬於重罪，還是需要有人先辨識出來並起訴。可悲的是，這些事情都還在上演。我無法指導你該如何做好你的法律工作，但是我可以告訴你，如果你想建立包括精神醫學證詞的案例，那麼最佳選擇是從真實的精神醫學資訊開始。弄清楚你的委託人有沒有什麼精神狀況，無論是性犯罪、離婚、還是移民案件。從那裡，你可以繼續進行你的案件主張，建立起全案的結構、概念、論點等等。

也就是說，不向專家隱瞞訊息非常重要，對造的專家也將獲取相同資訊。如果你的專家站在法庭上，而你不曾向他提供關鍵情資，例如你的委託人曾因強姦罪在另一州服刑十年，而對造律師問及此事，那麼你最好相信，他絕對會把你拿來墊背。永遠不要期望獲得專科醫學會認證的精神科醫師說：「噢，一定是我忽略了這個瑣碎的細節。」我告訴過你有關專家的故事，他把兩個約翰・史密斯搞混，然後堅決不願改正錯誤。類似的案件，另一位專家，也或許是同一位，把某人的筆跡誤讀為「戀足癖」(原始文字是「否認有戀物癖」之類的內容)，他卻當庭發誓說，此人確實患有會使他變得危險的戀足癖。倘若這些醫師連他們實際犯下的錯誤都不肯退讓，寧可說謊作偽證而不是承認自己把老花眼鏡忘在家裡，就更別期望他們會因為你沒有提供完整紀錄而為你背黑鍋了。他們也沒有義務這麼做。

相反地，如果你確實向專家提供完整的紀錄和詳細的司法精神醫學問題，讀者們坐好了，準備看結局可以讓你多驚訝。律師薩曼莎・希爾（Samantha Hill）跟我提了一樁我原本以為相當尋常的遺囑認證案件。我們在電話中談起。死者曾是一名老師。當薩曼莎描述情況時，我有些困惑。

「我不明白。」我一邊想著類似訴訟的費用，問道：「她留下多少？」

「大概兩個吧。」薩曼莎含糊地回應。

「兩個什麼？」

「兩百萬。」

一名老師？一名天主教學校的單身女老師？我剛剛聽到什麼？

於是我一如既往地處理案件，按時間順序整理所有紀錄。我找到死者立下遺囑的日期，還發現一些訪談紀錄，這些紀錄甚至在她用線上法律文件服務Legal Zoom訂定新遺囑之前跟之後，獲得了她的知情同意。我把所有內容寫好，修正了錯別字傳送出去，然後薩曼莎打電話給我，很是詫異。

「這是真的嗎？這些紀錄真的是這樣說的嗎？」

「當然是真的，全都在你寄給我的檔案裡頭。」

薩曼莎・希爾從未見過這樣的報告。這份報告基於案件事實以及該名女子的病歷和生活，而非某個家庭醫生寫的一般信件，指出：「由於這些藥物會引起思緒混亂，這位女士沒有能力在上述日期寫下遺囑。」做為律師，你當然可以嘗試用一般信件做為證據，但是事先警告，你可能會遇到像我這樣的精神科醫師加入對造的辯護小組。現在，讓我們快速回溯一下可治療疾病的概念和「旋轉門現象」（revolving door）。我們談過一些新型抗精神病藥物的有效性，以及研發中的針對那些幾乎尚未辨識出的疾病的驚人療法。很可能甚至在這本書付印前就有新的藥物問世，或者現有藥物發現到新的適應症。每天我們都更接近有能力治療腦部疾病的世界，永久性腦損傷逐漸變得不那麼永久。

然而，目前仍然無解的一大問題是眾人其實不陌生的「旋轉門現象」。精神病患得到一些治療，變得好一點，他們就離開治療。他們又變得更糟，經常牽扯到法律問題、被監禁或強制入院。他們得到一些治療，或至少被關起來。然後他們回到街頭，再次無法正常生活，他們再度面臨社會、財務和法律問題。他們反覆地被帶離街頭或移出社會。一次又一次，他們可能會也可能不會得到適當的治療。

你們有沒有一個壞習慣，像我一樣起床之前會先在手機上收信？每天早晨，美東時間上午七點，我平均收到三封電子郵件，詢問我是否有意願過去工作。一天結束時，我通常已經記不清楚究竟收到了多少份工作邀請。顯然，這個國家對精神治療的需求龐大。傳統上，精神醫學一直是勞動密集型的專業。

據我所知，培訓仍然是四年。我們必須學習心理治療，精神藥物學，各種次專科學門，神經科學，內科醫學和／或兒科，要經過個別督導，進行某些研究，當然還有正規課程，我的課程包括佛洛伊德和他那一掛心理分析同袍的作品，全是讀起來如臨酷刑的舊式翻譯。我至今仍滿懷感激教授們沒有要求我們學習德語以閱讀原文，坦白說，就算他們真要求了我也不會訝異。我們生活的重心就是考試、報告、醫院的呼叫電話，然後一些難得的課外活動，參加的也就是同一群人。

我覺得自己為了成為醫師捨棄了很多。人生最美好的青春歲月裡，我忙著工作和學習。不是抱怨，我只是描述。現在全國精神科醫師短缺，如果考慮到員工折扣，我們賺取的報酬其實比零售業要少，而需要我們的地方往往環境惡劣。我曾經在矯正機構工作了十年，期間由於結婚生子，我必須在性罪犯監獄裡擠母乳。我是否會向其他年輕女性推薦這種工作？我不知道，那裡工作還算有趣。我是否寧可擁有一間設備齊全的私人哺乳室，帶薪休假，以及個人冰箱和飲水機？當你聽到沒有人投入精神醫學，全國各地成千上萬的精神醫學工作都空缺時，一切都不言而喻。我可以在Hooters運動餐廳做兩份正職工作，而且比一份全職的精神醫學工作收入更高，後者一週大約工作八十個小時；賺取同額的金錢，得到大致相同或更好的對待。

所以，請善待你的專家，公平地支付酬勞，提供他們完整的醫療和法律紀錄。請具體說明你希望他們告知的內容。做為回報，你將獲得一份完整而徹底的報告，這將有助於你為委託人以及廣義上也為自己獲得最佳結果。

我知道我再次偏離了主題，但是每個話題都有許多層次，就像剝洋蔥一樣。永久性和暫時性腦部疾病都是處於一個連續光譜。患者不是進行了治療或諮商就會得到改善，然後可以停止治療，永遠好轉。你的委託人沒辦法吃個一週的藥就能痊癒。思覺失調症不是鏈球菌喉炎。我寫過一本書，其中藥物引起了永久性的基因突變，但那是虛構小說。現實生活中，藥物必須由醫師處理，沒有人能預測患者對治療的反應。如果你想根據平均治療的平均反應來做計算，最好在計算機中嵌入一顆水晶球。雖然藥物的劑量確實是標準化的，但你永遠無法真正預測患者的反應。你永遠不知道患者是否容易對治療有良好反應，或者需要多年的治療。你也無法預測某人的臨床病程。我認為，當你嘗試為法律案件的治療結果做預測時，應該從最壞的情況設想，謹慎為上。做最壞的打算，期待最好的結果。我曾在一場車禍中頭部受到撞擊，出現腦震盪症候群。後來，我完成了醫學院的學業，成為精神科醫師，通過了所有考試，繼續從事有償工作，甚至還寫了幾本書。我認為這樣的結果還可以。但我也可能發現自己無法集中注意力，只好輟學，在憂鬱症纏身之下，什麼都做不來。誰知道呢？也或許我會像我一直告訴別人的那樣，如果我童年時期就有過動症藥物，從來沒有撞到頭，我可能已經成為哈佛醫學院麻省總醫院的精神科主任了。

以上除了自娛娛人之外，我想說的其實是，我們永遠無法真正預測未來。過去的行為是未來行為的最佳預測指標，但是，如果過去的行為是精神疾病的結果，而這種精神疾病可以治療的話，就能修正未來的行為。按照這個邏輯，每種腦部狀況或多或少都可以治療。不像我們在本章開始時可能認為的那樣，可治療的腦部疾病與永久性腦部疾病之間的區別終究不是那麼明確得以一分為二，兩者之間的差異非常微妙，而且是流動的概念。不過，在訴訟開始之前，我們必須確定大腦問題的整體形態，也就是完形心理學（Gestalt psychology）所說的整體知覺經驗的概念。頭部創傷必須與慢性精神疾病進行鑑別。我們必須確定疾病的一般分類，而且必須盡可能確定疾病的類型。排除診斷必須被排除，預後必須盡可能專業地確認。我經常在報告上寫道：

預後：給予適當治療則優良，不治療則不佳。

以上是需要注意的語句片段嗎？當然。專家用心寫的報告請仔細閱讀，不要跳過內文只看結論。

最後，如果你的案件是涉及永久性腦損傷患者的鉅額案件，那麼我剛剛給了你一把法律策略的金鑰。不客氣。

8 瘋狂 v. 疾病：以精神疾病症狀表現的內科疾病與醫源性精神病症狀

Mad v. Sick: Medical Problems Masquerading as Mental Illness and Iatrogenic Psychiatric Symptoms

在前面的章節中，我們反覆強調，在面對看起來像精神病的疾病時，不要錯過任何器質性因素的重要性。目前為止，這些疾病全都具有大腦內的病理現象，無論是精神疾病、神經病變或是某種形式的重疊或組合。本章將聚焦在一個完全不同的主題，這些疾病會對大腦內部產生影響，但原發問題通常在其他部位。在過去的黃金年代，內科和精神醫學培訓都曾十分強調內科疾病的精神疾病症狀表現。我第一次臨床實習是在一位肝臟專家指導的住院病房。他告訴我們，胰臟癌經常在尚未發現任何癌細胞蹤跡的數年前就以無法治療的憂鬱症表現。根據這個特點，我已經診斷出不計其數的胰臟癌患者。但是有這方面的專書嗎？近期沒有。我所能找到的一本專門討論「內科疾病的精神病表現」的書出版於一九八〇年，那年我才高中畢業。

這方面的資訊缺乏意謂著什麼？首先，許多人正尋求非精神疾病引起的精神疾病治療，然而他們並沒有得到所需的幫助，因為精神科醫師在患者提到一些瑣碎細節時並不在場。再者，也更重要的是，基層醫學和精神醫學界都缺乏適當的思維方式。一方面是由於極度的專科化，另一方面則是迫於保險公司的壓力，需要迅速看診並且只治療表面出現的問題，醫師沒有時間或工具進行真正應該做的評估檢查，來充分判斷患者的病因。

接下來，倘若身為律師的你面對的是你覺得不太對勁的委託人（原告或被告），那麼，你可能需要專家的協助以深入調查委託人是否具有完成某些任務的心智能力。如第三章所述，你已經進行了初步的精神狀態檢查，並且確定了不太對勁的部分。現在，你通知了你最信賴的專家，你知道他出庭時，是自律、可靠、公正、打扮合宜的。下個部分取決於你，你必須向他提出一個適當的司法精神醫學問題，其中包括你想知道的有關委託人的訊息。無論你覺得多麼瑣碎，你都必須提供與案件有關的所有文件，而且你必須為你的委託人提出接受評估的要求。

你會訝異這些簡單事項沒有完成的頻率之高。聯邦政府曾聘僱我處理一起移民案件，這個人被關押在郡監獄裡，該監獄受聯邦政府之託安置聯邦監獄容納不下的囚犯。他是一名性犯罪者，聯邦政府想知道他是否是高危險連續性罪犯，是否該根據《新澤西高危險連續性罪犯法案》（New Jersey Sexually Violent

Predator Act）對他實施民事監護處分，或者應該啟動遣返程序。我已經不記得獄方所依據的法規，我只記得，即使聯邦調查局下令進行評估，獄方還是拒絕讓我調閱他的監獄檔案，也就是他的案卷。他們只允許我查閱他的醫療紀錄，醫療紀錄約五百頁——這傢伙絕對有精神病史。如果你們當中曾經有人做過性犯罪者的民事監護處分評估，你會記得，風險評估工具需要當事人的機構違規行為和過去犯罪史的相關資料。不知何故，監獄管理者認為既然我是精神科醫師，我只能查看醫療紀錄，而且自行腦補我的出現是受託要以曾經受虐之類的藉口把他弄出監獄。他們認定我是個心軟的左翼白痴。為了增加樂趣，他們還安排我在垃圾箱旁的房間裡進行訪談，直到訪談結束，我才意識到發臭的是垃圾，而不是囚犯。

我不得不打電話給國土安全部的委託人，然後再度前往監獄，看完所有案卷並進行危險程度評分。我當時相當憤怒。我知道新澤西州不算大，但是到二十五哩外的交通需要一個多小時，而聯邦政府並不支付旅行時間的費用。

當我進入監獄和看守所時，我會一再確認是否能夠使用工作所需的一切，筆記型電腦是個大問題。幾年前，我仍為州政府工作時，在法庭上受了傷，由於頸部受創的緣故，拿筆寫字對我遂成了一大折磨。我曾經有著工整漂亮的字跡，在兒科實習期間，主管還把我圖文並茂的筆記誤認為社工筆記直接略過。現在的我必須打字，否則我會整天耗在那裡，最後卻看不懂自己的筆記。對我來說，將筆電帶進監獄實際上是《美國殘障人士法案》的問題，儘管我不會每次都引用它。每次拜訪監獄之前，我都要聯絡約莫二十次，確定筆電可以攜入。你可能認為這沒什麼，但是律師們，請為你的專家做這件小事，他們將不勝感激。

那麼，假設你的案件屬於監獄類型，你的專家現在已經抵達，他將進行評估。什麼樣的內科問題可能會與精神疾病混淆？簡短的答案很多。即使我們不考慮任何神經系統疾病或腦部疾病，一般疾病也經常偽裝成精神疾病的模樣。最常見的是譫妄（delirium），這是一種腦部障礙，但是通常發生在內科疾病的情境下。

譫妄是使人看似瘋狂的急性腦部疾患。譫妄與實際精神疾病之間的主要鑑別條件是患有譫妄的人缺乏清楚的知覺。他通常對時間、地點和／或人缺乏定向感。他可能不知道自己的名字，也不知道自己如何到達某處。他可能有幻覺，而且可能清楚知道自己的幻覺。通常，但並非一定，有個容易被辨識出的近端原因（proximate cause），例如攝入某種物質。過去我姊姊動手術時，曾被施予強效麻醉劑德美羅（Demerol），然後她看到我們的母親變成了一件外套。她可能會有什麼慢性的問題嗎？其實不會。這是一個藥物引起譫妄的例子，當藥物排出體外後，譫妄便消失了。

許多物質會引起譫妄。最著名的是震顫性譫妄（delirium

tremens, DTs)，這是急性酒精戒斷的徵象，若未能給予適當且及時的治療，則可能致命。震顫性譫妄症狀包括幻覺、妄想、寒顫、發燒、癲癇發作，甚至死亡。其他併發症也可能會出現，但在早期階段看起來很像精神病發作。我經常看到震顫性譫妄患者被誤認為精神病患帶到精神科或急診室。這個錯誤是如何發生的？很簡單。由於他們的血液酒精濃度為零，對飲酒的情況說謊，而且看起來瘋狂。直到一兩天後，他們的生命徵象變得不穩定，幻覺和妄想開始表現出器質性的特徵。患者開始發抖，他們的幻覺顯然是觸覺和視覺的，而不是聽覺，這時候大家才明白他們需要密集的醫療支持。

麻醉引起的譫妄也經常在手術後發生，特別是老年人。我還在醫院工作時，幾乎每天都有術後的照會通知。我深刻的體認到，外科醫師始終不了解過去無精神病史的患者不會在手術後突然發展出精神病。當患者術後不清醒，或正在接受疼痛治療，或是在另一個麻醉恢復室時，外科醫師總是需要照會精神科醫師。

毒品和酒精引起的譫妄相當明顯，而且通常容易處理，因為它若不是可緩解，就是潛在的生理問題需要醫療介入。但其他引起精神病症狀的醫學問題又是如何呢？

大多數自體免疫疾病(autoimmune disease)會模擬成某些類型的精神疾病。之前提到，我第一次臨床實習的主治醫師是個肝臟權威，下一個指導醫師則是自體免疫疾病專家，尤其是全身性紅斑狼瘡（systemic lupus erythematosus, SLE）方面的疾病。狼瘡有偉大的模仿者之稱，因為它可以以任何形式出現——皮膚病、腎臟疾病，甚至心臟病。住院醫師告訴輪訓到此的醫學生，他們會在所有鑑別診斷中都放入狼瘡（就像我們在前幾章中討論的排除診斷，不過這些是有急性內科狀況需要住院的病患）。這讓我想到那句醫學生間流傳的諺語：「聽到馬蹄聲，你不會想到斑馬（也就是你想到的是一匹馬）。」但是對這位醫師來說，斑馬總在選單上。他會有幾天充滿希望，然後當所有的血液檢查報告指向常見的疾病如心臟病發作，待患者病情穩定，他就會繼續進行下一個罕見病例研究。然而，人們確實會患上狼瘡，也會得到書上記載的所有奇怪的自體免疫疾病。在我的私人執業經歷中，每一種難以發音且無法形容的罕見疾病，我至少都遇過一名個案。我有許多自體免疫疾病的患者尚未獲得適當的診斷。多虧這次輪訓以及我們慣於將這些疾病都列入排除診斷，我得以從馬群中辨識出許多帶著痛苦和抑鬱的模糊抱怨奔進我辦公室的斑馬。他們確實是存在的。在進行審慎評估之前，你的專家不應該替斑馬套上馬鞍，但是知道這可能是一種自體免疫疾病，並且至少知道如何進行篩檢，掌握導致血清轉換（seroconversion）時段的一些資料（在症狀出現後的七年之內），對於如何進行你的案件以及處理與委託人之間可能變得困難的關係都大有幫助。

不過，有件事可能會令人驚訝：猜猜我們開給患者什麼藥來治療他們的疾病？類固醇（steroid）。再猜猜服用類固醇會怎樣？答案是：會使你瘋狂！使用類固醇治療自體免疫疾病似乎是比自體免疫疾病本身更容易產生怪異行為，以至於需要法律介入的原因。患有自體免疫疾病的人由於看似正常，保險公司若拒絕失能給付，就必須尋求法律途徑解決。如果你是代表失能者（委託人）的律師，那麼你必然會遇到的。如果你是保險公司的律師，你會試著聲稱該問題是精神病的、心理的、虛構的或類似藉口來使保險公司避免付款。讓我為你省去麻煩：自體免疫疾病是毀滅性的疾病。儘管許多人罹患的「輕度」自體免疫疾病可以維持一般日常生活，但只要得到任何一種，你的生活就會變得艱難萬分。像是你的腦中必須要有方圓百呎內廁所位置的地圖，或是你只要走一層階梯就會感到疲勞，或是一口普通食物就能引起嚴重蕁麻疹。想想看這些有多困難，工作場所或許也對那些人構成威脅和恐懼。也許他們真的無法工作。也許他們寧願沒有這些問題，可以正常上班，而不是坐困家中看著世界越過自己，而自己只知道洗手間的方位。

讓我們回到類固醇治療。以防有讀者不知道，類固醇是真實存在於人體中。人體會自行分泌多種類固醇激素並作用於不同部位。性荷爾蒙是類固醇，皮質醇（壓力荷爾蒙）也是類固醇，沒有這些，我們的身體將產生非常嚴重的問題和疾病。

人工合成的類固醇已經運用在許多領域多年。它們通常用於減緩與降低自體免疫疾病發作，包括氣喘、潰瘍性結腸炎

(ulcerative colitis)、克隆氏症(Crohn's disease)、類風濕性關節炎、狼瘡、重症肌無力，以及其他沒有特定症狀的可怕疾病。許多氣喘患者——可能是你鄰座的同事、教友或牌友——得以安然生存，是因為他們在出現症狀時服用類固醇。許多人對「類固醇」避之唯恐不及，認為類固醇比海洛因更糟糕，他們不知為何無法理解類固醇是關鍵的救命藥物，有需要時就必須使用。

類固醇也可以在藥房櫃檯購買。你抹在野葛皮疹上的可體松乳膏(cortisone cream)是一種類固醇。你用來對付季節性過敏鼻炎的非處方藥丙酸氟替卡松(Fluticasone propionate)，這也是類固醇。避孕藥成分仍是類固醇。如果這些訊息使你感到驚嚇，你無法置信而需要詢問谷歌醫師的話，請隨意，我等你。

你查了一下，發現我是對的，現在我們可以繼續討論了。問題是這樣的，當有人服用全身性類固醇時，它的效果跟我們以乳膏形式使用在蟲咬後皮膚紅腫的效果明顯不同。類固醇確實存在著各種非預期的副作用。出於本書目的，我們現在討論的並不是禁止使用的種類，好比運動員用來快速增肌卻致使睪丸萎縮的類固醇。這些非法類固醇固然也會影響情緒和認知，不過它們牽涉法律案件的方式應該不同於我正在談論的主題，也就是導致精神疾病的醫源性(iatrogenic)因素。

當醫師為患者提供藥物治療，期望病情能有所改善時，有時候情況會好轉，但卻會引發別的問題。一個常見的典型例子是體重增加，許多抗精神病藥物會導致體重上升以及相應而來的代謝異常。事實上，關於是體重增加引起代謝問題，抑或是藥物引起所有問題仍未有定論。體重增加與代謝症候群（metabolic syndrome）是醫源性問題的一個例子，另一種你可能聽說過的情況是院內感染（nosocomial infection），這種感染在醫院內發生，通常伴隨著具有強大破壞力的病原體，例如有超級惡菌之稱的「抗藥性金黃色葡萄球菌」（methicillin-resistant Staphylococcus aureus, MRSA）。院內感染十分棘手，嚴重者還可能截肢和死亡，由於醫療照護的執行方式，有時候治療造成的後果甚至比疾病更嚴重。

這些問題大多不是精神病性質的，但就使用皮質類固醇（corticosteroids）的治療而言，經常會導致看似精神疾病的結果。我剛開始工作時就被教導，如果有已知自體免疫疾病的患者出現精神病症狀，這可能是疾病本身或是治療引起的臨床症狀，真正獨立發展的精神疾病可能性很低。雖然沒人能打包票，但也無法停止治療，因為潛在的自體免疫疾病會惡化，甚至可能帶來致命危險。因此，我們只能為患者提供其他支持療法，並祈求幸運女神眷顧。

幾年前，我接觸過類似的案件。當這名母親的身體狀況莫名地惡化時，她已經離婚多年，後來診斷出患有狼瘡，她仍繼續工作。整件事發生在生物製劑（〔biologics〕目前用來治療免疫風濕疾病的藥物之一）大量發布之前，因此，每當她突然發作，醫師都會採用類固醇脈衝治療，再逐漸調低劑量，希望能緩解她的症狀。她的前夫一直試圖奪走她對孩子的監護權。就像許多不堪的離婚案件一樣，他只是想傷害她。孩子們輪流和父母生活並沒有特別不適應的問題，或是比其他在類似監護條件下的孩子有更多狀況。

我們知道服用合成代謝類固醇（anabolic steroid）的運動員會做出瘋狂的行為。我們也聽說過「類固醇狂怒」（roid rage）曾經成功地被當作刑事罪行的抗辯理由。不過，直到這個特殊的案子降臨在我超載的辦公桌時，我不認為新澤西兒童與家庭事務部（New Jersey Department of Children and Families）曾在競技體育界之外聽說過這個概念。

這名患有紅斑性狼瘡的母親是一名牙醫助理，她工作時通常控制得宜。不過，凡是牽扯到離婚和她的前夫，她很容易變得暴怒抓狂，而類固醇成了這次事件的導火線。某天她下班回家時，她發現十來歲女兒傳了露骨簡訊給一名男孩。這對於一個普通的青春期少女而言，不能說完全無辜，但也不是完全不正常。

這名母親怒火沖天，最後一絲理智燃燒殆盡，她抄起一把剪刀，三兩下剪去女兒美麗的長髮，最後被送到醫院的精神科急診室。她的立即目標是使女兒失去外貌的吸引力，讓男孩們對她傳送性簡訊的動作不再感興趣。女兒因為母親的舉止異常而請父親來接她。精神科急診室的工作人員則是通知了兒童保護服務處和警方。讓人些微吃驚的是，沒有任何精神科醫師和這名母親交談過，只有一名社工師對她進行了評估。社工師認為案主對自己沒有實質的危險，對孩子充其量也只有潛在的風險，主要是對孩子的頭髮。雖然有人提及健康問題和藥物治療，但是沒有人將類固醇治療與瘋狂的不當行為聯想起來。孩子們被帶離母親身邊，在那個時候並非不恰當。這裡的不當之處在於，州政府隨後採取行動，以不存在的精神疾病為由終止了母親的親權。

此案中的父親想當然耳開心無比。他只想把兒女從前妻手中奪走，毫不考慮何者才是長遠來看對孩子最好的安排。孩子們一再告訴面試官，他們的母親通常不是那樣，她從未有過如此瘋狂的舉動。她得了紅斑性狼瘡需要服藥，但他們不知道什麼藥物，她最近特別易怒，但他們不知道原因。州政府並未諮詢這名母親的醫師。他們的確曾要求進行心理評估，得到的是常見的那種電腦程式生成的毫無意義的結果，像是符合這些特質的人可能會有的臨床診斷、符合哪些人格障礙等等。他們沒有找任何專家審查這名母親的處方藥物，沒有人搜尋過狼瘡是什麼或是它的徵象和症狀有哪些，也沒有人查詢普賴鬆（Prednisone）是何種藥物，或者它可能產生的副作用。考慮到她可能使用非法藥物，他們將她送去做藥物濫用評估，但由於她否認使用任何禁藥，藥物濫用檢驗中心也就沒有告知任何人皮質類固醇可能引起情緒和行為的變化。

等到案件送到我手上時，那名父親對於選擇離開他的妻子的報復計畫幾乎就要大功告成：他幾乎把孩子完整監護權奪回來了。故事還有很多細節（包括這個男人控訴他的前妻，但不是針對孩子），這來該是最終的監護安排，所幸沒有發生。為了這名母親和她的孩子，我被法院任命為他們的精神醫學專家。我完成案件報告並向法院解釋，假如當事人未來仍需使用類固醇治療，這個家庭需要事先制定一個照顧孩子的備用計畫。沒那麼難，對吧？他們實際上都能了解。監護安排維持不變，孩子與父母雙方都有時間相處，父親沒能單方扶養孩子，也沒能洗腦他們敵視母親，而母親得以在必要時接受類固醇的救命治療，也不會失去她的親權。透過祖母、阿姨、姑媽們和鄰居的幫助，計畫就可以實現。現在，是時候讓我們轉向精神錯亂的最大模仿者：藥物濫用。這個主題需要自成一章，來本專書也不為過。

9 藥物 v. 大腦

Drugs v. Your Brain

藥物濫用是精神錯亂的最大模仿者。如今，藥物濫用已自成一門專業領域，在精神醫學中有專門的訓練學程，如同其他醫學專業中也有的次專科學門。關於這個主題有不計其數的書籍和電影；治療師接受藥物濫用諮商訓練；數十億美元投注於不同類型的復健計畫；候選人因為聯邦政府經費是否該挹注以宗教為號召的藥物濫用治療的政見或勝或負。這個表單可以不斷地延長再延長，我無法羅列出所有藥物濫用影響我們社會結構的方式。早在學齡前，孩子們就被教導要提防毒品。記得小學四年級時，老師讓我們看一部名為《最小毒癮者》(*The Littlest Junkie*)的電影，一名海洛因成癮的婦女生下被迫染毒的嬰兒。據估計，美國每年因為非法毒品和酒精引發的問題損失約三千六百六十億美元。

我也無法列舉毒品和酒精影響刑事司法系統的所有方式。我們知道，美國監獄中大多數囚犯的入獄原因是與毒品相關的犯罪。全美受刑人中總計有百分之四十九是因毒品罪入獄，如果加上與毒品間接相關的其他受刑人，例如缺錢買毒而引發的搶案，這個數字可累加到相當可觀的程度。事實上，在蒐集本章資訊時，我幾乎被網路上大量相互矛盾和未經證實的說法給淹沒。我的日常工作中，經常收到數百頁所謂的藥物濫用評估，這些評估似乎只基於某人對於何者是否為藥物濫用的個人意見。所有的醫學評估似乎都僅限於被評估者的自我報告，以及本該是隨機的尿液毒物篩檢總是在被評估者出庭當日進行。然而，目前法律上並沒有針對藥物濫用的評估、治療、預防或判讀的標準化規範。由於我的司法鑑定工作仍大多圍繞著家事法庭以及出於某種原因失去子女監護權的父母，在這些情況下，使用任何物質將是大忌，如果是醫師處方藥則不受影響。好比當事人曾是海洛因成癮者，正使用美沙冬（methadone）或其他處方藥控制對街頭毒品的渴求，否則社工師和法院會認為這樣的父母不足以擔當親職。

讓我更詳細地描述這種情況，以清楚解釋其中一些問題的真正意涵。顯然，我們無法涵蓋涉及藥物濫用的每個司法精神醫學問題，這個可能性幾乎是無限的。我們稍微提到了酒精，但酒精濫用不是什麼新危機，而是長期存在的問題，孩子和成人都有酒精攝取過量的狀況。本地一所著名大學最近一次統計，有二十三張觀察床供醉到無法回宿舍的學生使用，傳聞這些床位每天晚上都滿床，週末時，人數更是多到得轉送當地其他醫院。

前一章我們談到了震顫性譫妄。我想重申，震顫性譫妄是慢性酒精依賴的戒斷症候群。除了顫抖、幻覺、妄想、駭人又戲劇化但不危害生命的怪異行為之外，這種症候群還會導致危險的高血壓、癲癇發作與死亡。然而，急性酒精中毒也不是風險全無，還可能導致許多不良效應，從愚蠢的決定到交通事故、酒駕、暴力行為、具有長期後果的衝動決定、類精神病症候群、情緒症狀、幻覺、意識障礙、身體疾病、嘔吐，以及眾人的最愛：性病和非計畫懷孕。

長期飲酒所導致的健康問題包括肝硬化，甚至肝癌。此外，也可能造成腦部損傷，臨床表現為精神疾病、神經系統疾病，又或者神經精神疾病的合併症狀。魏尼克－高沙可夫症候群（Wernicke–Korsakoff syndrome）可能是精神科醫師在職涯中所遇到的少數真正失憶症之一。嚴格來說，這種症候群是發生在酗酒者身上兩種不相關的疾病。魏尼克氏腦病變（Wernicke's encephalopathy）是缺乏維生素B1引起的，表現為急性的神智不清、運動失調（ataxia）及眼肌麻痺（ophthalmoplegia），後兩者分別代表步態不穩以及眼球無法正常移動。雖然有時缺乏維生素B1也可能是其他因素引起的，並呈現出相同的臨床症狀，但這種症候群最早於一八八一年由波蘭神經學家卡爾·魏尼克（Carl Wernicke）在酒精中毒患者身上發現，這些患者的維生素B1攝入不足是因為營養不良，以及其他酗酒相關的腸胃道問題所合併而成。為了預防這種情況發生，急診室會對患有酒癮或是酒精中毒的患者開立維生素B1服用。

高沙可夫失憶症（Korsakoff's amnesia）則是這種維生素B1缺乏症的晚期神經精神醫學表現，對大腦的損害轉變成永久性，因此會出現記憶喪失，包括順行性和逆行性失憶以及虛談（confabulation）症狀。魏尼克－高沙可夫症候群的初始階段，也就是魏尼克階段，可緊急使用維生素B1治療。一旦發展到高沙可夫階段，該疾病就被認為是永久的。

儘管酒的出現早於有文字紀錄的歷史，酗酒的歷史也約如前者一樣源遠流長，但飲酒是合法的。雖然我們已有許多合法的鴉片類藥物，非法鴉片類物質所受到的關注卻佔了絕大多數。在去年春天的一次會議上，我遇到了新澤西州前州長吉姆・麥格里維（Jim McGreevey），他對於人們能夠輕易地在急診室獲得處方麻醉藥感到惶惶不安。我告訴他，有些人需要這些麻醉藥來處理他們的疼痛——尤其我兩年前曾經歷過膝蓋骨折，熟知疼痛的滋味。但我從未上癮。在我們冷靜下來，意識到雙方其實立場相同之前，前任州長和我進行了一些意見交流。麥格里維先生目前致力於幫助成癮者出獄後復歸社區的工作，有時還以律師身分代表他們出庭。我們都不想看到成癮率有任何增加，不幸的是，在鴉片成癮問題的處理上，美國遠遠落後於大多數的西方國家。

可惜確切的資料難尋，尤其似乎沒有人真正研究過這個領域。美國成癮醫學領域的一位領導者，醫學博士羅素・波特諾（Russell Portenoy），他在一九九〇年代鼓勵使用鴉片類製劑來治療疼痛，這顯然引發了爭議。他聲稱，「只有」百分之十五的患者可能會對鴉片類藥物上癮，因此使用鴉片類藥物治療疼痛的好處勝過了風險。遺憾的是，二〇一二年，時任紐約貝斯以色列醫學中心（Beth Israel Medical Center）疼痛管理部門主席的波特諾博士撤回了之前的聲明。他表示，可能有超過百分之十五的患者會上癮，而且鴉片類藥物終究不大好。當中牽涉到其他問題，包括著名鴉片類藥物製造商資助他的研究，以及推動「疼痛是第五生命徵象」（現在已是），儘管疼痛無法像體溫、呼吸、脈搏和血壓等生命徵象可用儀器客觀測量，卻相當重要。這百分之十五的數字讓我著迷。大多數服用鴉片類藥物的人不會上癮。然而，在一個有著如此廣泛處方鴉片類製劑的社會中，有百分之十五的人出於任何原因而服用，這個數字仍不容小覷。不過，有些研究估計，多達百分之五十接觸鴉片類藥物的人具有成癮的遺傳體質；其他研究則宣稱幾乎沒有遺傳傾向。也就是說，只要有合適的外部環境，任何人都可能對鴉片上癮。

我個人不同意任何人都可能上癮的看法，因為有的人就是不喜歡鴉片類藥物。我膝蓋骨折時，服用的是鴉片類止痛藥波考賽特（Percocet），之後進行膝蓋手術時，我對鴉片製劑很反感，它們使我胡思亂想和反胃，我等不及停止服用它們。但是，也有病人告訴我：「鴉片類止痛藥讓我覺得自己擁有全世界。」我從未有過擁有全世界的感受，不過，如果一顆藥可以讓我有這種感覺，我大概也會想再吃一顆。這種差異必然與遺傳有關，沒有其他解釋。我和那位擁有世界的患者的大腦顯然不同，鴉片類止痛藥在他的大腦中活化了多巴胺路徑，在我的大腦中，則是其他東西被激活了——也許是那些似乎不屬於大腦的胃泌素路徑；他得到酬賞與力量，而我只感到昏昏欲睡和噁心。不幸的是，在美國只有少得可憐的經費能夠用來研究這些差異，以及用來治療成癮問題。但我相信，沒有一位醫師或律師從未遭遇任一樣態的鴉片成癮的破壞力。我們必須注意鴉片成癮所引發的各種問題，也必須了解各種治療方法及選擇，而不是只管把毒蟲丟進監獄。

《美國流行病》（*An American Epidemic*）是一部於二〇一五年完成的紀錄片。我和製作人勞倫斯・格林伯格（Lawrence R. Greenberg）談論關於他與導演麥可・德萊昂（Michael DeLeon）合作的經驗，以及他在過程中領悟的心得。

「我了解到有種與一般精神健康跟成癮相關的標籤和羞辱感，阻礙了人們開誠布公地談論它。」

「許許多多的小事都指出這個狀況。比方說，當我閱讀訃聞時，他們永遠不會提及死亡原因。訃聞用類似『心跳停止而驟逝』的內容，這些都是年輕人。製作這部紀錄片告訴我的另一件事是，人們不願意談論成癮問題。我們去到每個地方都會詢問成癮問題哪裡最嚴重，人們會說『這裡最糟糕。』無論『這裡』是哪裡，每個人都認為他們所在之處最糟糕。人們不願分享。他們不願意吐露實情。」

「我聽這些父母敘述他們的孩子如何深受成癮之苦。但是，這些家庭被排擠，成癮問題被掩蓋，不論在孩子去世之前或之後，沒有人支持他們。如果孩子的病是被傳染的，人們不會以同樣的方式把孩子隔開。愛滋病毒感染者不會遭受這樣的迴避。如果孩子因為癌症而離世，他們會有親友帶來的燉菜和燭光守夜。現在，成癮是造成意外死亡的最大主因，比車禍還多，但這是一個祕而不宣的死因，沒有人願意談論它。」

勞倫斯告訴我，對於其他疾病，我們往往有足夠的預算為患者進行全面治療直至痊癒，但是對於物質濫用，「我們只有一點錢可以用於治療急性疾病。」我在治療患者時也觀察到這個問題。一名海洛因成癮的年輕人因為過於焦慮，而無法試著戒除或參加任何治療計畫。最近，在經過藥物和心理療法治療焦慮和憂鬱症後，他終於鼓起勇氣參加住院復建計畫。五天後，他被視為「已治療」並辦理出院。他上週來找我，解釋說他知道自己還沒準備好離開。出院當天，他抽了大麻。第二天，他買了海洛因吸食。大約一週後，他意識到自己無法應付，最終參加了一個戒毒無名會的聚會，並努力維持戒癮和清醒。他之前的住院計畫沒有提供任何建議、後續照顧，也沒有提供維持戒斷的方法，甚至告訴他不該因為憂鬱和焦慮服用精神藥物，那會造成依賴。在這些情況下，所謂的藥物濫用防制專業人員期望這名年輕人遠離毒品，真是超出了我的理解範圍。這完全是他內在力量願意努力嘗試的功勞。

勞倫斯向我介紹他的發現以及紀錄片探討的一個新概念：「減害」(Harm Reduction)。儘管美國幾乎沒有引入這個作業規範，但這個措施在歐洲很成功。「減害」的基本概念是：對某些鴉片成癮者而言，鴉片無法被戒除，只能被控制。因此，替代療法在安全的監督下，以美沙冬、納曲酮(Vivitrol)來替代海洛因在人體內的作用。勞倫斯說：「你處理的是犯罪問題，而不是成癮問題。」在紀錄片中，不同人士對於毒品問題真正的解決方案提出了建議，最終答案是，不同的吸毒者可能需要不同的解決方案、治療計畫和終生介入方案。治療的目標是讓這些人回到他們的人生道路，並努力預防他們持續與精神衛生和刑事司法系統扯上關係。

前面提到我們對於減害模式何以在美國可能無法順利實行所做的預先檢視。勞倫斯將他的紀錄片拷貝寄給某位有興趣瀏覽和宣傳的人士。當潛在的評論者發送訊息過來時，我們碰巧在交談，內容是：「我們無法認同使用藥物治療成癮的想法，也不相信科學實證支持這個計畫，因此無法公開宣傳你的紀錄片。」

真是重重的一擊！對紀錄片製作人的打擊，亦是對科學、精神醫學和法律制度的打擊。我們知道成癮的副產品——犯罪、家庭破碎、提早死亡、失去法律保障的生活、貧窮——這些全都會摧毀生命。諷刺的是，海洛因本身在一定劑量下並不危險。然而，在這個國家，減少危害的概念根本沒有被廣泛接受。儘管我們知道不同的人存在不同類型的鴉片受體，使得某些人比其他人更容易上癮，但成癮做為腦部疾病的概念並未真正被接受。

《美國流行病》的受訪者沒有談到鴉片類藥物的酬賞特性，但是他們談到自己如何一再地繼續使用。為了負擔自身的用藥習慣，女性轉向賣淫，男性選擇犯罪。通常，這些成癮者不會告訴別人他們如何為自己的用藥習慣尋找金援。做為一名精神科醫師，我在執業早期就學到詢問：「你如何支應用藥的花費？」我的一名患者從洗衣房裡偷走了他父母的烘乾機。人們什麼都偷。那台烘乾機是從可卡因時代就有的，但是為了吸毒，人們可以賣掉任何東西，甚至是自己的孩子。像我這樣從未經歷過這種渴望的人無法想像它的力量有多麼強大。我們評斷，但我們不了解。我覺得很重要的是，在做出論斷之前，至少要先努力理解那是什麼感覺。以下是我個人的故事，講述的是我認為他們的感受可能像什麼，也許完全不是你所期望聽到的，就只是一個「無論你多麼迫切希望，你就是無法控制某事」的例子。

兩年前，我因滑雪意外導致膝蓋骨折。我的三條韌帶撕裂傷，脛骨平台出現骨裂。由於兩天後，我剛好要到新澤西州紐瓦克市為一起親權終止案出庭應訊，我不得不重新安排時間。法院很仁慈，讓我延後幾個星期。那時我已經比較熟悉拐杖了，但仍然是手術之前。那天清早我離開家時便感覺不適，我知道那不是膝蓋的問題，我甚至連一杯咖啡也喝不下。當我宣誓時，我頓時明白自己得了腸胃型感冒。沒有任何預警，我說了聲抱歉，站起身來，然後當著整個法庭，嘩地吐在手裡。

讓我告訴你，我親愛的讀者，我完全沒辦法阻止自己。如果我必須對人生中絕對不想做的事進行排序，我肯定會把「在法官和法庭上所有人面前嘔吐」遠遠放在「注射海洛因」之後。我沒有選擇餘地，事情就是發生了。在我的想像中，這個經驗就像是我覺察那些癮君子不得不做會想抹掉的事的感應器。要不是成癮的緣故，他們不會犯下作夢也想不到的事，或是無法想像有人會去做的事。我曾經評估過一名女子，她躲起來看著自己的房子被燒毀，她的孩子也在屋裡，當時她因為吸食海洛因而飄飄欲仙。我治療過一位出身常春藤聯盟醫學院的精神科醫師，她因為無法停止使用海洛因而一直請假。我還是主治醫師時曾與一位傑出的精神科住院醫師共事，他比我年長許多，而我不知道他為什麼在那裡。直到一位我們共同的友人死於癌症，他請我代為慰問時，我才從遺孀那裡得知，這個男人曾經是麻醉科醫師，因為無法停止使用麻醉車上的藥物，他在另一個州的執照被永遠吊銷。我可以繼續不斷地講述這些故事。許多才華洋溢又上進的人，拯救過無數生命的人，都有藥物成癮的問題。當我們談論「瘋狂與疾病」的時候，濫用藥物的概念必須是我們關注的焦點，尤其是在涉及鴉片類藥物時。我只想請所有參與這些案件的人記得我的故事，我是如何無力阻止自己在法庭上嘔吐，並想像某些人就是無法阻止自己不計代價地去做他們真心不願意做的事的感受，例如購買和使用海洛因。

勞倫斯在採訪中告訴我，他的紀錄片將告訴觀眾，匿名互助計畫已不再足夠。他認為，法官希望看到人們得到有意義的成癮治療，我們需要挺身而出，而不是匿名。不同的治療方法也無妨，不同類型的治療方案需要認可彼此的存在並共同努力，因為他們在對抗相同的敵人，孤軍奮戰甚或互相討伐永遠不可能勝利。基於信仰的治療處所不會提供美沙冬，也不會有醫療專業人員，或許比較適合治療非鴉片類藥物成癮者。控方與辯護律師需要了解某些物質的戒斷，特別是酒精和苯二氮平類藥物（benzodiazepines）很可能致命，沒有人希望三十日的監禁變成死刑。公設辯護人需要確保他們的委託人在入獄之前戒毒，或是監獄必須提供戒毒計畫。監獄中會有藥物，但絕不會是街頭可以取得的劑量。

我在監獄工作過。我知道有牙槽膿腫的患者必須用布洛芬（ibuprofen）治療疼痛，番茄可以釀出最好的監獄酒。不過，筷子成了違禁品，因為當我抵達監獄時，獄方只允許我帶筆和處方箋。他們一個月來都沒有精神科醫師到訪，而且據報一名囚犯在週二企圖自殺。我到的那天是週五，該名囚犯將在週日出獄，所以他需要拿到他的處方箋。

「自殺未遂？星期二？怎麼會？」我震驚地說。

「是的，他服用了過量的海洛因。」

「我不明白。我以為這是監獄，不是看守所。他在這裡多久了？」

「十年。」

「十年。等等，他在這裡已經十年了，然後他在週二服用海洛因企圖自殺？沒有精神科醫師來看過他嗎？你想讓我開一些藥給他，然後週日把他送走，沒有任何後續治療嗎？」

「我們這裡就是這樣。」

「但是他從哪裡拿到海洛因的？」

「可能是他的訪客帶來的。」

「好吧，讓我弄清楚。訪客可以帶海洛因，但精神科醫師不能帶筷子嗎？」

這完全是真人真事。我不知道那名囚犯後來的情況。我開了處方給他，他告訴我他不會自殺了，也不會再使用毒品了。我把案例記錄下來，現在大約每週只想到他一次，我想應該算有進步吧——這故事發生在十六年前。

儘管治療計畫聲稱可以教化性犯罪者成為具有同理心的人，我無法認同，正如我們無法把同理心傳授給醫師或律師一樣。這是與生俱來或者欠缺的能力。但是，當你忖度某人是瘋了還是病了，或者兩者兼而有之，請先考慮本章和上一章的內容，然後再來決定他們的惡劣程度。當瘋狂與疾病對決，有可能兩者兼有嗎？或者還有其他選擇？你是否一邊閱讀本章一邊想著，這些癮君子都是壞人嗎？或者也許他們是精神病態者（psychopath）？也許這群人當中有些真的是惡棍，有些人生病了，有些是精神病態者，有些則是其他狀況。也許有些人被虐待到根本沒辦法做出任何理性決定的地步。我希望至少從現在開始，你能夠對這樣的事實抱持開放的心態：當你遇到看起來瘋狂的人時，有許多不同的可能性需要加以考慮。

10 精神疾病v.聽到聲音：詐病、詐病的模仿者及其意涵

Mental Illness v. Hearing Voices: Malingering, Its Copycats, and Its Implications

詐病就是偽裝生病。這是最簡單的解釋，也是最容易理解與最容易發現的，但實際上可能是所有偽裝中最少見的。當然，孩童不想上學時總是佯裝生病，然而他們確實感到身體不適卻沒有明顯生理症狀的情況可能更加頻繁。沒有生理基礎的其他種類疾病可能比詐病更常見，但我們總是傾向優先聯想並尋找詐病的跡象。

遺憾的是，做為一門專業，精神健康領域還未能提出關於詐病的有效測試方法。早在我擔任研究醫師時期，人們就嘗試設計可識別說謊者的工具。我在處置高危險連續性罪犯（Sexual Violent Predator, SVP）的機構工作時，我們曾對性犯罪者進行測謊，以確定他們是否在治療期間隱瞞犯行，或者他們是否確實達成了他們聲稱的治療效益。不過，以前在大學心理學實驗室進行實驗時，我就成功騙過了測謊機。儘管聯邦政府不允許測

謊結果做為證據，但狡猾的律師總能千方百計將測謊強化的證據納入審判之中。從僱用新進官員到審訊犯罪嫌疑人，美國各級和每個司法轄區的執法部門都極為依賴測謊證據。對於那些可能仍不知情的人，測謊機其實是一種偽科學，但看起來高科技的儀器（實際上是一組儀器），主要用來測量所謂的膚電反應（galvanic skin response, GSR）。這被認為是說謊的指標——也就是說，你說謊，出汗量增加，使得皮膚導電率改變。它還可以測量相關的生命徵象，例如脈搏和呼吸頻率。測謊者似乎非常信任自己的測謊技術。我在大學裡做實驗時，大概是這樣進行的：先選出一張牌。在受試者身上連接感測器之後，實驗同伴會展示一堆卡片，而測謊機會告訴他們哪一張是「正確的」。這些卡片只是普通的撲克牌。由於我一開始就決心要打敗測謊機，所以我在每一輪實驗中都專注於另一張卡片。你猜結果如何？我辦到了。如果連一個溫順的心理系學生都有辦法打敗測謊機，你當然有充分理由相信，一群監獄裡鎮日無所事事的精神病態者可以弄清楚如何矇騙測謊機。我在網路上看到一些方法，像是喝大量咖啡，在鞋子裡放一塊尖銳的石頭或圖釘，夾緊括約肌等等，主要概念是混亂你的安靜心率和新陳代謝，如此一來，當你撒謊時，儀器的指針就不會劇烈擺動。不過這些技巧只適用於「正常」人，我也相信它們可以達成功效。在下一章中，我們將轉而討論精神病態者，你會發現所有關於測謊、正常人類情緒反應、同理心和管理自律神經警醒度

（autonomic arousal）的能力等的所有假設都完全錯置了。精神病態者實際上是一個截然不同的人種，具有自己專屬的特徵，當然也有專門的研究文獻可供研究。

本章我們將盡可能地關注那些不是精神病態者，但是假冒有精神疾病或是患有看起來像是其他疾病的精神疾病的人。這組疾病令人著迷的程度和怪異程度不相上下。正如我們之前提到的，詐病是冒充某種疾病以獲取特定利益。孩子們假裝生病，就可以不必上學，也許他們有考試，也許他們沒有做作業。大人們假裝生病，就可以逃避上班。有時他們厭惡自己的工作，有時只是不想離開舒適的床鋪。這些都只是初級的詐病範例。這些人其實並沒有偽造任何徵象或症狀——他們只是請了病假，除了一些格外富創造力的孩子，在水痘尚未銷聲匿跡的年代，他們可能會用毛氈筆在臉上塗畫水痘。

現在，讓我們提升一個檔次。假設你並不是一個好人，你只是看起來人模人樣。從你還是個男孩開始，青春期前的女孩對你而言，就有著不能見光的性吸引力。目前你正和一個非常和善，足夠漂亮，然而壓力重重的單身母親交往，她有兩個女兒，其中一個恰好是你的偏好：十一歲，可愛，友善，正是尋求父親保護關愛的年紀。（我知道這聽起來糟糕，不過請繼續讀下去。）你的新女友很欣慰，她可以安心地把女兒們託付給你，因為你是如此的可靠、誠實，勤奮與負責，完全不像孩子的人渣父親那樣。每當你主動提出要幫忙看顧女孩們時，她都雀躍不已，她難得可以和同事出門去享受一個放鬆的夜晚。她不知道的是，每次她外出時，四歲的孩子會在七點前入睡，而你侵犯那個十一歲的孩子，一開始在沙發上，然後是主臥室。

我知道你想相信，唯一會對小女孩做出這些可怕行為的只有精神病態者。我知道你想否認最可能虐待兒童的人是母親的男友。我沒有其他章節可提這類案例了，請忍耐一下，因為它有助於闡明我的觀點。當女友／母親踏進房間看到床上的男友和女兒，而她無法否認那裡實際發生的情況時，男友急忙跳下床，穿上褲子。

「哦，寶貝，我的天哪，我很抱歉——我不知道發生了什麼事，我以為她是你！我發誓！我感覺糟透了！我……讓我死了吧！！」

大家都看穿了這個小把戲嗎？誰是這裡的受害者？第一個受害者是年幼的女孩，下一個受害者是她的母親。猥褻兒童的人不是受害者，而是加害人。無論他內心有多少不可告人的欲望，他都應該知道有些事不能恣意妄為。他做出了選擇，跟隨自己的欲念行事——尋找他偏好的對象，有孩子的女人，然後誘騙並侵犯了孩子。還有其他類型的戀童癖嗎？絕對有。但在這個故事中，我們將重點放在有意識地、故意尋找符合自身需求的受害者的加害人類型。在生活的其他方面，他都是個「正常」人，但是，一旦被逮，突然間他成了受害者——或在觀眾面前扮演起受害者。

可悲的是，我的許多病患和被評估者就像這個人一樣，他實際上是我多年來評估過的男人的綜合體。我將受害者的年齡設定在十一歲，以紀念我在執業早期協助過的一名女孩。那個男人，嚴格來說是個病人，淚眼告訴我，他在猥褻女友的十一歲女兒後突然想自殺。我在同一份文件中寫下他的住院紀錄和出院紀錄，我稱之為「住院／出院摘要」。我記錄了導致他被送往醫院的事件，他如何告訴來逮捕他的警察他想自殺，以及他絕無與任何精神疾病症狀相符的病史（戀童癖除外，雖然我不記得了，但我認為那時戀童癖並不是《精神疾病診斷與統計手冊》中的診斷）。他沒有自殺的風險，但他有入獄的風險，倘若監獄裡的囚犯知道了他的罪名，他有可能在獄中被殺。所以這個人在做什麼？他在詐病，為了保住自己的性命而假裝悲傷、懺悔，甚至故作自殺傾向。

我不知道那起案件的判決結果。我曾評估過許多性罪犯和高危險連續性罪犯，他們並不是全都像這個人一樣，有人的故事很催淚。然而，這個故事清楚地說明了某人如何用虛假的精神疾病或症狀（自殺意念），來避免不良的後果（監禁）。一個對他不利的弱點是他的詐病太過粗糙而缺乏技巧，如果他能成功扮演好思覺失調症患者，可能還有點機會。我可以告訴你真正的思覺失調症患者同時也猥褻兒童的情況。這些案件令人心碎，因為儘管他們確實是精神病患，但仍然具有危險性。一個案例中，這名男子在我孩提時代就以精神錯亂抗辯成功，進入司法精神病醫院接受治療。他初入院的年代久遠，我當時的年紀甚至還不夠大到理解或記得新聞報導中的事件。他噙著淚水告訴我，耶穌告訴他一些小男孩必須犧牲。我問他後來耶穌是否仍持續告訴他要犧牲小男孩，他低聲哭著說是。不久之後，他死於腎衰竭，臉上再也感受不到波多黎各家鄉海灘的曙光。這個案例是戀童癖嗎？大概是。精神病？毫無疑問。悲劇？絕對是。但是情況卻完全不同。沒有謊言，沒有詐病，只有精神病和精神錯亂。

讓我們回到詐病。人們通常會詐病以獲得某些主要和次要利益。在我看來，這兩個概念有些令人困惑，因為它們的定義似乎已隨著時間產生變化。目前，主要利益是指一個人通過他的作為而獲得的第一個明顯收益。例如，一個人說自己有自殺傾向，然後得到醫療照護和醫院床位，那是他的主要利益。但是，行動的目的是什麼？這個目的成為次要利益——隱性利益。次要利益是在這種情況下免除法律後果，或至少是增加免除法律後果的可能性。詐病的每個案例都有自己的主要和次要利益，而這些利益並不總是顯而易見的。

做為律師，你可能不在乎委託人是否詐病。委託人患有精神疾病可能還會在某種程度上對你的案件有所幫助。但是身為精神科醫師，我認為偽裝的精神疾病並不是太難發現。經驗豐富的臨床醫師會知道一個人何時真正患有精神疾病，何時沒有，以及何時某些行為看起來像是在精神疾病發作期間，或出於某種特定的犯罪原因而故意表演的。之前我們討論的許多犯罪行為是一些微小的精神異常（一種前置因子〔predisposing factor〕或抑制因子），加上一些潛在的願望或衝動而共同導致的結果。你也許可以聘請專家來為你的故事背書，聲稱委託人的臨床表現完全符合某種疾病。但是對造的專家可能不會同意。因此，如果你的委託人確實在詐病，你最好還是要知道，沒有人喜歡看起來像個傻瓜。而且，可能還有其他法律策略能夠有所幫助。即使在那些舉世矚目的重大新聞事件中，我經常看到一種「二擇一」的心態，某人要不是完全瘋了，就是異常的精神病態者。實際上，正如我們一直強調的，許多人介於兩者之間。如果你是個刑事辯護律師，有勇氣說出你的委託人處於兩者之間，將對你大有助益，例如：相對於完全的精神錯亂無罪抗辯，減輕責任能力抗辯（diminished capacity defense）可能更適合。

我訪問了刑事辯護律師馬克・巴納姆（Mark Barnum），他已有二十多年的資歷。我們有個有趣的對話。我問他是否曾經在案件中使用過精神醫學專家，他說：「無時無刻。」他認為自己的專家很有用，他通常基於減輕責任能力抗辯而勝訴。他告訴我他喜歡這些報告，儘管他無法理解其中大部分的內容：「他們進行了一系列測驗。我搞不懂，我都略過它們，直接跳到結論。」他提到他通常聘請某位特定的專家。我問是誰，當他提到名字時，我一開始毫無頭緒。然後我想起來了。

「等等，他是個心理師。難道你不知道精神科醫師和心理師的區別嗎？」

「嗯……有一個是醫師（M.D.）？」

他以一種極無辜的方式回答，我不由得笑了出來。是的，精神科醫師是醫師，心理師不是，然而還有很多不同之處。我碰巧認識那位心理師，我知道他經驗豐富，很有能力。但是，依據難以理解的報告有什麼意義？心理測驗並非沒有缺點，儘管我不希望花時間討論它們，但我想說的是，任何專家都不希望失去聽眾。當人們只是說個不停時，聽眾不會只是乖乖聆聽。既然我們正在討論的是詐病，請牢記，沒有心理測驗可以證明詐病。這通常是根據多年臨床經驗做出的臨床判斷，以及敏銳的直覺。心理測驗資料可以說，「得分相似的人可能詐病」，但測驗並不能明確判定他們詐病。當我們談論如何詰問對造的專家時，請記住這個事實，因為它可能很關鍵：心理測驗無法證明任何事情，它只能用來支持或不支持臨床判斷。

回到詐病。我們已經確知，精神疾病的詐病是故意假裝患有精神疾病。當它出現在司法案件的脈絡中時，目的通常是為了減輕罪名或後果，或使結果不像原先的那麼嚴重。通常，詐病是由當事人自發做出的舉動（我想說「總是」，但可悲的是，我知道有時精神病的偽裝或犯罪行為的某個推定理由，是由律師而不是當事人自己提出的）。

那麼，如果是非故意的偽裝精神疾病或其他疾病，或者是故意的，但是沒有任何明顯利益，無論是主要還是次要或是任何層面的好處？這些疾病就更難以理解了——而且極度詭異。它們被列在《精神疾病診斷與統計手冊》的幾個類別中，不過，我將按照我在現實生活中遭遇的順序進行討論，因為我認為，從概念上而言，我們更可能在任何類型的法律案件中以這種方式接觸到它們，無論是民事還是刑事案件。

你可能會遇到的、最常見的是慮病症（〔hypochondriasis〕懷疑自己得了事實上並不存在的疾病）。這種情況相當普遍，但《精神疾病診斷與統計手冊第五版》的編撰小組並未將它納入正式診斷。取而代之的是，符合診斷準則的人約有百分之七十五被歸在身體化障礙症（somatic disorder）的標題下，其餘百分之二十五則可能患有其他的焦慮症。餘下的人，也許可以納入轉化症（conversion disorder）或其他診斷。我發現，這些幾乎無窮無盡的診斷標準分類並不是特別有幫助。做為社會群體的成員，我們知道有些人對自己的健康過分擔憂。每當他們在皮膚上看到一點紅色的痕跡，便害怕自己得了皮膚癌。當他們被蟲子叮咬時，會認為那絕對不是蚊子，而是罕見的棕色毒蜘蛛，他們預計兩天內致命。你一定認識這樣的人，他們可能工作時就坐在你旁邊，然後在一天結束時坐下來問「你有空嗎？」，以他們最近的健康焦慮轟炸你。這些人就是慮病症患者，他們是否符合特定的身體症狀及相關障礙症（somatic symptom and related disorders）的標準並不重要（這是《精神疾病診斷與統計手冊》關於體化症和身體型疾患〔somatization and somatoform disorders〕的新類別）。當他們的症狀變得非常嚴重以至於無法出門，並且耗費所有時間和金錢到處找醫師時，他們最終可能會以委託人的身分與你會面，而特定診斷可能只是因為你必須在報告結尾寫一點東西而變得重要。真正重要的部分是，我們該如何治療他們？答案往往是：藥物。如果心理治療有幫助，我們應該早就看到明顯成效。我一再提起這個話題，如果只是和精神病患交談真的那麼容易和有用，我們就不會面臨目前的精神健康危機。在這些患者踏進你的律師事務所聲稱他的配偶正在毒害他之前或之後，他們需要有意義的心理治療合併適當的精神藥物治療。

現在，超級瘋狂的部分來了：有時候人們的配偶的確正在毒害他們，不要排除這種可能性。有個案例就發生在離我家不遠的地方。行凶者據稱是當地一家製藥公司的科學家，數年來，她有系統地毒害丈夫，直到他去世為止。儘管我相信她已認罪，但我無法在網路上找到該案的結果。另一個案例是我幾年前聽說的故事，一名友人的治療師，也是我的同事，突然開始表現出難解的身體症狀。這位治療師在內科病房接受住院治療，唯一允許的訪客只有他的直系親屬和女友，他的女友也是精神科醫師。他的症狀持續著，一直不見好轉。後來真相水落石出，這位精神科醫師的女友在為他精心準備的食物中加了抗精神病藥物毒害他。我很確定她已經不在任何地方執業，應該是入獄了。這個故事的啟示也許是在提出任何涉及瘋狂訊息的案件主張之前，請盡可能獲取大量資訊。接下來將討論孟喬森症候群（Munchausen syndrom），它差點讓我錯過本書的截稿日，因為我一心只想繼續閱讀相關資料，實在太匪夷所思了。這些投毒者究竟是在尋求關注，還是蓄意的殺人凶手？我們該如何分辨？這些疑問可以為辯護律師提供各種耐人尋味的法律機會，如果你遇到這種情況，請務必聯絡我擔任你的專家，我想要更了解這個瘋狂的狀況。

回顧一下：我們通常把慮病症和其他一系列診斷放置在「焦慮症」的標題下，其中包括人們在不是真正生病時擔心自己的健康和身體問題。我們發現也有完全相反的情況，那就是孟喬森症候群和代理型孟喬森症候群（Munchausen syndrome by proxy）。還有二十一世紀的新產物，網路型孟喬森症候群（Munchausen syndrome by Internet）。一九九八年，馬克・費爾德曼（Marc Feldman）博士將這種疾病描述為「虛擬空間的人為障礙症」（virtual factitious disorder），然後在二〇〇〇年發表的一篇論文中創造了這個詞。

首先，這兩種情況實際上都不是《精神疾病診斷與統計手冊》的診斷。兩者都被歸類在官方的而且聽起來不太有趣的標題「人為障礙症」（factitious disorder）之下，請不要與「虛構」障礙症（fictitious disorder）相混淆，沒有這種東西。

為什麼是孟喬森呢？海爾隆尼姆斯・卡爾・弗里德里希・馮・孟喬森男爵（Hieronymus Karl Friedrich von Münchhausen）原

本是個德國貴族，他在十八世紀中葉靠著講述他在俄土戰爭服役時的誇張故事而小有名氣。同時期的一位作家隨後虛構了一些故事，孟喬森男爵的名字因而英語化並流傳開來。許多年後，一九五一年，理查・阿舍爾（Richard Asher）醫師在英國著名醫學雜誌《刺胳針》（*The Lancet*）上描述一種他稱為孟喬森症候群的病症。阿舍爾醫師說，每個醫師都遇過這樣的病人，捏造根本不存在的疾病，他受到孟喬森故事的啟發，以男爵的名字稱呼這種症候群。

在孟喬森症候群及其衍生物代理型孟喬森症候群（或稱自為的人為障礙症〔factitious disorder imposed on self〕、他為的人為障礙症〔factitious disorder imposed on another〕）中，實際上的徵象和症狀通常是患者自己造成的。人們給自己注射毒藥或糞便，導致癲癇發作，給子女下毒，注射胰島素，弄斷自己或孩子的骨頭，製造各種需要實際醫療和外科手術介入的緊急情況，只為了可以扮演病人的角色，來獲得同情、關注、照顧、花束，天知道還有其他什麼。推到極端的例子，文獻中記載殺害自己孩子的婦女案例，這些死因一再被歸咎於嬰兒猝死症，只為了獲得人們對悲痛母親的大量關注和同情。人為障礙症的最新表現是網路型孟喬森症候群，人們在網路上將自己描繪成患者，假裝自己有嚴重的醫療狀況。你可以在網路上搜索找到數百個，甚至數千個案例。對於那些著迷於精神病理學的人來說，這些人代表著一個由詭異構成的黑洞，他們是如此地渴望受到關注，以至於不惜使用最古怪的方式來涉險。他們虛構出各種絕症和許多因此受苦的人物和性格，他們剃光頭表示他們正在接受化療。雖然在數位世界中，這種行為多少會產生微調，他們仍會做出像他們的真人版孟喬森氏症同志一樣瘋狂的行為。將糞便注射到自己的體內可能看起來比剃光自己的頭髮更噁心，但是剃光頭模擬化療的影像在網路上能夠產生更強大的影響。人們認為這些疾病的目標單純是想獲得他人的關注和滋養，一種來自外界的心靈雞湯。在血清素、多巴胺和麩胺酸取代精神醫學之前，我們接受過自我（ego）、本我（id）和自戀（narcissism）的理論培訓。人們的基本需求需要被滿足，也就是對愛、認可、原欲、自我價值的需求，甚至是死亡驅力。孟喬森症候群患者似乎受到這些最基本需求的驅使：渴望關注、滋養、被觸摸、被傾聽，以及對存在感的渴望。他們不惜傷害自己或他們的孩子，以獲得自身渴望的那種關注和同情的感覺。這個概念既令人想一探究竟，又極端到令人反感。

要真正了解這些案例，所需要的知識遠遠超過些許的精神藥理學空談。人們不會因為血清素濃度較低而發展出人為障礙症。我們已經反覆說過，大腦太複雜了，無法單憑一些血清素分子來修復。儘管如此，藥物治療無疑地能夠幫助一些人。對律師而言，在這些人為障礙症的案件中，了解心理動力學的動機（psychodynamic motivations）是非常重要的。我不相信僅僅宣稱這個人（如果案件進入訴訟程序，很有可能是被告）患有孟喬森症候群會有多大的作用。為了說服法官或陪審團這些怪異的行為並非完全受他控制，必須有人謹慎解釋這個人的心理發生了什麼事，而不是大腦——兩者之間的差別很細微。

這是我檔案中的一個說明性質的案例，用來展現法院如何將這些情況混為一談，以及一知半解的危險性。在這個案件中，法院要求我對一名婦女進行「代理型孟喬森症候群」的評估。我想法官可能看了某個黃金時段的新聞節目，但他沒有我在精神醫學領域的知識。這次轉介發生在《精神疾病診斷與統計手冊第四版》（DSM-4-TR的前一版）的時代，我接受法院任命，理論上我不為任何一方工作，這是我偏好的工作方式。原本的案情與離婚有關。父親搬到另一個州，母親對於讓年幼的女兒遠行去拜訪父親很是驚恐。在多次出庭中，母親一直以女兒的健康為由。她提供了女兒進急診室和兒科醫師門診紀錄等大量文件。這個小女孩大約五歲，她陪著母親來做評估。她很可愛，流著鼻涕，沒有什麼需要特別注意的地方。但是法院發的命令有點問題：「許奈德曼醫師將評估瓊絲女士的『代理型孟喬森症候群』。」

只不過，要是瓊斯女士還患有其他精神疾病怎麼辦？我該如何在點出問題癥結的同時，讓下令評估的法官不會感到有失顏面呢？最後，我還是回答了法官的問題，瓊斯女士沒有代理型或任何其他類型的孟喬森症候群，但是她確實患有焦慮症，她極度憂心女兒的健康。我寫道，如果有「代理型慮病症」這樣的診斷，她的情況便十分吻合，然而沒有這樣的診斷名稱，我也無法自作主張。因此，瓊斯女士應該為她的廣泛性焦慮症（generalized anxiety disorder）尋求治療，法院應該為她找出應對焦慮症的方法，以便小女孩可以在夏天拜訪她的父親。只因為法官在電視節目中看到代理型孟喬森症候群，並不代表他實際上知道那是什麼，或者隔天就會有一例出現在他的法庭上。

人為障礙症可能是《精神疾病診斷與統計手冊》中最古怪的疾病，除了下一個也是本章最後一個類別：解離症（dissociative disorder）。這裡我只做簡要介紹，因為文獻中爭議重重，可講述的太多，而已知的太少。

離解症由一組讓人們失去自我人格認知的疾病所構成。最著名的解離性身分障礙症（dissociative identity disorder, DID），以前稱為多重人格障礙症（multiple personality disorder），最初在七〇年代被拍成一些電視電影而廣為人知。在我的職業生涯中，我遇過一些解離症患者，他們總帶有一種不真實的感覺。各種性格不同的「替代身分」（alters）似乎在方便的時候輪流出現，他們可能與「主要人格」（host personality）的年齡和性別不同。解離性身分障礙症根據的理論是，當某人經歷嚴重的創傷（例如性虐待）時，一部分人格會分裂並獨立發展，形成對抗創傷的防衛保護機制。

目前，其他的解離症包括有或沒有解離性漫遊症（dissociative fugue）的解離性失憶症（dissociative amnesia）和其他一些戲劇性較小的解離狀態，例如喪失自我感（depersonalization）／失現實感障礙症（derealization disorder）（更常見的是與其他疾患相關的症狀，如憂鬱症或邊緣型人格障礙症），以及特定的或非特定的解離症（specified or unspecified dissociative disorders），他們的共同點是主觀上的不真實感。司法上，這種主觀性引發一個問題：專家如何解讀主觀感覺？當你搜索「多重人格障礙症法律案件」，會出現一些著名案件，其中絕大多數後來都被證明是偽裝的。我在受訓中研究這些案例時，馬上就發現了漏洞，這聽起來好像在自我吹噓，但我只是想告訴你，如果我能夠發現這些瑕疵，其他的專家也可以。這些解離性身分抗辯存在一些固有的缺陷。如果我們認為人格的一部分把對主要人格有害的部分阻隔開來，那麼我們就必須承認主要人格仍然擁有令人不快的部分。我寫小說時，創造了所有角色，就連反派也是。他們都是我想像力的產物，包括連環殺手。他們都屬於我。說被告人格中不好的部分才是犯罪者，這理由不能用來抗辯，因為主要人格是否知道替代身分的存在無關緊要，替代身分仍然是這個人的一部分，仍是同一生物體內的同一大腦在掌控。

那麼，是否真的有人患有解離性身分障礙症，它是否能在法律事務中發揮特定作用？我有一個肯定的案例，確實令我感到驚訝和尷尬。案件涉及一名母親，她似乎是個不折不扣的瘋子，但事實並非如此。每當有人見到她本人時，她都很正常。她舉止得當，把孩子們照顧得很好。然後，會有電話打來指控她的各種瘋狂行徑，例如生了孩子又將他遺棄。隨之而來的是無休止的徒勞查證。每次那個母親被帶進來時，她都呈現出重重謎團。家庭成員會聲稱她在某些時間失聯，期間也沒有人真正看到她。孩子們從未受過傷害。他們有兩個名字相同的父親，但一個不存在，基因檢測只發現一位父親。故事變得愈來愈奇怪，我不知道她到底怎麼了。說真的，沒有人可以理解這個案子。

她曾經造訪我的辦公室一次，她有點生氣，但理由正當。從來沒有人能證明她的孩子有過任何受虐或被忽視的經歷，然而這個故事過於怪異，以至於州政府傾向終止親權的決定。我為她感到難過。在我們的訪談中，她的舉止合宜很有禮貌。然後發生了一些事情，大概是她的訪談錄音檔被刪除了之類的（如果受訪者想要錄音，我也會同步進行）。她的律師要求再次面談，我同意前往當時稱為青少年和家庭服務處（Division of Youth and Family Services）的當地辦公室再次面談。

那天，她明顯表現得很奇怪。首先，她的律師打電話問我是否可以在速食店做訪談（嗯，不行）。然後她終於出現了，一切正常。我們開始交談，她突然間往下看，當她再抬起頭來時，看起來完全變了個人。她原本就戴著棒球帽，面談時一直戴著，但我發誓她突然看起來像個男人。而方才明明態度配合地和我談了半個小時，她卻突兀地問：「你在這裡做什麼？你到底是什麼醫師？」

起初，我沒有多做任何聯想或假設。那一刻就只是詭異，正如我已經清楚向你表明的那樣，我一直都是個懷疑論者。但那天晚上，我經歷了電影中常出現的頓悟時刻。我從床上坐起來，手按著胸口，驚呼：「天哪！她有解離性身分障礙症！」

我在報告中使用了這項診斷，因為它是唯一可以解釋此案的狀況：那些莫名其妙的電話，遺失的時間區塊，不存在的虐待或忽視兒童事件，從未出生的失蹤死亡嬰孩，以及她接受訪談時全無機詐，再加上我親眼所見的詭異轉變。她很不高興，極力抗拒這項診斷，她覺得我才是瘋子。我想她寧願自己得的是雙相情緒障礙症，甚或甘願冒著失去孩子監護權的風險，也不願被認為患有這種在電視上極具話題性的神祕疾病。

我在這裡提到的所有障礙症都確實存在。它們不像憂鬱症或思覺失調症那麼常見；儘管我本人以及美國精神醫學會都認為雙相情緒障礙症的過度診斷令人憂慮，這些診斷也遠少於雙相情緒障礙症的數量。這些臨床表現非常引人注目，而且這些疾病的出現也不見得每次都是真實的。在司法環境中使用這些小說般的疾病可能極具挑戰性。你不會想看到「排除解離性身分障礙症」這樣的法院命令，就像你不想看到法院命令「排除代理型孟喬森症候群」一樣。請小心這些詞語在法院命令中的使用——我們將在最後一章討論這一點。我只希望所有律師都知道，有朝一日，你可能會遇到類似我們談過的這些案例，甚至是我還沒想到的情況，而你可能是那個必須為它打贏訴訟的人。

11 當你對上精神病態者
Psychopathy v. You

什麼是精神病態者（psychopath）？儘管人人似乎都有各自的定義和直覺，但是精神病態（psychopathy）並不是《精神疾病診斷與統計手冊》中官方認可的正式診斷名稱。它不是反社會人格障礙（antisocial personality disorder, ASPD），也不是社會病態（sociopathy），社會病態一詞在小說中經常出現，不過與精神病態文獻所描述的內容無關。一九四一年，美國精神科醫師哈維・米爾頓・克萊克利（Hervey Milton Cleckley）出版《理智的面具：澄清一些所謂的精神病態人格問題》（*The Mask of Sanity: An Attempt to Clarify Some Issues About the So-Called Psychopathic Personality*）一書後，「精神病態者」一詞首次進入了人類社會的集體意識。克萊克利醫師推測，儘管精神病態者外在舉止正常，但他們看似正常的表現掩蓋了一種心理疾病，這種心理疾病囊括了無道德準則、需要高度刺激和低恐懼感所組成的三元體。這些相同的特徵再經過其他作者以略微不同的方式重新命名分類，不過結論基本上殊途同歸：精神變態者不具備內在的道德羅盤，他們需要高度刺激才能有所感覺，他們透過傷害他人或利用他人來獲得滿足（不必然以虐待狂的方式，但有時候是），因此內心極為享受冒險。許多研究者在這方面取得了劃時代的進展，其中最知名的大概是羅伯特・海爾（Robert Hare）博士，他的主要研究對象是監禁中的精神病態者。海爾博士認為，儘管具有犯罪行為的傾向，但大多數被監禁的犯人並不是精神病態者。他還根據自己的特定標準設計了一套工具，來辨識哪些囚犯可能是精神病態者，也就是所謂的PCL-R（〔Psychopathy Checklist-Revised〕病態人格檢測表修訂版），這個量表為各種臨床矯正機構所廣泛使用，不能說容易上手，但執行起來還算有趣，它的訓練也很有意思。

人們常對病態人格檢測表和精神病態者的定義感到困惑。雖然未能訪問海爾博士本人，不過他和保羅・巴比亞克（Paul Babiak）合著的《穿西裝的蛇：職場中的精神病態者》（*Snakes in Suits: When Psychopaths Go to Work*）一書指出：並非所有的精神病態者都會以入獄收場，老實說他們之中的絕大多數都不會。這也是那本書和本章的重點。許多精神病態者尋求高度刺激而去侵害他人權益，他們很聰明，不過沒有他們自認的那麼聰明，於是他們被逮然後入獄。但還有更多人是沒有被識破的。那些沒被識破的人後來成為對沖基金管理人，進入法學院，或成為骨科醫師。你隨便朝人群扔顆石頭都能砸到一個精神病態者。

早期的精神病態研究揭示了某些特徵和概念，其中一些已經證明是不可信的，但它們指出了精神病態的生理基礎，如今人們在這方面投注大量的研究時間。其中之一就是大名鼎鼎的，或者現在該說是惡名昭彰的「麥當勞三要素」：尿床、縱火、和虐待動物。長期以來，這三重行為被認為是成年後暴力傾向的預測因子；一九六三年，由精神科醫師約翰·麥當勞（John M. Macdonald）於論文〈殺戮的威脅〉（The Threat to Kill）中提出。時至今日，麥當勞三要素的地位低落，大概已降至都市傳說等級，但耐人尋味的是這些行為似乎確實具有神經學上的關聯性。因此，有可能在導致精神病態的某個神經學體質（neurological predisposition）、兒童時期的上述行為、精神病態本身這三者之間存在著某種聯繫。也許不是虐待動物讓一個孩子長大後成為連環殺手——而是同一個精神病態的神經學體質驅使個體去虐待動物和殺人。

儘管如此，有個關鍵點我們必須納入考量。還記得關於是非認知的野獸法則嗎？獅子不知道斑馬有感覺、有親族，也不知道或許斑馬並不想成為牠的晚餐。但是，對一個精神病態者而言，即使他對於他可能出手殺害的人或貓沒有同理心，他仍然清楚知道這是不該做的事。辯稱精神病態者的大腦異於常人，無法換位共感，在以精神錯亂為由的抗辯場合是行不通的，因為這不是「感覺」對錯的問題，而是「知道」對錯的問題。一個關於精神病態的重要概念就是精神病態者可以偽裝得一如常人，他們完全有能力偽裝各種正常人類情感。他們可以化身完美情人以便向繼承人詐取百萬錢財；他們可以扮演公司至上的熱血員工以便挪用公款，諸如此類。精神病態者不僅有能力模仿正常人類的情感反應，他們甚至享受這種偽裝，而且能夠用它來達到特定目的。這些人對操控剝削他人並從整個範式（paradigm）中得利的渴望——不僅僅只是為了獲得利益，造成被害者的損失對他們而言也同等重要。精神病態的關鍵概念正是建立在這個基礎之上。這個騙局只有在同時有贏家也有輸家的情況下才能成立，因為只有這麼做他們才能感受到腎上腺素狂飆的興奮刺激。一個單純嘗試透過偷竊或殺人得利的「普通」罪犯並不關心被害者後來怎麼樣了——對方受傷與否對他都無所謂，而反社會人格障礙的構成要件恰好相反，我們看到的是一個無視他人權益並蓄意侵害的普遍模式。

精神病態與一般反社會人格障礙之間的區別，同時也是許多人難以理解的部分，是關於不在乎被害者權利或感情。這裡有個小問題，《精神疾病診斷與統計手冊第五版》寫到，關於反社會人格障礙的模式，在文獻中被稱為精神病態或社會病態，但該文獻確切為何則含糊不清。很遺憾，《精神疾病診斷與統計手冊》的引用是不正確的，我正拭目以待後續發展，因為實際上它們的診斷準則大不相同。精神病態不是診斷名稱，具有精神病態的人也不會感到困擾。許多精神病態者非常愜意地自在生活，從未引起執法部門的注意。請再次參照海爾博士的傑作《穿西裝的蛇》。我想敦促《精神疾病診斷與統計手冊》編撰人員下回請把基本功課做得更扎實一些，將精神病態稱為反社會人格障礙對人們根本毫無幫助。

符合反社會人格障礙診斷的人必定先經歷過行為規範障礙症（conduct disorder, CD）的診斷。這一類人從小就開始偷竊和撒謊，他們通常從早期的對立反抗症（oppositional-defiant disorder, ODD）開始。這些人不守規矩、逃學，他們是混亂家庭中的麻煩小孩，從不知道或服從任何紀律。這類患者是從來不知道穩定為何物的年輕人，他們流浪於不同的寄養家庭之間，他們在流氓團體或血幫、瘸幫、拉丁國王之類的幫派中首次感到被接納（毫無疑問，在遼闊的中西部也有很多白人幫派，我只是不知道名稱）。缺乏悔恨是反社會人格障礙的可能標準之一，但不是必須要件。當你犯罪，你還是有可能懊悔到極點並且仍符合此診斷。以我自己的經驗，我晤談過許多人，這些人有一長串的犯罪歷史，也都符合早期的行為規範障礙症和後來的反社會人格障礙所有特定要件，即使我無法在報告中寫下我內心的感想，我知道他們真正需要的其實是一個好母親。這不是精神醫學方面的建議，我必須找到更專業的方法來表達我的觀點（例如，規則清楚但充滿無條件關愛的包容環境，包括由合格的博士級治療師提供的優質心理治療、居住式的治療、逐漸的社會復歸、職業訓練等等）。有多少人在犯下重罪後，實際獲得這些介入措施做為治療呢？完全沒有。但是，如果是精神病態者的話，這些治療方法都不會起作用，精神病態者甚至會假裝對這些療法產生反應，而且還十分擅長。他們會假裝任何治療都有效。他們可以說服性犯罪者住院機構的治療師，由於他們的治療師是如此優秀，他們不再幻想性侵和殺害任何人。他們甚至可以說服同一位治療師幫助他們逃脫，理由是只有她真正了解他的蛻變。此刻你可能邊讀邊想，認為這是不可能的，但是這故事就發生在我的一位前同事身上，她是一個非常聰明善良的人，我在鍵入這些字句的同時仍然感到震驚。

精神病態者混跡在各行各業之中。雖然本書的律師讀者們當然都不是精神病態者，但平均法則顯示人人都至少認識一個，並且在職業生涯的某個時候，可能你的某位主管就是。我就遇過。精神病態者通常不是一般罪犯。人們因為海爾博士的研究對象是監禁中的精神病態者而感到困惑，他們認為「病態人格檢測表」應該適用於監獄以外的人。雖然我不是精神病態的專家，但除了以某種可稱為第一手經歷的方式之外，對這個領域我還有相當程度的了解，進行了足夠的研究並參與足夠的培訓和研討會才能在這裡告訴你，認識這兩者的區別非常重要。當你在法庭上為某人辯護時，發現他患有反社會人格障礙的診斷不會有太大幫助。人們對反社會人格障礙普遍接受的治療方法是監禁——這是制止這種疾病表現的唯一方法。儘管有許多傳聞，例如臉書瘋狂轉傳的暖心故事，搶匪最後歸還被害者的手錶，還幫忙打理教堂的花園，或者電影中的街頭流浪兒成為王后，然而現實世界裡，在貧窮和犯罪生活中長大的人，成年後多半還是過著貧窮和犯罪的生活，至少在美國是如此。

我希望我有辦法解決這個社會問題，但我沒有，甚至討論解決方案都將遠超出本章和本書的範圍，我不知道我為什麼要提它，只能說我覺得反社會人格障礙也許不是一種疾病，而是一種人類狀況。

不過，精神病態是一種真正的疾病。大量證據支持精神病態的生物學基礎，但是讓我明確地告訴你：生物學不等於命運，而且這些特徵不存在全有或全無的光譜中。一個人有些微的精神病態是可能的。某些特徵，如低安靜心率，與精神病態有關，但也可能與非精神病態者有關。有些人渴望腎上腺素激增的刺激感，但不會透過欺騙別人來獲得。

心理學家里德・梅洛伊（Reid Meloy）在《精神病態者的心智》（*The Psychopathic Mind*）一書中對精神病態做了稍微不同但極為有用的描述。他首先將精神病態定義為一種偏差的發展障礙，特徵是大量本能的攻擊性，加上缺乏和他人建立關係的能力（描述缺乏同理心的另一種方式）。梅洛伊博士認為，精神病態是終生的過程，在整個生命週期中不斷地演化，也可能影響其他心理與精神疾病。回想一下，我在前面的章節提到一位失去監護權的父親，他以書面要脅殺害法官。我對他的初步臆測診斷是思覺失調症和精神病態。我知道，我說過精神病態不是《精神疾病診斷與統計手冊》中的診斷，但如果有相關性還是必須註明，因此我把它放在臆測診斷的部分，並加註說明這不是《精神疾病診斷與統計手冊》的診斷。到目前為止，沒有人對此有意見，而且從我採訪過的律師中得知，他們確實傾向於跳過報告內容，直接看臆測診斷和建議。

為什麼在司法場域中，精神病態會是重要的臨床臆測？首先，因為精神病態沒有任何有效的治療方式。如上所述，精神病態者能使你確信他們已經進步許多，他們已經從錯誤中學到教訓，他們一心悔改並找到信仰。他們會竭盡所能說服你或他們的治療師或假釋委員會，他們已經準備好離開監獄並以守法公民的身分重回社會。

只可惜，這些精神病態者在撒謊，他們真心喜愛並享受自己編造的謊言，欺騙的行為令他們興奮不已。海爾的「病態人格檢測表」是有智慧財產權的檢測工具，我無法在此隨意複製，不過，海爾提到精神病態者的標誌之一正是以能言善道和表象魅力做掩飾。這些人喜歡偽裝成正常人，他們從中得到極大的快感。請記得，他們的安靜心率較低，需要大量的腎上腺素才能使自己感到興奮。混雜了些許精神病態遺傳基因的人會沉迷於腎上腺素帶來的感受，但利用他人並不會讓他們產生同樣的快感——他們只是喜歡快速地滑下山坡或其他類似的刺激活動。與任一滑雪教練交談，他會告訴你滑雪帶來的腎上腺素飆升快感。當他帶著一些毫無戒心的無趣大嬸上山滑雪，居然有人摔倒並弄傷膝蓋時，他可能不會告訴你這個意外讓他興奮，因為他大概對這樣的不幸事件感覺不會太好。但是，他們當中大約有百分之一到三的人會幸災樂禍。另外大約有百分之一到三的人，還會想方設法從客戶身上獲得小費、遺產或是性。為什麼？因為那是偷偷摸摸的、不正當的、令人興奮的。而且他們腎上腺素激增的原因並不僅止於高速滑下山坡，還包括同理心和道德感的缺乏，渴望利用他人，需要操控他人，從他人的不幸中獲利的欲求，以及從陰謀詭計中產生的掌控感和滿足感。這些人就是所謂的精神病態者。

雖然我拋出百分之一到三這個數據，但實際上的數字可能更高，因為從邏輯上來說，在高風險領域中表現出色的族群，應該比一般大眾存在更高比率的精神病態者。我找不到任何可靠的數據，我也不知道是否有人曾見過。專家估計，一般而言，大約有百分之一到三的人口是精神病態者。然而，可能有高達百分之十五的受監禁高危險連續性罪犯是精神病態者。真實數據不可考。人們不會自動提供這類訊息，而且也尚未開發出相關的血液測試。就像我們討論過的所有其他內容一樣，我們希望精神病態是一種非黑即白的明確狀態，可惜並非如此。它存在於一個連續光譜之上。有些人是超級精神病態者，同時具有相當的虐待狂和強迫傾向。他們是連環殺手，他們偏激暴力的性幻想驅使他們必須持續不斷地採取行動，直到完全實現為止。有些人則只是偶爾尋求腎上腺素激增的快感，也許是出差時的一夜情（我該停止用滑雪來舉例說明了，但就這個例子而言，高速滑雪很適合）。介於這兩者之間還充滿了許多其他的可能性。非性變態的精神病態者不會只為了傷害別人而性侵和謀殺他人——他還必須享受自己的所作所為，並從自己的不當行為得到腎上腺素激增的快感。犯罪小說常犯的一個毛病是裡頭的性犯罪者太「不真實」了。他們創造的強暴犯無差別地侵犯小女孩和成年女性，不了解真實的性變態的特定需求。雖然小說讀者可能不在乎，但實際上，這些性變態好惡極度特定而且分明。儘管有時候，他們也會退而求其次，就像那些無偏差的人們一樣，醉眼朦朧中萬物美好的啤酒效應也是適用於性變態的。

因此，精神病態者通常會採取「怎麼做對他或她有用就怎麼做」的策略。文獻指出，精神病態在男性中比女性更為普遍，不同的研究者對此提出了多種運作機制。有些人認為，女性的內在荷爾蒙使她們不太可能失去同理能力。我知道雙重否定句可能令你困惑，這表示因為荷爾蒙的關係，女性天生就比較善解人意。這是一個理論，不是事實，但也許會出現生物學上的支持證據，目前還沒有人真正確定。

僅僅因為某人是精神病態者，是否就意謂著他的所做所為全都自動帶有嫌疑？對精神病態者的世界觀買帳的人就是受害者嗎？接下來是我幾年前參與的一個案例，我的證詞被用來幫助精神病態者那一方。我不能說我喜歡這樣，但是我必須如實回答律師的提問。這個案子很有意思，我會告訴你在最後一刻發生了什麼事，讓我重拾信念，也許對方不全然是精神病態者。

案件涉及一名年長婦女，姑且稱她為蘿絲・奧格雷迪（Rose

O'Grady)。我從未見過蘿絲，在我參與之前，她已死於癌症。蘿絲曾擔任教師多年。她是個單身女士，從未結婚，沒有孩子。她原本計畫將她所有財產留給鄰州的一所天主教大學。蘿絲年輕時，那所大學只招收男生，所以她無法就讀，但她忠於她的教會。她有博士學位，儘管她後來只在一所普通的天主教學校任教（順道一提，我發現我經手的遺囑能力案件有不少是關於擁有數百萬資產的天主教學校教師，很有意思）。

蘿絲獨居且行動不便。有一回，她的屋頂需要翻新，於是找了一名屋頂工人。她似乎是在分類廣告網站上找到的，儘管也可能是當地報紙或刊登廣告，不過根據眾人說法，蘿絲是個時髦的老太太。吉安尼・羅馬（Gianni Roma）將她的屋頂修好之後，在聯邦醫療保險提供的交通車無法抵達時，主動提議送她去就診。就這樣，已經退休且年逾八十的蘿絲和三十多歲的吉安尼兩人間的關係悄悄展開。吉安尼有詐騙前科，他曾因收取費用卻未如約施工而被定罪。蘿絲毫不知情，吉安尼也確實修復了她的屋頂。他帶她去就診，還不只一次。他陪伴她，拜訪她並照顧她。他花了很多時間和她在一起，以至於鄰居們開始擔心，遂聯絡了成人保護服務局（Adult Protective Services）。成人保護服務局致電給蘿絲的醫師，後者試圖讓她進行監護宣告。但是蘿絲很固執，她堅持知道自己在做什麼，她知道吉安尼並不是她的姪子（因為在公部門機構介入之前，一些醫療紀錄顯示她稱吉安尼為姪子），她告訴法院的精神科醫師，「我只是覺得，說他是我的姪子，比起解釋我如何遇見他，以及為什麼是他開車載我要簡單得多。」蘿絲去見了一位律師，不是她慣用的律師，變更她的遺囑。她把錢轉到吉安尼名下，指定他為繼承人。後來她病了，再也無法處理自己事務，繼而去世。沒有任何親戚露面，也沒有失散多年的孩子從任何地方冒出來。蘿絲舉目無親，這個據報曾騙取老年人積蓄的屋頂工人是唯一在她生命盡頭真正照顧她的人；他一度幫蘿絲的房子搭建好堅固的新屋頂，並在她罹患致命的癌症之前，多次載她就診。

我不記得詳細過程，但是吉安尼後來因為詐欺被逮。我先前為他的律師評估過一個完全不同的案件，律師還記得我並聯絡我。當我聽說此案時，我感到質疑，並懷疑自己有能力提供幫助。

律師問我的事情很簡單：「蘿絲・奧格雷迪將資產轉移到吉安尼・羅馬名下的『那天』，有足夠的心智能力讓他在『那天』成為她遺囑的受益人嗎？」說到底，這就是一起基本的遺囑能力案件，一個關於認知能力的問題。他的問題不是吉安尼是否詐騙，或蘿絲是否知情，但我對整件事感到不大舒服。不過，這位律師在我看來還是很優秀的。我們一起合作過，過程正派，結局令人滿意，此次他的問題本身也沒有不道德的元素。

一如既往，我從病歷開始著手。我想知道蘿絲從什麼時候認知能力開始下降。過程中，我得知一些有趣的訊息。也許吉安尼曾經是個小偷或騙子，但他和蘿絲的相處實際上已經發展成親人般的關係。醫師並未懷疑他在利用她，律師也沒註明他的行跡可疑。正如我上面提到的，蘿絲本人告訴州指派的精神科醫師，她知道吉安尼不是她的親姪子。各式各樣的人宣誓作證，沒有人認為他們的關係有什麼不妥之處。吉安尼確實載她去就診，他確實修理好她的屋頂，他確實會過來幫忙，就像一個真正的姪兒可能會做的事情一樣，如果他是她唯一在世的親人的話。然而，在她將財產轉移給他之後，當她臨終時他去醫院探望，然後她去世了，國家介入並以詐欺罪逮捕了他。

吉安尼是精神病態者嗎？他是否藉由欺騙一個孤獨的老婦人得到病態的樂趣？我收到了一些附加的文件。在查閱所有的醫療紀錄和訴狀後，我相信蘿絲的神智清楚。另外是吉安尼妻子的宣誓陳述書，這本來可能有嫌疑，但她談到了吉安尼在蘿絲生命盡頭時與她度過了多少時間。那部分是真實的。人們目睹了吉安尼的行為舉止，他看起來是真的在乎蘿絲，即使後來蘿絲再也無法意識到旁人的關心。無論蘿絲視吉安尼為姪子還是男人還是其他，她都完全有能力做出將資產轉移給他的決定。這部分很明確，而且沒有得到她遺產的大學仍然運作良好（別忘了天主教會是美國繼聯邦政府之後的第二大地主）。但他曾有過欺騙老人的歷史，這一點令人不安。他是精神病態者嗎？他走投無路嗎？或者他只是一個唯利是圖的生意人？

不久之後，律師發了一封電子郵件給我，內容如下：「我的委託人決定違背我的建議進行認罪。我將在量刑聽證會上使用您的報告。」我不知道最後刑期如何，但是我回信給他：「我想他終於良心發現。」

所以，吉安尼是精神病態者嗎？也許他有一些精神病態的特質和傾向，也許他只是貪婪，也許他畢竟還是有同理心。我從未和他本人會面，我也就不可能知道。但是，很顯然，他對整件事懷抱著罪惡感，而這種罪惡感和即使違背律師的明確建議也要認罪的願望，似乎證明了他其實不是一個精神病態者。根據《精神疾病診斷與統計手冊》的說法，也許他是一個有反社會人格障礙症的人。也或許他是一個熱愛腎上腺素激增快感的人，這大概是他喜歡在屋頂上工作的原因。

但接下來是一個真實的精神病態者案例：一名被監禁的性犯罪者因為高度危險和暴力而不可能使其回歸社會。他知道，一位女性精神科醫師每週一會到密切監護單位進行巡視，於是他勃起等在門後，計算自慰到射精的時間，在女醫師恰好抵達時射在門上。這對他來說真是太有趣了，尤其這令她感到無比噁心。特別是當她懷孕了，這對他來說更是超級有趣，對她來說則是超級反胃。然後，他會花很多時間告訴她，關於他最近所有放火燃燒她的苦惱夢境。她對此有什麼解決方法嗎？也許用一些藥物。我想我不用繼續描述這個情境來說服你這傢伙是個精神病態者。另一個精神病態者的例子，有個心理師對同一位精神科醫師說：「哦，那不是針對你的。他最早的被害者只有六歲，他對成年女性不感興趣。不要讓它干擾你。」這個故事我講不下去了，但請相信我，精神病態者隱身在各行各業之中。就像我先前說的，隨便丟顆石頭都能砸中一個精神變態者。有些日子我真想扔個一大簍。

那麼，我們在哪裡可以找到精神病態者呢？或者換個說法，哪些類型的社會結構可能支持他們，哪些類型的社會環境可能困擾或排斥他們？如果你是個律師，你需要了解你的受眾和你的舒適區。一般來說，功能較差的、或輕微的精神病態者會向下流向犯罪光譜的末端。這些下流卑鄙的人相較於成功的精神病態者，顯得功能不彰，能力不足，也缺乏戲劇效果。成功的精神病態者將站在金字塔的最頂端，賺的是數十億美金而不是數千元。既然我們沒有對他們進行評估，當然無法指名道姓，但讓我們想一想那些把投資者的錢占為己有，然後假裝賺進巨額利潤的人。誰會這麼做？只有精神病態者才會從搶劫自己的客戶（我敢說還有他們自己人）中得到樂趣和利益而感到狂喜。

我最喜歡的小說家之一強納森・凱勒曼（Jonathan Kellerman）之前曾是執業心理師，他寫過一本精采的小書《野蠻產物：對暴力兒童的省思》（*Savage Spawn: Reflections on Violent Children*）。當我初次閱讀這本書時，我十分抗拒某些精神病態者是天生的而不是後天造成的說法。我堅信養育的重要性遠超過天性。我是個母親，而我認為任何人都可以正確地教養子女，以避免他們走偏，轉而進入精神病態或社會病態的世界。

現在我的想法改變了。研究證明，我的生活經驗也告訴我，某些精神病態者生來就是如此。他們出生時就沒有良知，如同海爾博士另一本知名著作的書名，他們找到了不需要良知還是能茁壯成長的地方，在沒有良知的情況下尋求刺激，因為缺乏良知，所以刺激的代價很高昂。道德感強烈的人光是吃冰淇淋當午餐可能就覺得很刺激。精神病態者不會，他們可能需要古柯鹼。占人便宜在精神病態者心目中似乎有著特殊的地位。如果你懷疑你的委託人是精神病態者，請確保對方提前付款並結清支票。他會讓你覺得你是他最要好的朋友，讓你相信他值得你盡心盡力，讓你深信他將使你變得富有而他是無辜的，然後他棄保潛逃，而你已經抵押房子代墊了保釋金。這就是精神病態者。他這麼做不是因為走投無路；他會這麼做，只是為了好玩。

12 當你的專家證人對上對造的專家證人

Your Expert Witness v. the Other Guy

剛開始上法庭作證時，只能使用具備「精神醫學」專家的資格這一點曾讓我有些忿忿不平。我們可是貨真價實的司法精神科醫師，費盡千辛萬苦才取得這些額外的專業資格。我以為成為司法精神科醫師會使我成為更好、更受人尊敬的專家，人們會更願意聽我發表意見。

很快地，我便了解到，我們的法律制度以其的獨特方式運用合格的精神醫學專家來將事情做得更好、更妥當。我稍後會解釋。

一九八〇年代晚期和一九九〇年代初期，接連發生了許多事，永久改變了精神醫學的樣貌。其中之一是百憂解（〔Prozac〕第一個特異性血清素再吸收抑制劑）的發明，這種藥物翻轉了精神醫學。幾年後，出現了非典型抗精神病藥物，更是革命性地改變了精神醫學。

與此同時，健康保險革命開始了。我小時候的醫療保險是參加者獲得百分之八十醫療費用的補償。這個系統非常簡單。

如果你每週去看精神科醫師進行心理治療，甚或每週四天的精神分析，你將診療費用付給醫師之後，把帳單寄給保險公司，然後保險公司寄回一張診療費用百分之八十金額的支票給你。很簡單吧。不過，在我接受精神科住院醫師訓練時，醫療保險業者認定醫師賺了太多錢，而他們（傳統上以營利為目的的大型企業和第二古老的行業）賺得不夠多。管理式照護的醜態開始現形。

如今，沒有醫師收入太高這種事了（可能治好我膝蓋的骨科醫師除外），也沒有醫療保險願意支付診療帳單的百分之八十。保險公司決定什麼才是合理和常規的給付金額，而這金額是一個不切實際的數字。披上白袍已經不再配備優渥津貼的黃金降落傘，而是一個困難、惱人、壓力重重的職業，需要接受多年的訓練，犧牲青春年華，還有數不清的無法安睡的夜晚，只為了聽這些保險公司告訴我們，我們應該考慮對憂鬱症患者使用抗憂鬱劑。因為，你知道的，他們沒有跟上最新發展，而且不想為最好的藥物埋單，所以全然沒有意識到我們不得不向他們的客戶提供藥物樣品，如此他們的病情才能真正的好轉。

我為什麼要舊事重提呢？因為你需要了解，由於精神醫學界當前的狀況，檯面上充斥著許多所謂的專家，而當中大多數其實根本不是專家，你需要非常、非常小心。我看過一些「報告」，我認為它們充其量是喜劇類表演藝術的產品，可是對於那些付了一大筆錢的律師和委託人來說，應該沒有人笑得出來。

那麼，第一步，你該如何找到專家？首先，你必須確定你是否需要專家協助。如果有任何蛛絲馬跡暗示思覺失調之類病症與案件有關的話，我個人建議找精神科醫師。如果有人服用藥物、有人住院中，有人看過精神科醫師——請先找精神科醫師。有些非常優秀的心理師亦是選項，但是，你不會想措手不及地收到他們最終的結論是進行精神評估。我估計我大約有三分之二的工作是經由心理師過濾後才上門的。

第二，在聯絡專家之前，先弄清楚法規依據為何。這個步驟並非總是可行，有時你需要先向專家尋求幫助。一個例子是我在前面提到的案件，它的法律依據很簡單——如果死亡是由精神疾病或缺陷造成的，保險公司就必須為不當致死支付賠償。然而，原來的律師卻浪費了寶貴時間去尋找認為這疾病或缺陷是由抗憂鬱劑引起的精神科醫師。如果你對案件一無所知，那麼請人為你審視文件並告知想法絕對是值得的。當你不知道是什麼原因導致瘋狂行為時，不要到處詢問意見，這方式本身就有點瘋狂，我們已經反覆討論過這個概念。身為律師，你不能找專家撒謊，說你的案件主張就是真相。你的案件主張有可能荒腔走板，我們不會為你說謊。如果案件中發生的事情聽起來很瘋狂，那麼很有可能真的發生了一些瘋狂的事情。尋找一位經驗豐富的專家來檢視文件，檢查你的委託人（如果還在世的話），然後給你意見。這裡是應該加入經驗豐富的專家的地方。英文中「專家」（expert）和「經驗」（experience）擁有相同的字根絕非巧合。

我開頭不是提到，我一直想以司法精神科醫師的資格出庭作證，可是他們總把我列為一般精神科醫師嗎？無論如何，請找個司法精神醫學領域的專家，兩者區別很大。我在法庭上以什麼資格作證都無妨，頭銜中有沒有司法二字並不重要，但是我知道一些非司法精神科醫師不知道的事。在那個本質上為兩名死者互控的案例中，辯方的專家認為，謀殺另一人然後自殺的人過程中知道自己在做什麼，因此，於法他不符合精神病患的資格。他真的讀過法規嗎？我不知道他是否忽略了，或者讀過但不明白它的目的。因為它在討論中很重要，讓我引用原文：

> ……如果被保險人處於精神錯亂或瘋狂的狀態，從而剝奪其根據理性支配自我行為的能力，在此種情況下，他出於非理性衝動，開槍殺害（本案被害人），在被告保險契約的含義內，其行為不能被視為「故意」。

如你所見，在這個判例法中，被保險人能否意識到他行為的實質意涵這一點根本沒有被提及。法規非常清楚，他必須處於精神錯亂、喪失根據理性支配自我行為之能力的狀態。一個所謂的專家以為被保險人知道自己的行為意涵所以構成「故意」，不過是一廂情願對判例法的誤解；或更糟糕的，由於沒有進行過司法精神醫學訓練或缺乏經驗而誤解了判例法。

顯然，如果你是此案的律師，正面對辯方的專家，而他對該判例法的解讀與其真正含義不符，無須我來向你解釋。悲哀但真實的是，律師們時常聘用不知道自己在說什麼的專家。我從談論精神醫學的悲慘狀態做為本章開頭的原因是，有許多精神科醫師四處奔波，自稱專家，並在美國各地的法庭上高喊「低效價（low potency）抗精神病藥物」[1]之類的東西，他們真的不知道自己在說什麼。倘若如此，那麼很有可能你也不會知道他們在說什麼，法官和陪審團（如果有的話）亦然，所有努力都會化成虛擲的時間和高額的浪費。

從法律角度來看，精神醫學專家的重點是協助你贏得案件。從精神醫學的角度來看，精神醫學專家的重點是協助你解釋案件，這也是本書的重點。你需要了解專家在說什麼，法院也是。報告應該內容翔實，而不是專橫，或是一堆詞藻華麗卻毫無意義的文字堆砌。對我來說，我享受每次出庭作證，這是向那些對司法精神醫學專業一無所知的人說明我的工作的機會。

我恰好是那種重視樂趣的人，我知道不是每個人都如此。我知道有很多嚴肅的精神科醫師。許多人偏好堅毅的性格和低

1 譯注：典型抗精神病藥物，或第一代抗精神病藥物，主要為多巴胺受體拮抗劑，根據其達到相同多巴胺拮抗效果所需之藥物劑量，分為高效價或低效價藥物。

沉的聲音。律師和專家之間的良好契合也很重要——如果你是這類律師之一，那麼我可能不是適合你的專家。我現在就可以告訴你，我習慣使用手勢，有時候我的聲音可能會提高一點，我使用隱喻和舉例，並且眾所周知，我不時會脫口而出「你在開玩笑嗎？」這樣的話。另一方面，我曾對同一案件的家長雙方都進行了評估，並根據該州的同一個法院命令得出兩個完全不同的結果，使得每個人無言以對，而公設辯護人則完全措手不及，也無法成案。通常，公設辯護人為他們所代表的父母發問的問題是：「醫師，在你之前為州政府所做的評估中，有過單一家長就足以照顧他（或她）的孩子的例子嗎？」由於我以相同的方式評估每個人，而且我經常發現其中一位適合，另一位不適合，因此這種辯護方式對我不起作用，但確實為嚴肅的法庭增添了一絲幽默感，尤其當公設辯護人只是假裝已為審判做好準備的時候，也才有聽來悲慘但有時更接近真相的揶揄稱呼：「公設假裝人」（public pretender）。

你已經決定好你偏好的專家類型。接下來，你要如何找到他或她？你可以尋求推薦，搜尋谷歌，或者嘗試在領英（LinkedIn）上尋找，或者在會議上遇到某人。你當然可以檢查他們的資歷並與之交談，但請不要只因為他們便宜或跟你有親戚關係或裙帶關係而選擇某人，那不是挑選專家的方法。抱歉說得如此直白，但你聘請的是司法精神醫學專家。你需要了解案件的人，有一定經驗的人（不一定要有很多經驗，但必須是正確的經驗），可以寫出好的報告，可以準時完成工作的人，他熟悉規則，至少是一個專業組織的成員，至少通過了一種專門執照考試，而且看起來正常。相信我，你不需要豔光照人或看起來像總統候選人的專家，但是你需要看起來體面，梳理乾淨，而且穿著整潔的人。熟習英語很重要（或無論哪種當地語言），雖然迷人的外國口音可能是加分項，但只要專家的英語足夠順暢流利。遺憾的是，我不認為相反的說法成立，其他語言帶有美語口音聽起來通常很愚蠢。我也可能是錯的。瘋狂的科學家外觀可能對工程師或統計學家有用，但是精神科醫師——萬萬不可。人們已經太不信任我們了。流利的英語不單單主要是語言的問題，你需要一個言談間有自信的專家。請注意我說的是自信，不是自大。傲慢自大的專家比沒有專家還糟糕。陪審團不喜歡被人當成訓話的對象，法官也是。想想你喜歡被人當成訓話的對象嗎？

現在，我們已經從選角部門選好了你的精神醫學專家。接下來呢？儘管並不是真的從事電影拍攝，但在我進行司法精神醫學研究醫師訓練期間，我們曾經舉辦過模擬法庭，並從《洛城法網》（*L.A.Law*）和童年回憶中的《力爭上游》（*The Paper Chase*）和《梅森探案集》（*Perry Mason*）之類的影集中獲益匪淺。出於其他目的，我還參與過其他庭審，出庭的律師們相對缺乏經驗，但因為觀摩了許多律政影集而表現出色。我發現，將庭審過程視為一種表演很有幫助。每個人都有自己必須扮演的角色，應該盡自己最大的能力來發揮，這些努力包括服裝、髮型和化妝在內。你不必看起來漂亮，而是必須看起來合宜得體，意思是適合你這個人。這是另一個主題，但請給你的專家一些餘地。只要確保他（她）穿著和修飾得宜即可。

當你的案件牽涉到精神醫學時，評估的第一步是確定你是否需要聘僱精神科醫師。首先，確定你已經選好了適合一起合作的專家。正如我們之前討論的，請根據推薦和資歷選擇專家。在這裡我想提一件事，你們當中許多人可能沒有考慮過。我上法庭時，對造律師時常在庭審後向我索取名片。有時候，跟我合作的律師看到這種情況會氣急敗壞，失控地說道：「他們正在操弄你。他們想讓你私底下透露點什麼。他們想利用你來為非作歹。」

在已經結束的案件中，沒有人可以利用你胡作非為。庭審結束後，對造律師向你索取聯繫方式是一種極大的肯定。這意謂著他們對你的表現印象深刻，覺得將來可能有需要向你諮詢。精神醫學意見或任何專家意見應該是中立無偏見的。你的專家應該有一份履歷表，表明她沒有預設立場，而且對每個案件都保持開放立場。當你交叉詰問對造的專家時，你應該判斷他是否也以開放的心態對待每個案件，方法之一是詢問他是否曾為另一方做過任何案件評估，像是如果他為母親一方工作，另一方就是父親；如果他為醫療過失被告工作，另一方就是原告；如果他為公設辯護人工作，另一方就是州政府等等。

幾乎在所有我作證的庭審中，對造律師都會質問我這些問題，每次我看到律師像被別針扎到的氣球般消了風時，都覺得很滑稽。他們有我的履歷，上面清楚載明我與兒童保護處（Division of Child Protection and Permanency）以及家長代表辦公室和兒童權益倡導者（Child Advocate）都簽訂過合約，但是他們沒有花心思去閱讀或理解。其實我並沒有義務在履歷中列出簽約的合作單位，不過正是出於這個原因，我才這麼做，讓他們出點洋相，就像我一直說的，有趣是唯一讓我維持這份工作的理由。

現在讓我們把焦點轉到報告上面。一些精神科醫師喜歡以寫給律師的信件形式撰寫報告，我覺得這種格式很不專業。為什麼有人要在庭審中使用一封信做為證據呢？美國精神醫學與法律學會（The American Academy of Psychiatry and the Law, AAPL）有個資訊完備的網站，其中有眾多出版物以及司法報告撰寫的正式格式可供參考。請要求你的專家使用這個格式，那是「正確」的格式。它使得一切都易於查找和追蹤。它讓查詢資訊變得容易，讓詢問問題變得容易，你的專家報告也很容易與對造專家的報告比較，而且看起來十分專業。

我將和你分享我的報告格式，但是在這裡，我所指稱的「你」是司法精神科醫師，而不是律師。我找不到更合適的代名詞用法了。因此，請把自己當作精神科醫師來閱讀本節內容，然後再與你的專家分享。如此一來，你們都能知道後續該如何進行。

格式基本如下：

請使用排版精美專業的信頭。由於人們通常是在電腦上自己編排，請避免使用醜陋或難以閱讀的字體。

在上方的中心位置，我總是寫上：

機密

當然，它並不全然是真正的機密，但仍具有某種程度的機密性，你不能隨手將這篇報告留在火車上讓人任意接觸閱讀。請注意誰能收到副本以及副本的去向。

精神醫學照會報告

（PSYCHIATRIC CONSULTATION REPORT）

或者你可以寫**司法精神醫學報告**（FORENSIC PSYCHIATRIC REPORT），我實際上更喜歡這個說法。但是幾年前，來自附近城鎮的某位大德寫了一篇糟糕的報告，當他提到我的報告時，一直意有所指地用引號框起Forensic一詞，我從來沒有機會在法庭上或其他地方反駁他，也沒有機會向任何法官解釋來龍去脈。所以，我後來決定還是使用「精神醫學照會報告」就好，以免「Forensic」（亦有法醫科學，鑑識之意）對新澤西州中部的競爭同業來說太過刺激。

然後，標明頁首資訊，其中應該包括：

評估日期：

報告日期：

姓名：（你的評估對象）

地址：

電話號碼：

社會安全號碼：

出生日期：

案件摘要：

法官：

這個部分有雙重目的。你不僅在報告開頭能看到所有的識別訊息，這可以避免與姓名相同或相似的其他報告相混淆，同時還可以不動聲色地檢查評估對象能否提供住址、出生日期、社會安全號碼等訊息。之後你就不必大費周章問這些問題讓他感到尷尬，好像你刻意在檢查他是否聰明、警覺、有定向感、或那些我們在精神狀態檢查中提到的事項。如果他能親自赴約，並且能夠回答所有問題，你大概可以放心假設他是「清醒，警覺，並且對時、地、人有定向感」。如果他無法提供這些基本細節，那麼你得到一個重要線索，事情有些不對勁。

其他特定資訊，例如案件編號、個案管理人等等。

識別資訊

請敘述你的評估對象以及對方接受評估的原因。

評估目的或精神醫學相關的法律問題

請列出你應該回答的問題。

法律條文

如果有的話，請放在這裡。

訊息揭露聲明

你必須告知接受評估的人，你的訪談不是私人或保密的，你將寫下他們告訴你的訊息，該報告將交給他們的律師，最終送交法院。你還必須告知對方你不是他的醫師，這次面談不是心理治療，而且你在這裡的目的，並不是要幫助他感覺變好或是治療他，也就是說醫病關係並不存在。

資料來源

這個部分是你檢視的每份文件的列表（通常很長），以獲取用於撰寫報告的資訊。資料愈多，你的報告就愈可能詳盡準確。

律師們，請筆記。倘若重要內容有所遺漏，當對造律師問起：「醫師，你是否審閱過這份驚人的文件，上面說明了你的委託人（他們總是說「你的委託人」，其實是律師的委託人）在二十五年前因多起殺人罪被判刑？」你的精神醫學專家會查看清單，並說道：「不，我沒有拿到那份文件。」你將會成為那個被推入火坑的人，而不是我尊敬的精神科同事。這種事在我身上正好發生過一次。信不信由你，那位律師和我仍是好友，但他從此再也不讓我擔任他的專家證人，因為火坑終究不是他心目中的幸福之地。

相關資料

這個部分包括案件的整個故事，也是你的專家大顯身手的第一個機會。許多報告包含了一串枯燥的、重複的、看不出彼此相關性的文件摘要。報告的這部分時常出現口述紀錄，不過很多是由醫師以外的人處理的，有時我也會召喚一些魔法精靈來協助我完成，但我把他們訓練得很好，他們知道我的想法和寫作方式。我會檢查所有內容，並確保所有內容都有意義。我尋找的是導致這個人出現在我辦公桌對面的連貫事件的描述，一堆雜亂無章的文件摘要並不是理想的敘述性摘要。

我發現，即使是律師助理也不是總能嫻熟掌控這項任務。然而，我做為小說作家的短暫職涯幫助我培養了這方面的能力。相關資料有兩個要點。第一個應該是顯而易見的：它為案件設定好背景，並解釋為什麼此人需要進行精神醫學評估——他或她牽涉司法體系時發生了什麼事情，導致需要精神科醫師進行仔細檢視？第二個也許比較幽微，但同樣重要。你希望閱讀報告的人完整閱讀全篇報告，而多數讀者都喜歡直接跳到建議欄。他們跳過了報告的精華：解釋此人如何落到這般境地，導致危機的因素，隨後的法律後果，以及他們正在閱讀的報告本身。但這個部分真的很重要。他們在法庭上聽到的故事可能不是事情的真相。無論如何，故事本來就可能是主觀而偏頗的。當我講故事時，我會因為想要某種效果而用自己偏好的方式，這還是我在晚餐時向一群朋友講故事的時候。想像一下，假如我要向陪審團講故事以換取金錢，你最好相信我會講述某個特定的版本。這種偏見是律師謀生的方式。顯然，親愛的讀者，你是律師，你比我知道的多得多。當我撰寫報告時，我會中立、不偏頗地完成，並嘗試弄清楚實際狀況。誰對誰做了什麼？何時何地？方式為何？以及這一切如何導致今天這個人和我一起坐在這裡？

被評估者的版本（或更禮貌的說法：與你正在評估的XYZ先生或女士的面談紀錄）

既然你已經寫好這些事件的官方版本，那麼，是時候找出被評估者認為的版本了。這部分可能很長，可能很短，可能很可靠，也可能向你和其他人顯示「你的委託人」（律師的委託人）是個十足的瘋子。通常，在撰寫正式紀錄之前，我會先完成這部分，原因很簡單：如果此人從未露面，或者案件停滯不前，我就不會耗費大量的時間精力在得不到酬勞的案件上（我接過很多公部門的工作）。但是，如果你主要從事私人工作，並且可以收到預付款，或者在司法精神病院或其他有餘裕先處理基礎背景的環境中工作，則建議先處理歷史背景紀錄。

我曾與許多醫師合作，他們會藉此做為與被評估者的故事細節對質的機會。在一樁備受爭議的著名案件中，有一個很小的細節，與這個恐怖故事的其餘部分相較，我認為並不是那麼重要——加害人用的是拳頭還是水泥塊攻擊受害者。他說他用了一片水泥碎塊，被敲昏的受害者只記得她被拳頭打了。我的同事對此變得有點過度糾結。他是一位優秀的精神科醫師，天資聰穎，經驗豐富，對案件和風險全盤了解。然而，基於某種原因，他一心執著於官方紀錄（受害者的陳述）與犯罪者陳述之間的差異。我馬上可以想到至少十種合理的解釋，而且我們都清楚知道這跟此人的再犯風險沒有關係。一些醫師在細節上陷入泥淖，並耗費大量的面談時間，試圖說服他們的面談對象，他們才是知道得更多的一方。還記得我母親的說法嗎？「啞巴再過一千年也迸不出話來。」當然，精神科醫師比罪犯懂得更多精神醫學專業。為什麼有些精神科醫師硬要與他們的評估對象角逐這些幼稚的競賽，尤其是在犯罪事件上，我也不是完全不能理解，但這絕對是佛洛伊德博士和他同伴該探索的問題，而不是我們在這裡所應該考慮的。請允許我向你保證，你的專家不應該花費太多時間或金錢來向原告或被告或他所評估的任何其他人，證明自己知道官方版本與被評估者版本之間存在差異。如果事實證明這種差異對結果很重要，那麼精神科醫師應該在後面進行討論，在報告最後有一節。如果它不重要，或者因為它顯示出此人已然瘋癲或智力受損或其他原因而變得重要，我們也有專門的章節。如果這部分的內容向精神科醫師證明此人是無辜的，則又另當別論了。我們不能突如其來地任意改變遊戲規則。有許多方式可以適當地引入這些訊息，但是專家證人不能在報告中說：「XYZ先生實際上是無辜的。」這樣的定論會牽涉到許多其他問題，與律師的討論，報告的更改，以及與我們完全無涉的申請（motion）。坦白說，這類抽絲剝繭、洗刷嫌疑、逮到真凶的驚喜時刻，在電視上的發生頻率比現實生活中要高得多。

精神病史

請盡你所能地蒐集此人的精神疾病相關歷史，包括任何過去的住院、治療、門診治療、自殺未遂、自殘，或藥物治療的紀錄。如果你幸運獲得任何實際紀錄，請在此處匯整總結。

病史

任何過去的病史，包括日期、疾病、手術、慢性病等。當然，你可以略過感冒和食物中毒，除非它聽起來很怪異。請記得我們之前討論過的孟喬森症候群和人為障礙症。

藥物治療

請列出此人的所有用藥，一樣都不能少。

物質濫用史

請列出此人的所有成癮物質。「你上一次喝酒是什麼時候？」是引導談論酒精議題的好方法。假使有人承認有任何形式的鴉片類藥物濫用，請務必詢問他們是否使用靜脈注射，以及是否接受過愛滋病毒檢測。另外，詢問他們財務上如何維持用藥習慣。這部分通常很短，或是佔了報告的大部分，後者的情形你已經在面談部分得到所有訊息。沒關係的，你可以只寫「見上文」，你不會遇到麻煩。只要確認已經涵括了所有需要被納入的內容即可。

個人和家族史

「你是由父母共同撫養長大的嗎？」我很久以前就學會問這個問題，而且我很喜歡——它以一種完全不帶威脅的方式打開整個對話，並為對方提供了討論他生命中發生的每件事的機會。在這個部分，你詢問此人的早期生活，教育程度，目前生活，人際關係，受虐史，家庭暴力（犯罪者或是受害者都要問），特殊教育，學習障礙，家庭關係，工作經歷，未來計畫，以及家族的精神疾病、藥物濫用和自殺史。有些人將最末三項單獨成立一個部分，這樣也行。如果你認為某些嚴重的健康情況導致此人的精神狀況和當前問題，那麼你可能還會希望獲得一些家族病史的資訊。總之，本節非常開放，是你獲得與此人的生活和生活方式相關、但不適合放在其他地方的各種訊息的機會。特別是對於孩子們，我利用這部分來詢問未來的計畫。如果你認為某人可能患有創傷後壓力症（PTSD），也可以在這裡詢問他有關未來的計畫，因為PTSD的標誌之一正是對未來充滿負面期待與情緒的感覺（sense of a foreshortened future），這是PTSD怪異的病理特異性特徵（pathognomonic），我不知道還有其他什麼疾病有這種特殊症狀。詢問未來計畫也是評估某人是否躁狂發作的好方法。當某人躁狂發作時，他通常會有許多計畫。我治療的一名患者，最近才因為他在精神病發作時犯的事出獄，而我只不過向他讀了躁症的準則，我們倆就同時大笑。然後，我們開始商量他的情緒穩定劑和抗精神病藥物的劑量，他還喊我「老兄」（dude）。他知道我的判斷是正確的，他處於躁期。我自然不希望太過打擊他的情緒，但是一口氣進行十個計畫，有沒有搞錯？我才是該喊他老兄的人吧。

犯罪史

請敘述此人所有的犯罪史。關於所謂的青少年犯罪紀錄被「封存」這回事，我真的不明白是什麼意思。如果你評估的對象沒有明白告知，他們便是說謊，或者至少是因為疏忽而說謊。某些診斷需要童年時期的診斷才能成立。要對成人做出反社會人格障礙的診斷，需要對方青少年時期有行為規範障礙症的診斷，這需要一些青少年犯罪的事例來研判。法院無法再度使用這些青少年犯罪自白來定罪某人，或更改原刑罰。實際上，任何人在他的精神醫學評估中告訴你的一切都歸於他的精神狀態，否則通常被視為傳聞證據（除非它不是，而我可能無法告訴你什麼時候它不是，因為在我經手的許多案件中，不幸地發生過很多次。但新澤西州在這方面非常接近陰陽魔界〔Twilight Zone〕，而衡平法院〔Chancery Division〕——這個特殊部門似乎是它的首都。所以，我們最好還是依循這個規則：在精神醫學評估中取得的任何法律資訊，其效力僅限於診斷和評估精神狀態目的）。

兵役史

找出這個人隸屬的部隊、服役時間以及退役類型。如果此人的從軍經歷與他的精神狀態證明相關，你可能需要進行一些研究，查證對方告訴你的內容是否屬實。一篇研究提到，宣稱自己是綠扁帽（美國陸軍特種部隊的綽號）的退役軍人比在所有戰爭中服役於美國陸軍特種部隊的人數要多上二十倍。不名譽退伍可能暗示了長期的犯罪或精神病態傾向，而因傷光榮退伍可能暗示了長期的精神疾病史。這些都是線索，你化身為一日福爾摩斯的機會來了。

精神狀態檢查

精神狀態檢查請放在這裡。既然你（律師）在第三章已經學會了如何進行精神狀態檢查，你就不會被精神科醫師的大作給驚嚇到，你甚至可以察覺到它是否完整或愚蠢。精神科醫師們，請不要跳過這個關鍵部分，不要偷工減料，也不要將它和其他部分混雜在一起，因為現在律師們知道這裡該有什麼內容了。

臆測診斷

「臆測診斷」一詞你應該可以從字面上知道意思。請提防多個排除診斷或空泛的診斷。還要留神毫無意義的V代碼（V-codes）。這些是曾經用於計費的診斷代碼，現在已毫無用處（例如「兒童時期性虐待的受害者」）。它們可能具有誤導性質，缺乏診斷準則，也不隱含任何與此人精神狀態有關的狀況。

壓力源

《精神疾病診斷與統計手冊》曾使用五軸式診斷系統，現在已被淘汰，你應該不會在任何報告中再看到它。因為人們已經習慣看到第四軸的壓力源，因此我使用獨立的一節來記述，但嚴格來說，這不是必須的單元。不過，我認為這是個好主意，對於那些不願詳讀報告的人來說，讓報告主體中最重要的壓力源的概述自成一區確實比較醒目。

社會功能

與「壓力源」相同，「社會功能」曾經包含在《精神疾病診斷與統計手冊》五軸式診斷系統中，後來整體功能狀態評估（global assessment of functioning, GAF）從診斷準則中被刪除。我認為，刪除其實是一件好事。在過去（二〇一三年五月之前），GAF 指數往往是隨機、被誤解、反覆無常的。但是，對於那些不想閱讀整份報告又想獲得關於案件和此人所有資訊的隨興或懶惰的讀者，此處的社會功能概述也可以發揮作用，讓你快速閱讀結論。

預後

請盡你所能地判斷。在醫學上，我們傾向使用需要注意（guarded）、不佳（poor）、嚴重（critical）、良好（good）、優良（excellent）等詞。通常給出一個範圍的方式是最好的。我還喜歡這樣說明：如果沒有加以治療，則預後為需要注意至不佳，接受適當治療則預後尚可至良好，藉此向法院強調閱讀及執行我的建議的必要性。

概念化和建議

當然，這是每個人都搶先閱讀的部分。就如同任何好的摘要一樣，個案概念化（case formulation）應該以摘要為開頭。不要重塑案件，也不要在這裡引進新訊息。你會訝異於有多少醫師像是大一英語不及格似的，他們完全沒有意識到不應該突然把新訊息放進摘要的段落中。鑑定報告就像大學論文一樣。你在特定章節說明相關的所有資訊，在論文的最後，做個總結並解釋自己發現的內容。這段總結就是你的個案概念化，你用自己的精神醫學專門知識來闡釋你獲得和吸收到的資訊。不過請注意，沒有人喜歡愛現鬼，也沒有人想看艱深難懂的文章。個案概念化的目的是用簡明優雅的語言來解釋這個人發生了什麼事導致他現在的境況，然後在建議部分提出介入措施來協助解決這些問題。

我喜歡以表列形式提出建議，並且每個建議都會加以解釋。因此，我不只是寫「心理治療」，還加上以下內容：

- 由具博士學位，擅長與遭受性創傷的兒童相處的治療師進行心理治療。心理治療應每週進行約一個小時。請注意，心理治療是一項持續的治療，它不是為了達到復原目的而可以「完成」或「結束」的事情。終其一生，珍（Jane）可能時不時地需要接受治療，她可能還會復發，復發時症狀也可能很嚴重。即使如此，一位成熟有技巧的治療師將足以理解她的疾病及疾病表現，並且能夠和她合作。

對於每個建議，我都會寫下一小段類似的說明文字。當案件回來時，我就可以明確知道我當初的建議，並且可以將它與此人實際接受的治療進行比較。此外，法院和其他相關人士也能充分理解我的意思。當我推薦心理治療、藥物治療或任何其他推薦時，我的意見清楚明白，沒有玄機或密語。

我的建議通常十分具體，詳細到註明較為適合與不適合的抗憂鬱藥，以及我認為無法接受的高劑量藥物。我談論副作用，還附上關於創傷後壓力症的有效治療和聯邦政府認定的正確治療的文章。我也會附上美國兒科學會（American Academy of Pediatrics）對於在兒童身上使用非典型抗精神病藥物的聲明，以及同一學會對於母乳哺育的立場聲明。一些社會服務機構認為，讓兩歲的孩子與母親分離是合理的，因為兩歲的孩子已經不需要親餵母乳了。母乳哺育指南嚴格來說是否算是精神醫學見解？一點也不。但是，如果被評估人因為以母乳哺育孩子到兩歲就被認定有精神疾病，而國家最高權威機構表示母乳哺育到兩歲是無妨的，那麼我就必須引用該文件做為佐證，說明這位母親並不瘋狂，或者至少沒有比沙林傑（J.D. Salinger）所言「母親們都有些瘋狂」的程度還高的瘋狂。在本書的開頭，我向你介紹了一位不熟的同行史尼奇醫師，他一直偏向兒童福利機構一方，並從網路上隨機抽選垃圾文章，企圖誤導和混淆他的觀眾，讓他們相信他是該專業領域中寥寥可數的權威。我絕對不會那麼做。我的做法是找到實際資訊來支持我對真相的看法以及精神醫學觀點，並在報告中使用這些資訊。好幾次法官在法庭上揮舞著我的報告說：「我希望每一份精神醫學報告都像這樣。」我知道這是老王賣瓜，但我也知道我的做法是對的，在此與你分享我的獨家祕方。

認證

通常，當你出庭時，你的文件必須經過認證。為了避免日後出現麻煩，我在提交給法院的每份報告中都包括了「認證」的部分。大致如下：

我，薇薇安・雀恩・許奈德曼，醫師，成年，宣誓證明：

1. 我是薇薇安・雀恩・許奈德曼醫師暨澤西法證諮詢（Jersey Forensic Consulting）的檔案管理者。
2. 有關＿被評估者姓名＿的這份報告是在正常業務過程中編寫的。
3. 這份關於＿被評估者姓名＿的報告是在通報情況和／或事件發生當時或其後的合理時間內做出的，並準確反映該情況和／或事件。

我保證上述陳述是真實的。我知道，如果上述任何陳述故意有誤，我將受到懲罰。

在合理的醫學確定性範圍內恭敬提交，

在電腦打字姓名上方由我本人簽名

有趣的是，至少有一半機率我之後會收到報告副本，以及單獨的認證頁讓我簽名。在我看來，這證明了很多人都是在開庭前五分鐘才倉促翻閱我的報告。

診斷準則

這部分是我自己額外加入的。當我在性罪犯監獄工作，然後又在監禁高危險連續性罪犯的特別設施中工作時，我必須一直出庭，有時是一週好幾天。有一次，一位律師問我一些常見疾病的診斷準則，可能是反社會人格障礙。好吧，我承認我沒有熟記到所有的字句可以從我的舌頭上自動滾落的地步。我感到不自在。因此，我開始從《精神疾病診斷與統計手冊》影印診斷準則並貼到我的報告中。

當《精神疾病診斷與統計手冊第五版》發行時，我先後購買了紙本與電子書。現在，我有時會截圖並將它貼到報告中，有時不會，取決於我認為案件有多重要以及我對案件律師或社工師的喜愛程度。我曾向有關單位投訴，但是到目前為止，還沒有簡便的方法將診斷準則納入報告中。螢幕截圖看起來不太美觀。如果你不知道螢幕截圖是什麼，就是你在電腦螢幕（或手機或平板電腦螢幕）上看到的畫面。我在我們這個痴迷青春的社會中相對來說老一些，不過我也注意到有許多年輕人在新科技方面跟不上時代潮流，因此，要在報告中含括診斷準則可能會成為許多專家的障礙。請試著伸出援手。當他們可以直接翻到報告結尾，在法庭上大聲朗讀準則列表時，看起來真是好極了。

參考文獻

與下列由專家喬・布洛（Joe Blow）寫的信（每個月我至少會看到一次這樣的信）相比，這裡我將告訴你讓你的專家看起來超專業的訣竅。

敬啟者：

史密斯女士在有關日期服用了各種藥物。所有這些藥物都會損害她的意識，因此，她顯然沒有能力寫下遺囑，她名下的數百萬應交給你的客戶。感謝你為這兩分鐘的輕鬆工作付了我一千美元。

誠摯地，
某某家庭醫師

當我寫報告時，我就好好地查詢資料，依據文獻，訪問當事人或相關人士。我不會通靈，所以沒辦法採訪死者，但我知道如何弄清楚他們在書寫遺囑、達成離婚協議，或將房產過戶給泳池清洗工時的精神狀態。我使用參考文獻，我閱讀藥品仿單，網路上兩者都有。曾經有個案例，有關單位考慮讓體內裝有嗎啡幫浦的祖母擔任小嬰兒的永久監護人，她還抽菸抽得像根煙囪。由於香菸和嗎啡幫浦都不違法，州政府已經準備好把孩子交給她照顧。因此，我在報告中附上所有關於二手菸對嬰兒肺部的影響，以及嗎啡對人們的大腦和行為的副作用的參考資料。我當然知道這些常識。不過，當你附上參考文獻時，你的論述會突然變得很有分量。本書的最後列有許多參考資料，我幾乎都仔細讀完了，這也是我需要延期才能完成本書的原因之一。網路世界充滿各種訊息，有時對於支持你的專家意見非常有用。因此，請你的專家在報告中使用一些參考文獻，它們對案件結果所產生的影響將讓你難以想像。

這就是專家撰寫精神醫學報告的方式。在我們進行到對造專家的部分之前，還需要為專家的報告撰寫以及如何對待專家列出一些提醒事項：

引述

我喜歡直接引述他人的意見。我打字很快，而且很少犯錯。我會把內容念給受訪者聽，確認資訊無誤。大多數律師都喜歡我引述的方式，從不挑剔我寫下的內容。但是幾年前，我和某位律師一起工作時，幾乎要把我給逼瘋。他完全不喜歡直接引述，他要求我以清晰的方式敘述內容，我配合了。但這對我來說很困難，它改變了我的節奏和報告的語氣，我覺得故事的力道降低了。我們一起審理了兩起案件，都是性騷擾案，而這種案件非常貼近我的內心。我真的很同情那些女孩，並且希望她們能占上風（即使我知道那不是我的任務）。我認為那位律師對報告的干預，使我的工作成效比我按照自己的方式進行時變弱許多。讓我告訴你，當我和一名受害者在法庭上，我真的是眼中噙淚，我想對她的律師怒吼，告訴他要求我更改報告用字的行為很混蛋。請記住這個事實：精神科醫師是人類行為和情緒的專家。我使用某些單字，因為我知道它們會喚起什麼情緒，而且我清楚我在書寫時所感受到的情緒。我正處於沒有太多平淡案件的職業階段，所以我接手的案件通常伴隨著強烈情緒。請讓我以我熟悉的方式向原告、受害者或任何人表達這些情緒。不只是我，還有所有撰寫報告的人。我們是情緒專家，你是法律專家。如有需要，請讓你的專家錄音以確保準確度，之後再去回顧把一些空白處填好。但重點是情緒要弄對。情緒是精神醫學的事實。

這使我想到——錄音

有時候，人們想把他們的面談過程錄音存證，這一點對我來說向來不成問題。我有許多朋友和同事出於各種考量堅持錄下每次面談。一些男性精神科醫師和心理師會錄下每段面談，甚至是治療過程，因為他們希望保護自己免於日後遭受諸如性騷擾或不當行為的指控。可悲的是，這些情況的確會發生。不實指控的情形經常發生。而那些拒絕錄音的醫師和專家呢？我為他們擔心。在我看來，不允許錄音的人可能是想隱藏些什麼。當然，請錄製一份自己留存的檔案——變造電子檔案太容易了，連個孩子都能做到。老實說，孩子可能還比你我更擅長。因此，請錄製一份自己留存的檔案，使用老式的磁帶錄音機，請助理幫忙，實況錄影，或採取任何措施來確保你的評估對象手中不是唯一存在的錄音檔。但是，如果對方想記錄訪談內容，我認為這是他們的權利。

我不確定是什麼法律上的權利，我想對於不同的案件和司法管轄區，權利的樣態可能有所不同。我遇過面談時在本子上瘋狂筆記的人。我也遇過堅稱我說了我其實從未說過的話的人。我還遇過在網路上，以我從未說過的話或寫過的文件來指控我的人。我們打交道的對象經常是患有精神病的、生活在自己幻想世界中的人。還記得嗎？

精神病是指某種思考障礙的存在
導致清楚的知覺狀態中出現另一種替代現實

因此，你的病人可能會「聽到」你其實沒有說的話，而你可能不會知道，直到數年後他的臉書貼文出現關於此事的訊息。即使如此，你仍舊毫不知情，因為你是專業人士，你們當然不會是臉友。如果你行事秉持專業倫理，那麼你們的面談錄音永遠不會回過頭來反咬你一口。它只會幫你不會害你，尤其是當你的病人轉而投訴你的時候。

說到臉書……

當你的職業正好是精神科醫師時，你顯然會吸引到一些精神失常者的注意。精神失常的人傾向於做出異常的事情。我在監獄工作的時候，所有工作人員都極其小心戒慎，避免讓囚犯們知道我們的個人資訊。我們所有人都有郵政信箱和不公開的住家電話號碼（我說的是將近二十年前，當時人們仍有家用電話）。我從一開始就清楚，如果有人存心想找到我，其實一點都不難，只消拜託一個朋友或行話所說的「同夥」，從停車場跟蹤我回家，而我很可能永遠也不會注意到。儘管如此，我們確實會遇到做出不適當的、侵入性的、駭人行為的人。一個病人對我說，他想要幫一隻輔助治療的寵物拿處方。他的精神病相當嚴重，故事也很複雜，但是有一次他打開背包拉出一隻兔子。我沒有開玩笑，一隻黑色兔子。她的名字是午夜，很沒創意，還讓我發現到顯然我對兔子過敏。然後，我更進一步領悟，午夜也可能是一把槍，我從來沒想過會有個瘋狂的人把槍帶進我的辦公室。可是說真的，那個背包裡裝了什麼都有可能。出於充分揭露的目的，後來我在電影《靈異第六感》（*The Sixth Sense*）開演不久便倉皇離場，因為布魯斯．威利（Bruce Willis）飾演的臨床心理師被患者襲擊的情節嚇壞我了。所以，一件我本來就很害怕，而且知道可能會發生的事情多少算是發生了，但我之前從未料想過。

當一個超級躁狂的女人開始騷擾我，要求兩倍劑量的藥物，以便分一些給她家裡那個失業又沒有保險的丈夫使用時，我拒絕了。我沒有料到這位丈夫會開始偽造網路身分，以大量惡意訊息灌爆我個人和專業臉書頁面，還出現在辦公室威脅我的助理。我也沒有料到他會去當地警局試圖對我提出控告，我至今難以明白那些瘋狂妄想性的罪名。幸運的是，警察告訴他，如果他再不罷手，他們會逮捕他。但這是他拍下我助理的汽車照片之後的事了，他透過電子郵件發送給我，還附上威脅訊息：「我們知道你住在哪裡。」我確定他以為那是我的車，但我還是不希望我們兩人之一、孩子們、狗、房屋或任何其他人發生意外。也許哪一天，這個傢伙的「背包兔」真的會是把槍。而且要擺脫那些惡意負評，後來證明是極其困難且代價極高的，現在我的專頁完全不接受任何評論。此外，這整件事真的很可怕。

儘管身為司法精神醫學專家或律師，你還是可以好好享受人生。我知道在費城有一名檢察官被殺，布宜諾斯艾利斯也有一個。可能還有更多我沒聽說的，這樣的事就是會發生。但總的來說，你還是可以交朋友，你還是可以踏出家門。只要做好心理準備，由於職業性質的緣故，有時候我們被人騷擾的情形在所難免，請記得盡量減少曝光和潛在損害。不管他們看起來有多麼友善，或因為你而贏得多少錢，請不要和你的患者或你為法院鑑定的對象成為臉書朋友。如果打高爾夫球是你的嗜好，請不要和他們一起打球。第二件事應該用不著我來提醒，但是請不要跟他們約會！我找不到禁止和法院轉介的鑑定對象約會的規定，這似乎是很基本的常識。只因為彼此之間不存在醫病關係，並不表示你就可以豁出去不顧一切風險。如果你真的很想毀掉自己的大好人生，還有許多更簡單安全的方法。

關於精神醫學專家，我們還需要知道什麼？我向另外一些律師取經。莎夏・米勒（Sasha Miller）專攻親屬移民，因此她從未聘請過精神醫學專家。她不願意擴大業務的部分原因是她對專家的戒心。「陪審團必須弄清楚哪位專家是正確的，但他們不是專業人士。他們只能選擇誰比較可信或者比較好看。」莎夏認為專家的成功率很重要，但她想知道他們如何與他人建立關係。最終當她不得不使用某個專家時，她想確保自己的專家能夠以人們能夠理解的方式來解釋相關資訊。舉例來說，她告訴我，她試著以通俗易懂的文字來寫摘要，因為她想讓法院能夠清楚地理解。出於相同原因，莎夏想要一位真正能夠「引起共鳴」的專家。她認為大多數從事專家工作的人都應該能出庭作證，但對她而言，更重要的是他們能否向法官和陪審團正確傳達他們的意思。

當莎夏把為孩子選擇保姆的要求拿來與她選擇專家的要求做比喻時，她和我都笑了。我完全明白她說的：「任何人都可以照看你的孩子一會兒，任何人都能夠學會照顧孩子的基本要領。但是，不是任何人都能以有意義的方式與你和你的孩子溝通。任何人都可以照顧一個孩子，但不是任何人都適合照顧你的孩子。」莎夏描述了一個她認為可能發生的難題：她想選擇一位富同情心和同理心的專家，但她擔心經驗豐富的專家可能已經失去這些特質，她覺得如果他們太老練，他們將不再懷有對委託人的同理心。然而，如果他們經驗不足，又可能無法把工作做好。因此，就目前而言，莎夏堅持專辦不需要精神醫學專家的親屬移民案件，而她接下的少數庇護案件也不需要我們。不過，我認為在我們的對話之後，現在她的想法可能更開放了一些。

我還請教了萊斯莉・羅德爾（Leslie Rodell），她在一個未公開（對你而言）的地點擔任高級聯邦法官的書記。她經常查看各種專家的報告和意見，但儘管她的長官可以聘請自己的專家，他們卻從未這麼做。通常，案件的兩造都能夠僱用自己的專家。那麼，哪種類型的案件需要專家呢？她表示，複雜的民事訴訟，有時甚至在刑事訴訟的量刑階段，在刑事訴訟中則很少見。在此我要提一個聯邦案件，這是一樁令人詫異的案子，我當時以免費服務的方式承接，希望可以進入聯邦專家證人的名單之中。我猜想自己可能在名單上，但很明顯，根據我從萊斯莉那裡得到的內部消息，沒有人會去使用這份名單。我的案子涉及一個非常瘋狂的傢伙，他控告州政府將奈米機器人植入他的大腦，而我的任務是就他「是否有能力在法庭上代表自己進行訴訟」發表我的看法。我的意見為何？到目前為止，你們應該都有譜了：啞巴再過一千年也迸不出話來（事實再明顯不過）……

讓我們回到萊斯莉對於專家的看法。我問她如何分辨不同精神醫學專家的報告。她回答，有不同的分析等級，案件本身決定了專家報告是否被採納。在民事案件中，報告必須「可靠而有幫助」（reliable and helpful），這根據《聯邦民事訴訟程序規則》702條，在我們對談時她的辦公桌上正擺著一本，我印象深刻。此外，專家必須是合格的，他的意見必須有所幫助。然後法官「就」(just，亦有公正之意)根據案件的類型來選擇適用的舉證責任與證據標準，無論是「清楚且令人信服的證據」(clear and convincing evidence)，「優勢證據」(preponderance of evidence)，還是「排除合理懷疑」(proof beyond a reasonable doubt)。在陪審團審判中，聯邦案件裡專家證詞的採用完全取決於陪審團，就像民事案件一樣，法官從不權衡可信度。即使使用了化名，萊斯莉在如何處理可信度問題方面，沒有意見可以跟我們分享，但她保證會請她的法官上司讀一下我的書。她告訴我，在刑事案件中，法官很少必須權衡報告來做出決定，通常一份報告只是提供給法院的所有訊息的一部分。我知道律師們更想要得到「如何選擇專家」和「如何與專家打交道」的指引，然而這方面的說明和可用資訊很少，正如我採訪過的許多人所指出的那樣，人們主要根據外貌和談吐來選擇專家，而他們的證詞並沒有被好好地理解。

所以，讓我們進入下一個主題，你購買這本書的原因：如何在法庭上擊敗對造的精神醫學專家？我建議從頭開始，先不要認定對造的專家符合資格。為什麼我建議不要認定？因為很多時候，所謂的專家根本一點也不專業。

前面我提過一個案例，一名婦人不慎誤入駁火現場，結果挨了五顆子彈。她的手和頸部都受了傷，導致多重問題，包括永久性的口齒不清，術語稱為「構音困難」。這種構音困難使得她一再地被指控濫用非法藥物。當尿液、血液或毛囊都找不到任何非法物質的痕跡時，她被控攜帶摻假樣本進行檢驗。她失去對兩個孩子的監護權。而全案中沒有人，包括多名醫療專業人員，將頸部的槍傷和手術與後來的構音障礙連接起來。

她曾接受某個所謂的精神醫學專家評估。我認識州裡大多數的專家，至少知道名字，因此，當我遇到一個陌生的名字，我做了任何自重的熱血美國精神科醫師會做的事情：谷歌搜索。我找到的訊息組合很奇怪。顯然，這位「專家」曾經受過精神科和神經內科兩種不同專科的住院醫師訓練，但都沒有堅持到底。他離開了原來的州，搬到新澤西，現在在一間診所工作。他自稱是精神科顧問醫師，所以我轉而造訪美國精神醫學與神經學專科醫學會（ABPN）的網站，花了我大約兩秒鐘的時間，就知道他沒有取得精神醫學或神經學的專科醫師執照。這位專家顯然不是專家。他是一個假冒者。因此，在上法庭之前，請檢視對造專家的簡歷，搜尋他。我聽說過某個所謂的專家偽造了他所有的資歷。他自稱是擁有博士學位的心理師，但事實上他什麼都不是，只是布朗克斯區自助小組的一員。

我經常在預先審查（voir dire）[2]中聽到一些我覺得很荒謬的問題。有時候是我被詢問，有時候是其他專家。例如，「你曾為多少個思覺失調症患者作證過？」我不知道，誰在乎呢？哪

2 譯注：美國陪審員或證人選任程序。

位精神科醫師的職業生涯中不曾見過……嗯，起碼五千例思覺失調症患者？這就像問一個技師他換過多少輪胎。他何必計算這個？「請問你寫過幾篇關於將孩子安置在兒童之家（group home）的論文？」這根本與案件無關。我在這裡是因為我的精神醫學專業知識，而不是我對兒童之家或其他領域的知識。不過，可以肯定的是，和交互詰問的律師相比，我造訪過更多的兒童之家，我和被安置其中的孩子有過更多的互動經驗。

詢問一位專家他收取多少報酬來做出特定證詞，我向你保證，這絕對是激怒他的大好方法，但同時也會讓你自己顏面無光。每個專家都會說，他是靠自己的工作時間和專業能力而獲得報酬的，「就像律師你一樣。」所以這種方法不太可能使你占上風。不過，在某些情況下，探問出金額可能對你有利，例如我們在前一章中討論的案例中，專家賺了二十五萬美元，而原告仍然敗訴。珍藏並細細品味那些時刻吧。相信我，沒有人會對我們州的時薪印象深刻的，新澤西州已經十年沒提高過基本生活費用了。但是，如果你能夠證明某位專家從該州賺取的超額酬金屬於不當收費，那麼理論上這對你有所幫助，只是別指望我公開姓名。

因此，我想傳達的重點訊息是，請不要自動認定專家符合資格。我知道，通常每個人都經過某種認定程序，特別是在公部門，若不是已經獲得僱用，就是簽訂了合約，而且理論上這些資格都經過審查，政府正努力不浪費納稅人的錢。律師還是能夠事先做好功課，檢查對造專家的資格，並在不浪費法院大量時間的前提下，解決專家簡歷的問題。我不是在暗示對專家的適任存疑是浪費時間，或是轉移對案件本身注意力的一種方式。我真心認為，有些專家沒有足夠能力做出他們正在做的專業決定，而你身為委託人的代表，有責任確保這些專家在法官面前發言的效力和你有閱歷見識的專家不同。

好的，現在我們已經允許對造的專家作證。他提交了一份報告，對造律師已經對他的專家完成提問，而且該報告已提交為證據。然後呢？

攻擊對方報告的方式有百萬種。有時候，專家報告中的紕漏無比明顯，你只需要從頭開始。許多律師似乎沒有其他更好的事情可做，所以很愛吹毛求疵。這裡的吹毛求疵指的是頁碼、錯別字之類的錯誤，而除了惱怒的專家之外，很少會給你帶來任何好處，充其量只是法官或陪審團的笑聲。人們難免打錯字，不察的自動更正可能笑果十足，但很少是故意的。這類型的問題頂多延遲審判的結果，實際上並不會改變任何事。戒備又憤怒的對造專家看起來自然是戒備又憤怒的，但由於他不是你這邊的專家，你無法指望他一定會變得錯亂或失言來幫助你。我個人善於利用對方的怒火來達成目的。如果有人試圖讓我看起來愚蠢，我通常可以反過來使他看起來需要重讀國小三年級。不過，我不建議對我的同行這麼做，畢竟他們都是有辦法考進醫學院，並且順利畢業了。

質疑他們的推論是一個更好的策略。你應該把在法學院學到的常規問題問過一遍：這是你撰寫專家報告的方式嗎？這些是你所在行業的人們蒐集資訊所倚賴的慣常來源嗎？諸如此類。我強烈建議讓對造的專家感到舒坦自在，而非不安。這不在他們的意料之中。他們通常預期的是對峙與敵意。你可以出其不意，以柔克剛。此外，嘗試感受一下他們的性格，這是你目前為止應該已經有所感覺的。如果對造的專家作證時允許你的專家在場，切記向你的專家徵求意見。對方證詞和報告的弱點為何？對造專家的性格是怎樣的？他有什麼不安全感嗎？（通常這些人不會流露出明顯的不安，這一點本身就是一種戒備中的不安全感。）

我在對造專家的報告中發現了三個主要問題，如果你知道從哪裡著手，你也找得到。

依據傳聞消息而非主要來源

專家間傾向於從其他專家的報告或起訴狀中獲取故事的趨勢很普遍。這種方式也是錯誤的。還記得我告訴過你如何導向陳述故事嗎？做為案件一方的律師，你的故事將與對造律師的版本有所不同。這就是我們法律制度的運作方式。這是一個對抗制（adversarial system）的系統，雙方揀選事實，並且以顯露自己的偏見和目標的方式對它們進行定位。專家則不被允許如此偏頗。當然，律師聘請專家來幫助他勝訴，但他不能隱瞞訊息，也不能要求他的專家說謊、操弄發現、或進行我們已經討論過的違禁事項。因此，如果你發現對造的專家訊息不全，請從事實開始。

「醫師，你知道這份原告列為證據P-153的文件嗎？」

如果對造專家沒有在他報告的「資料來源」列出這份文件，很可能他並不知情。但是你知道他應該熟悉它的內容，如果他沒讀過，你可以把文件遞給他，請他過目。我不知道適當的證據規則是什麼，但如果那份文件被列為證據，你可以要求對造的專家將它列入考慮。而且，要是他被矇在鼓裡，對二十份這樣的文件一無所知，那麼對他來說真是太不幸了。不過請客氣詢問。請記得，被矇騙和誤導可能不是他的錯。在最佳情況下，你的終極目標是讓對造專家最終同意你的專家的看法。倘若你一開始就疏遠他，原則上就不會出現對方同意的可能。因此，當你逼近目標，即將達成目的時，請盡量保持氣氛愉快。記住《教父》中的名言：「親近你的朋友，但更要親近你的敵人。」

拆解對造專家報告的方法是展現兩造的專家所使用的資訊是相同的，但是某種程度上對方卻解讀錯誤。這種手法很困難，因為你是一個律師，不是精神科醫師，而且你實際上並不知道他如何使用可用資訊。現在，你已經閱讀了整本書，更能掌握精神醫學及其運作原理的整個概念，對診斷過程有更多的認識。你了解到，我們不能只是簡單地對我們正在評估的人做出診斷，並神奇地契合律師的案件主張，或是滿足特定個人有某特定診斷的需求。因此，請審視對造專家所敘述的故事。這是第一步。如果他搞砸了這個故事，請找出原因。他是故意隱瞞訊息，還是有人對他隱瞞訊息？讓他在交互詰問中承認這一點。但是，請以一種非脅迫的方式進行，因為我們還沒有到那地步。我們只是在打基礎，目的是讓他對該問題的回答與他一開始的回答不同，或者，如果你做不到，可以至少試著讓他頑固地堅持最初的答案，但顯然缺乏證據支持。有時候，你無法如願。有時候，你就是會押錯寶。希望當這種情況發生時，你能夠及早發現。然而，當你押到贏家時，請堅持下去直到終點。讓我們以條理分明而簡練的作風來迎接這場勝利。

為了表現出條理分明的簡練，你必須讓專家事先閱讀對造專家的報告，並弄清楚問題出在哪裡。這項工作可能會花上你一點錢，但是它為你帶來的好處是無價的。我訪談過的每位律師都把聚焦於錯別字和頁碼錯誤的行徑描述為「舞台效果」。他們都使用相同的詞。雖然我完全可以享受一個劇院裡的夜晚，但法庭上的戲劇表演並不是真實法庭該有的。請比你的競爭對手更聰明些。首先，當你收到專家的報告，在把它傳送給別人之前，請先檢查是否有錯別字和頁碼錯誤。有了現代科技的魔法，這個任務只需要一分鐘。這些錯誤沒有任何應該存在的理由，至少對於你的專家報告而言沒有。當你的專家閱讀對造專家的報告時，記錄下這些錯誤也無妨。它們之所以重要的原因只是做為概括訊息。有時候，如果錯別字很多，可能有其他錯誤的機率也比較大。請留意多重排除診斷和V代碼。這些是你進行交互詰問時要注意的重點。

請務必將報告整理好。基本資訊和基本故事中的錯誤，例如故事中人物的多個名字，出生日期和姓名的拼寫錯誤而沒有任何解釋說明時，並不意謂著專家智能不足，但多少暗示了他缺乏對該案件的好奇心或興趣。當我看到同一人有多重身分的紀錄，我總是想找出導致差異的原因以及差異是否過大。通常這無關緊要，但有時你會發現文件中混入他人的犯罪紀錄，正如我們在本書其他地方提過的。這種類型的錯誤非常重要，對造的專家需要注意這些錯誤。因此，對紀錄中的異常沒有任何好奇心或興趣，可能暗示（但不證明）對發生的事件沒有興趣。做為辯護律師，你可以利用這種缺乏興趣的優勢。具體細節將視情況而定。缺少訊息，缺少文件，只依靠傳聞證據，只依靠他們鑑定對象的自我報告而完全不依賴正式文件——這些都大大不可，在法庭上絕對會被質問和要求解釋。

終於，在瀏覽了所有積累的大量（或是理應大量）資料之後，你會得到對造專家的臆測診斷。在這裡，你可以詢問對造專家是如何得出結論的。這是他們通常會犯下失誤的地方。報告正文中時常沒有支持該診斷的診斷準則的相關訊息，或者專家手邊時常沒有診斷準則來支持該診斷。也就是說，專家無法在法庭上列舉出診斷準則。你（律師）在進入法庭之前，應該將對造專家提出的所有診斷的準則影印或列印出來。不要攜帶整本《精神疾病診斷與統計手冊》，如果帶了也不要翻頁。這在電視上看起來可能不錯，但要多花時間，讓人分心，而且使你看起來毫無準備。請為所有人提供副本，你會希望將這些診斷準則納入證據之中。正如《精神疾病診斷與統計手冊》的說明，出於司法目的時要謹慎使用，這是我們所擁有的全部依據，你不能舉出書中沒有記載的精神疾病。儘管這麼規定很愚蠢，從醫學的角度來看，甚至不是事實，但是就現今美國醫學和精神醫學的運作方式，你必須符合那些診斷中的一個，或符合文獻中描述過的其他診斷。因此，比方說有精神病態的情形，你最好將資料列印出來，讓對造的專家在法庭上猶豫再三，無法形容，也無法量化或確定他的診斷。然後，你帶著海爾博士的描述走上前去，說明這不是《精神疾病診斷與統計手冊》的診斷，也沒有資格做為精神錯亂抗辯（或對方的任何主張）的理由。你之前已經諮詢過專家，所以你完全知道該怎麼做，但不是因為他的報告有兩張第十頁。那只是有點蠢。你可以指出這一點讓他看起來更不智，不過要在你讓他看起來無知之後，因為他不知道精神病態不屬於《精神疾病診斷與統計手冊》的診斷。

V代碼

V代碼只是蠢而無用的東西，它們只會使保險公司拒絕向你支付任何費用。繼續使用它們的精神科醫師不過是洩露自己的真實年齡。你可以詢問他們為什麼使用這些V代碼，目的是什麼，它們的含義以及它們如何影響到個案。

排除診斷

我一定要一再強調這個事實。你也許會需要兩個排除診斷，例如，雙相情緒障礙症和情感思覺失調症。超過兩個，專家只是在自找麻煩。《精神疾病診斷與統計手冊》希望我們列出患者符合診斷準則的所有診斷。專家可以列出許多診斷，但是如果他列出了很多排除診斷，則意謂著他對個案或病史不是很確定。用多年前在喬治華盛頓大橋上撞到我們的傢伙的話來說，「他不知道自己要去哪裡。」你可以利用這一點，引導他置身於這種處境。讓他告訴法院，他不知道這個人怎麼了。於是你得到一個結案陳詞。你可以說：「對造專家甚至無法做出診斷，他因而無法做出合乎邏輯和可靠的個案概念化。我們無法信賴他告訴我們的任何事情。因此，我們必須倚靠許奈德曼醫師合理、周密簡練的精神醫學評估以及個案概念化和建議。」

接下來，關於對造專家的報告，我還有幾件事要提出來說明。

藥物治療

查找所有藥物治療和用藥建議，並向你的專家尋求建議。如果你的專家對精神科的藥物不太熟悉，請再找一位新專家。我是認真的。我的一個朋友剛把孩子帶到兒科醫師那裡，希望取得注意力不足過動症藥物。他問我，興奮劑是不是能使大腦恢復多巴胺的正常平衡，這是兒科醫師告訴他的。好吧，答案是「不能」。那位兒科醫師不是專家。請盡量尋求多種意見。你可以詢問谷歌醫師，但網路上也有很多垃圾資訊。而精神科醫師每十年就要更新專業執照的用意，大概是想讓我們對藥物的運作方式有所了解。請確保你的專家知道哪些是抗憂鬱藥物，哪些是抗精神病藥物。如果他們辦不到，請另找專家。我不是在開玩笑；我不在乎他們出版了多少論文，以及他們套裝的條紋間隔有多寬——我也可能會是你的對造專家，而我會擊垮你的高人氣專家。沒有冒犯的意思。畢竟好度（Haldol）和安定文（Ativan）是如此二十世紀的產物[3]。

血腦障壁

我剛意識到這個詞彙沒有在書中其他地方出現過，但是它可能會在專家報告或意見中出現。血腦障壁（blood-brain barrier,

3 譯注：好度是治療精神疾病如思覺失調症的藥物，安定文則是用於管控焦慮、失眠、恐慌、酒精戒斷的藥物，兩者交互作用可能會產生暈眩、困倦、注意力無法集中等副作用。

BBB）與其說是一個東西，不如說是一個概念，它是一般循環系統和大腦之間的障礙。並非所有的藥物都能進入大腦。人體內許多副作用的產生，是由於需要使用高劑量藥物才能讓一部分的藥物進入大腦發揮作用的結果。有些藥物根本不會進入大腦，只能在身體周邊（身體的其餘部分）起作用，但可能會對腦部產生影響。有些藥物在大腦及身體周邊都能起作用。如果這是它們的作用方式，那麼開立處方的醫師應該要確切知道其中涉及雙重機制。認識這個詞，因為你可能會在醫療過失案件中用到，好比你的委託人突然被停用大劑量標記為止痛藥但具抗憂鬱效果的藥物後，企圖自殺。

矯正性情緒經驗

好吧，這詞彙確實不屬於這裡，不過我在本書開頭曾答應要做解釋。佛洛伊德學派可能會有一個更複雜的解釋，但從本質上來說，矯正性情緒經驗一如字面上看起來的那樣。你生命中發生的負面事件會在情感上傷害你。它可短可長，可以超級痛苦或輕微痛苦。它可能是失職的母親或遭受性侵，可能是一次侮辱或悲劇性的損失。無所謂。這個概念是在未來你再度經歷了類似的情況，卻有了正面的結果。矯正性情緒經驗就是當你在最後感覺較好時，第二次的經驗「矯正」了第一次經驗所造成的損害。

顯然，我是過於簡化了。我們這些接受過一些精神分析理論基礎訓練的非分析師，經常拿矯正性情緒經驗來開玩笑，但是這個概念絕對有一定的意義。為一份好工作而離開一份壞工作，或者為一段好婚姻而丟掉一段壞婚姻，可能是一種矯正性情緒經驗。日常生活中的例子像是，不再度在同一家壽司餐廳發生食物中毒，或類似的經驗。這個概念可能出現在案件或報告中，也可能不會，至少現在你知道它是什麼了。

預後

精神疾病確實有與之相關的可靠預後資訊，請你的專家詳細說明。通常，字根有「schiz」的診斷，預後會比沒有的更差。神經認知障礙的預後較差。憂鬱和焦慮？還不錯。強迫症？可治療但預後多變。你可以參考統計資料。記得嗎？DSM是診斷與統計手冊的縮寫。

你們之中有些人可能以為我忘了跟進我們的朋友阿莫，我們上次在中西部某個州的一間拘留所遇到他。公設辯護人潔西卡．張正準備將他轉至當地的精神病院，以便接受精神狀況評估。潔西卡學到了什麼，以及阿莫的案子怎麼樣了？讓我們找出來，看看我們可以從這個悲慘故事中學到什麼。到目前為止，你已經熟悉了司法精神醫學報告的格式，讓我們假設你已經知道開頭是什麼樣子。為了完整性，我會給你一些訊息。我將跳過你知道的那些內容，例如訊息揭露聲明、資料來源列表和法律條文，不然我就得編一組資訊出來。此外，我沒有包括任何日期或地點。顯然，當你閱讀或撰寫真實報告時，這類訊息非常重要。就我們的目的而言，我們必須假設這些訊息已存在。因此，為了清楚起見，並使精神醫學訊息易於閱讀和遵循，我就不編造細節，而是將之省略。但是在真實的報告中，我不會遺漏它們。它們非常重要，希望大家都明白這一點。

識別資訊

班傑明．葛德斯坦，又名穆罕默德．阿布－艾米，現年四十三歲，男性，白人，目前並無居所。他是北郡精神病院司法病房的病患，正等候十五項指控的審判，其中包括一項公訴罪：恐怖主義威脅。

司法精神醫學問題

1. 班傑明．葛德斯坦是否具備就審能力（適合出庭進行訴訟程序）？
2. 葛德斯坦先生在犯罪當時是否理解其行為的後果？
3. 葛德斯坦先生是否需要精神科治療，他有能力拒絕接受治療嗎？
4. 葛德斯坦先生實際上有能力支付子女撫養費嗎？
5. 葛德斯坦先生是否有能力管理自己的財務、法律和醫療事務？

6. 葛德斯坦先生是否有資格獲得殘疾津貼？
7. 葛德斯坦先生應該住在哪裡？他可以獨立生活嗎？
8. 葛德斯坦先生是否合法更改了他的名字，如果沒有，在法律文件中應該使用哪個名字？

相關資料

根據上面列出的文件，在當地鬆餅屋造成騷動後，葛德斯坦先生首先引起了北郡治安官署的注意。他對鬆餅屋員工破口大罵，咒罵的內容被員工解讀為威脅，而且被誤認為阿拉伯恐怖分子。在他就逮並送進拘留所後，身分確認為新澤西州的猶太裔足科醫師。據說，他有一些可追溯至數年前的精神健康問題。紀錄顯示，他之前在新澤西州居住的城鎮發生過一些狀況，他威脅了當地猶太會堂的會長。他因此失去工作，或者自願離職，失去房子，與妻子和兩個孩子一起搬到鄰州岳父的家中。他開始與當地州立大學的穆斯林學生結交，並且在岳父要求下離開家。

在新澤西州，他的精神狀態惡化之前，葛德斯坦先生似乎沒有犯罪或精神問題。他先前的法律糾紛由市鎮法庭裁定，並透過罰款和「輔導」方式解決。

精神病史

葛德斯坦先生住進北郡精神病院之前，從未接受過任何精神治療。雖然住院期間熱衷參與小組治療，但他一開始便拒絕所有藥物治療。最終，我們聲請強制治療，並開始為他注射長效抗精神病藥物。

治療效果顯著。葛德斯坦先生的精神狀態立即獲得改善。他變得愉悅而合作，儘管當他開始理解近期事件的意義時，顯得有些悲傷和沮喪。他不再要求被稱為穆罕默德，也不再稱自己為穆斯林。他開始與家人，包括核心家庭（妻子和孩子）以及他的父母接觸。他對自己的行動表示懊悔，同時對自己的行為感到困惑和羞愧。他堅持自己必定是長了腦瘤，對此已進行檢查並排除可能性。

目前，葛德斯坦先生每天都自願服用口服藥，情況穩定。他參加小組治療和個人治療，並且已經準備好返回拘留所。

病史

沒有需要特別註記的事項。

藥物治療

一些口服抗精神病藥物。

個人和家族史

你已經知道了大部分的內容。這是你不知道的部分：阿莫／班的外祖母一生中大多數時間都在精神病院住院治療。據稱他的姊姊是雙相情緒障礙症和酒精成癮患者。他的表弟在幾次精神病發住院後自殺身亡。

阿莫／班從未正式皈依伊斯蘭教或更改過他的名字。還有，他的原生家庭教導要對穆斯林保持極不信任的態度。

物質濫用史

阿莫／班在高中、大學和足科學院期間嘗試了多種非法物質，但在五年前接觸伊斯蘭教後，他便停止使用所有可能成癮的物質，包括酒精。

犯罪史

就是你知道的那些。

兵役史

無。

精神狀態檢查

班傑明．葛德斯坦是一名四十三歲的白人男性，外貌與實際年齡相符。他清醒，警覺，並且對時、地、人有方向感。他性格開朗，態度合作，神情略顯平淡。言語合乎邏輯和連貫性。目前沒有思考形式障礙。思考內容與背景脈絡相關。精神運動行為在正常範圍內，肢體可能有輕微緊張（靜坐不能〔akathisia〕）。情緒「正常」。

睡眠「良好」。食慾「旺盛」。班否認焦慮、恐懼症、強迫性意念或強迫性行為。他否認有自殺或殺人的意念或企圖。他否認聽覺或視覺幻覺，儘管他過去顯然經歷過這些幻覺，並記得它們（而且感到羞愧）。沒有系統性妄想。智力被認為是中高到高級。認知功能基本上是完整的。他可以毫不費力地向前和向後拼寫「世界」一字，顯示注意力充足。他能夠從一百間隔七倒數，表明他對數學事實有良好的專注力和良好的記憶力。抽象能力足夠。儘管過去曾受到嚴重損害，但他的病識感和判斷力目前尚可。

臆測診斷

慢性妄想型思覺失調症（paranoid schizophrenia），目前以藥物控制。

概念化與建議

班傑明．葛德斯坦是一名四十三歲的男性，他退化至精神疾病的病程是某類型的慢性妄想型思覺失調症的典型表現。葛德斯坦先生有能力完成學業，從事專業工作，結婚並建立家庭，同時懷有怪異的想法和念頭——妄想。他經歷了聽覺幻覺，但他並沒有發覺。聰明而有條理的他繼續工作，將自己的妄想融入了日常生活。典型地，在三十五歲左右，他的妄想變得明顯，導致他無法正常生活。他變得偏執，感到受威脅，言行舉止開始失控，並任由他的奇怪信念影響日常生活。

在某個時間點，他開始認同穆斯林恐怖分子，這是一個被他的家庭教養視為敵人的團體。他為自己取了一個穆斯林名字，沒有正式變更，並且將他的穆斯林認同納入自己的妄想體系。他的思考方式變得雜亂無章。他的誇大妄想變得極度明顯，導致他無法理解自己需要工作來養家糊口。他捐贈資產並拖欠抵押貸款。他對猶太會堂的會長語出威脅，因此招致市政法庭定罪。然而，沒有人意識到他的精神病。因此，案件停留在市政層級，結果為罰款並轉介給所謂的「諮商輔導」。他的諮商師是一位資歷不明的年輕女士，並未意識到他患有精神病，也沒有轉介他進行精神狀況評估。因此，葛德斯坦先生的偏執妄想日趨嚴重。最終，他被迫離開遭銀行沒收的住所，並且和家人搬到遙遠的姻親家中。

葛德斯坦先生對抗精神病藥物的治療反應良好。他目前對自己的狀況有一定的病識感，並且知道自己患有精神疾病。他一直和家人保持聯繫，他們同意讓他搬回同住。他的康復過程會很艱難。他在目前這個州沒有行醫執照可以進行足科治療，而且鑑於他的當前狀況和藥物影響，尚不清楚他能否承受執業的壓力。我們不知道他的精神狀況是否會惡化，或者他是否會持續配合治療。大多數患者不會無限期地服藥。

現在讓我們回答前述問題：

1. 班傑明．葛德斯坦是否具備就審能力（適合出庭進行訴訟程序）？
   目前，班傑明．葛德斯坦適合出庭進行針對他的未決指控的程序。
2. 葛德斯坦先生在犯罪當時是否理解其行為的後果？
   在鬆餅屋事件發生當時，班傑明．葛德斯坦並未意識到他行動的後果。他相信鬆餅屋的員工蓄意給他培根，要讓他中毒。

3. 葛德斯坦先生是否需要精神科治療，他有能力拒絕接受治療嗎？

   葛德斯坦先生目前配合接受精神科治療。他起初不願配合，我們不得不向法院聲請強制治療，因為他沒有拒絕治療的能力，也不了解自己患有嚴重的精神疾病而且與現實脫節。

4. 葛德斯坦先生實際上有能力支付子女撫養費嗎？

   葛德斯坦先生目前沒有工作，也沒有能力支付子女撫養費。他的婚姻仍然合法存續，因此不適用任何子女撫養費法規。

5. 葛德斯坦先生是否有能力管理自己的財務、法律和醫療事務？

   截至今日，葛德斯坦先生有能力管理自己的財務；然而，這種情況很容易發生變化。而且，這個問題並無太多實質意義，因為他沒有收入，目前正接受緊急醫療補助來支付住院費用。葛德斯坦先生應該在他精神狀態清楚的時候委託一位代理人，以防止他日後代償失調而無法處理自己的事務，正如我們所知的，慢性精神病患經常變得不願服藥，精神代償失調，並且需要額外的住院和治療。

6. 葛德斯坦先生是否有資格獲得殘疾津貼？

   葛德斯坦先生或許應該申請社會安全生活補助金（Supplemental Security Income, SSI），並且請一位專門律師來協助他。

7. 葛德斯坦先生應該住在哪裡？他可以獨立生活嗎？
理想上，葛德斯坦先生應該和溺愛他的家庭成員一起生活，並鎮日忙於自己感興趣的事物。由於我們並不是生活在理想世界中，因此他應該在治療師、社工師等人的協助下，與他的家人協調將他接回家中。如果他們拒絕，他可能有資格申請專為慢性精神病患提供的某種有監督的住宅計畫，但首先他必須獲得某些所謂的「權益資格」，例如社會安全生活補助金、聯邦醫療補助（Medicaid）和聯邦醫療保險（Medicare），這可能需要耗費很長的時間。他還需要辦理離婚（需要另一位律師）來符合權益資格條件，否則他的妻子將承擔財務責任，而我們知道她沒有工作。
8. 葛德斯坦先生是否合法更改了他的名字，如果沒有，在法律文件中應該使用哪個名字？
葛德斯坦先生從未合法變更他的名字，由於他自稱穆罕默德・阿布－艾米的時候有精神病和妄想症狀，因此不該將其視為他的真實姓名。

總而言之，葛德斯坦先生適合出庭進行訴訟。我認為任何所謂的恐怖威脅都是在他精神病發作期間發生的，這個人曾經認知的人生樣貌已經結束。他現在無家可歸，失業，拖著腳碎步前行。他很快就會因為服藥而超重並罹患糖尿病。然而，他現在還能以理性和如實的態度與他的律師合作，法院大可以浪費時間和金錢將他送進監獄，或者罰他繳交一筆他無力負擔的罰款。

我希望這份虛構報告，以及它或許帶有些微嘲諷意味的概念化與建議，可以幫助你理解和詮釋真正的專家報告。這個虛構的案例令人感傷。它是我編造的，於是我設定了一個病情不會有太多好轉跡象的角色。他會沒事的，儘管他永遠不會再成為葛德斯坦醫師了。我本來可以另外編造其他人，但是我想盡量將所有可能的法律案件都納入一個故事中。除了移民之外，我把所有可能的狀況都放進去了。要將移民議題納入也不是不可能，比方說有人主張阿莫／班是真正的恐怖分子，應該將他驅逐出境。我想強調的重點是，在法律範疇的任何一處，你都可能與瘋狂相遇。你已經讀完這本書了，現在你知道什麼情況你可以致電給精神科醫師尋求協助。如果你快被委託人給逼瘋，你也可以致電給精神科醫師為自己尋求協助。我們不會介意的。

被啟蒙的律師們，祝福你未來事業順利。謝謝你與我一起同行。我真的很享受這趟旅程，希望你也是！

參考書目

References

Adams, D., 1979. The Hitchhiker's Guide to the Galaxy. Pan Books, London.

American Psychiatric Association, 2000. Diagnostic and Statistical Manual of Mental Disorders Text Revision (DSM-IV TR), fourth ed. American Psychiatric Association, Arlington, VA. http://dx.doi.org/ 10.1176/appi. books.9780890425596.

American Psychiatric Association, 2013. Diagnostic and Statistical Manual of Mental Disorders, fth ed. American Psychiatric Publishing, Arlington, VA.

Anderssen, E. Quebec health institute calls for psychotherapy as front-line treatment choice. The Globe and Mail, Published Thursday, June 25, 2015 3:10 pm EDT. Last updated Thursday, June 25, 2015 3:33 pm EDT.

Asher, R., February 10, 1951. Munchausen's syndrome. Lancet 1 (6650), 339–341.

Babiak, P., Hare, R.D., 2006. Snakes in Suits: When Psychopaths Go to Work. HarperCollins, New York, NY. ISBN: 978-0-06-114789-0.

Babitsky, S., 2005. How to Become a Dangerous Expert Witness: Advanced Techniques and Strategies. Seak, Inc.

Babitsky, S., Mangraviti, J.J., 2007. Depositions: The Complete Guide for Expert Witnesses. SEAK, Falmouth, MA.

Barker II, F.G., 1995. Phineas among the phrenologists: the American crowbar case and nineteenth-century theories of cerebral localization (PDF). J. Neurosurg. 82 (4), 672–682. http://dx.doi.org/10.3171/ jns.1995.82.4.0672 PMID: 7897537.

van Belzen, M.J., Heutink, P., 2006. Genetic analysis of psychiatric disorders in humans. Genes Brain Behav. 5 (Suppl. 2), 25–33.

Bentall, R., 2003. Madness Explained: Psychosis and Human Nature. Penguin, London.

Bernard, L., 1974. Diamond psychiatric prediction of dangerousness. U. Pa. L. Rev. 123, 439.

Bertsch, K., Schmidinger, I., Neumann, I.D., Herpertz, S.C., 2013. Reduced plasma oxytocin levels in female patients with borderline personality disorder. Horm. Behav. 63, 424–429 Abstract.

Biederman, J., Monuteaux, M.C., Spencer, T., Wilens, T.E., Macpherson, H.A., Faraone, S.V., 2008. Stimulant therapy and risk for subsequent substance use disorders in male adults with ADHD: a naturalistic controlled 10-year follow up study. Am. J. Psychiatry 165 (5), 597–603.

Bigelow, H.J., July 1850. Dr. Harlow's case of recovery from the passage of an iron bar through the head. Am. J. Med. Sci. 20, 13–22 open access publication – free to read.

Black, W., 2014. Psychopathic Cultures and Toxic Empires. Frontline Noir, Edinburgh. ISBN: 978- 1904684718.

Blair, J., et al., 2005. The Psychopath – Emotion and the Brain. Blackwell Publishing, Malden, MA. ISBN: 978-0-631-23335-0.

Bowlby, J., 1983. Attachment: Attachment and Loss, vol. 1. Basic Books Classics, New York.

Brady, K.T., Verduin, M.L., 2005. Pharmacotherapy of comorbid mood, anxiety, and substance use disorders. Subst. Use Misuse 40, 2021–2041, 2043–2048.

Brodsky, S.L., Terrell, J.J., 2011. Testifying about mitigation: when social workers and other mental health professionals face aggressive cross-examination. J. Forensic Soc. Work 1, 73–81.

Candilis, P.J., Weinstock, R., Martinez, R., Szanton, A., 2007. Forensic Ethics and the Expert Witness. Springer, New York, NY.

Canli, T., Qiu, M., Omura, K., et al., 2006. Neural correlates of epigenesis. Proc. Natl. Acad. Sci. U.S.A. 103, 16033–16038 Abstract.

Casella, G., Berger, R., 2002. Statistical Inference, second ed. Duxbury, CA.

Caspi, A., Mof tt, T.E., Cannon, M., McClay, J., Murray, R., Harrington, H., Taylor, A., Arseneault, L., Williams, B., Braithwaite, A., Poulton, R., Craig, I.W., 2005. Moderation of the effect of adolescent-onset cannabis use on adult psychosis by a functional polymorphism in the catechol-O-methyltransferase gene: longitudinal evidence of a gene x environment interaction. Biol. Psychiatry 57 (10), 1117–1127.

Caspi, A., Gorsky, P., November 1, 2006. Online deception: prevalence, motivation, and emotion. Cyberpsychol. Behav. 9, 54–59. PMID: 16497118.

Catan T., Perez E., December 15, 2012. A Pain-Drug Champion Has Second Thoughts, Wall Street Journal, p. A1.

Chamberlin, J., 2004. User-run services. In: Read, J., et al. (Eds). Brunner Routledge, Hove.

Cleckley, H.M., 1988. The Mask of Sanity: An Attempt to Reinterpret the So-Called Psychopathic Personality, fth ed. ISBN: 0-9621519-0-4.

Compton, W.M., Conway, K.P., Stinson, F.S., Colliver, J.D., Grant, B.F., 2005. Prevalence, correlates, and comorbidity of DSM-IV antisocial personality syndromes and alcohol and speci c drug use disorders in the United States: Results from the National Epidemiologic Survey on Alcohol and Related Conditions. J. Clin. Psychiatry 66 (6), 677–685.

Conway, K.P., Compton, W., Stinson, F.S., Grant, B.F., 2006. Lifetime comorbidity of DSM-IV mood and anxiety disorders and speci c drug use disorders: Results from the National Epidemiologic Survey on Alcohol and Related Conditions. J. Clin. Psychiatry 67 (2), 247–257.

Dammann, G., Teschler, S., Haag, T., Altmüller, F., Tuczek, F., Dammann, R.H., 2011. Increased DNA methylation of neuropsychiatric genes occurs in borderline personality disorder. Epigenetics 6, 1454–1462 Abstract.

Danet, B., Ruedenberg, L., Rosenbaum-Tamari, Y., 1998. 'Hmmm... Where's that smoke coming from?' Writing, play and performance on Internet Relay Chat. In: Sudweeks, F., McLaughlin, M., Rafaeli, S. (Eds.), Network and Netplay: Virtual Groups on the Internet. MIT Press, Cambridge, MA, pp. 41–76.

Davies, E., Burdett, J., 2004. Preventing 'schizophrenia': creating the conditions for saner societies. In: Read, J., et al. (Eds). Brunner Routledge, Hove.

Donegan, N.H., Sanislow, C.A., Blumberg, H.P., et al., 2003. Amygdala hyperreactivity in borderline personality disorder: implications for emotional dysregulation. Biol. Psychiatry 54, 1284–1293 Abstract.

Dutton, K., 2012. The Wisdom of Psychopaths. ISBN: 978-0-374-70910-5 (e-book).

Du Venage, G., July 12, 2003. Virtual illness, The Weekend Australian, p. C13.

Faust, D., 2011. Coping with Psychiatric and Psychological Testimony, sixth ed. Oxford University Press, USA.

Feldman, M.D., July 2000. Munchausen by Internet: detecting factitious illness and crisis on the Internet. South. Med. J. 93 (7), 669–672.

Feldman, M., Bibby, M., Crites, S., June 1998. 'Virtual' factitious disorders and Munchausen by proxy. West. J. Med. 168 (6), 537–540.

Feldman, M., Peychers, M.E., September–October 2007. Legal issues surrounding the exposure of 'Munchausen by Internet'. Psychosomatics 48 (5), 451–452.

Feng, J., Fan, G., 2009. The role of DNA methylation in the central nervous system and neuropsychiatric disorders. Int. Rev. Neurobiol. 89, 67–84 Abstract.

Ferguson, J.N., Aldag, J.M., Insel, T.R., Young, L.J., 2001. Oxytocin in the medial amygdala is essential for social recognition in the mouse. J. Neurosci. 21, 8278–8285 Abstract.

Freud, S.,1908. Creative Writers and Day-dreaming; from Collected Papers.

Fuster, J.M., 2008. The Prefrontal Cortex. Elsevier/Academic Press. 172.

Garety, P., et al., 2001. A cognitive model of the positive symptoms of psychosis. Psychol. Med. 31, 189–195.

Grady, D., April 23, 1998. Faking pain and suffering in Internet support groups, The New York Times. Retrieved August 11, 2015.

Grosjean, B., January 2, 2014. Rethinking Psychiatry: A Psychiatrist's Journey 1992–2012: Tracing the Story of Her Career, the Award-winning Author Measures the Implications for the Future of Her Profession. http://www.wildculture.com/article/rethinking-psychiatry/994.

Gutheil, T.G., 2004. The expert witness. In: Textbook of Forensic Psychiatry. American Psychiatric Publishing, Washington D.C, p. 75.

Gutheil, T.G., Dattilio, F., 2008. Forensic Mental Health Testimony. Lippincott, Williams, and Wilkins, Philadelphia, PA.

Gutheil, T.G., Drogin, E.Y., 2013. The Mental Health Profession in Court: A Survival Guide. APPI Press.

Gutheil, T.G., Schetky, D.H., Simon, R.I., 2006. Perjorative testimony about opposing experts and colleagues: "fouling one's own nest". J. Am. Acad. Psychiatry Law 34, 26–30.

Gutheil, T.G., Simon, R.I., 2004. Avoiding bias in expert testimony. Contemp. Psychiatry 34, 260–270.

Häkkänen-Nyholm, H., Nyholm, J.-O., 2012. Psychopathy and Law: A Practitioners Guide. John Wiley & Sons, Chichester.

Hare, R.D., 1999. Without Conscience: The Disturbing World of the Psychopaths Among Us. Guilford Press, New York. ISBN: 1-57230-451-0.

Harlow, J.M., December 13, 1848. Passage of an iron rod through the head (PDF) Boston Med. Surg. J. 39 (20), 389–393.

Harlow, J.M., 1868. Recovery from the passage of an iron bar through the head (PDF) Publ. Mass. Med. Soc. 2, 327–347. Reprinted as Recovery from the Passage of an Iron Bar through the Head (David Clapp & Son, 1869).

Henrichson, C., Delaney, R., 2012. The Price of Prisons: What Incarceration Costs Taxpayers. Vera Institute of Justice, New York.

Herman, J.L., Perry, J.C., van der Kolk, B.A., 1989. Childhood trauma in borderline personality disorder. Am. J. Psychiatry 146, 490–495 Abstract.

Herpertz, S.C., Dietrich, T.M., Wenning, B., et al., 2001. Evidence of abnormal amygdala functioning in borderline personality disorder: a functional MRI study. Biol. Psychiatry 50, 292–298 Abstract.

Jacobellis v. Ohio, 1964. 378 U.S. 184, 197.

James, D.J., Glaze, E., 2006. Mental Health Problems of Prison and Jail Inmates. Bureau of Justice Statistics Special Report. U.S. Department of Justice. Available at: http://bjs.ojp.usdoj.gov/content/pub/pdf/ mhppji.pdf (PDF, 290KB).

Janssen, I., Hanssen, M., Bak, M., et al., 2003. Discrimination and delusional ideation. Br. J. Psychiatry 182, 71–76.

Johnson, B., May 28, 2001.The short life of Kaycee Nicole, The Guardian. Retrieved on July 28, 2009.

Joinson, A., Dietz-Uhler, B., 2002. Explanations for the perpetration of and reactions to deception in a virtual community. Soc. Sci. Comput. Rev. 20, 275–289.

Jokinen, J., Nordström, P., 2008. HPA axis hyperactivity as suicide predictor in elderly mood disorder inpatients. Psychoneuroendocrinology 33 (10), 1387–1393.

Jokinen, J., Nordström, P., 2009a. HPA axis hyperactivity and cardiovascular mortality in mood disorder inpatients. J. Affect. Disord. 116 (1), 88–92.

Jokinen, J., Nordström, P., 2009b. HPA axis hyperactivity and attempted suicide in young adult mood disorder inpatients. J. Affect. Disord. 116 (1–2), 117–120.

Jones, S., 1995. Computer-Mediated Communication and Community: Introduction: Introductory Chapter to CyberSociety. Sage Publications. Retrieved on August 16, 2009.

Joseph, J., 2003. The Gene Illusion: Genetic Research in Psychiatry and Psychology under the Microscope. Algora Publishing, New York, NY. ISBN: 0-87586-344-2.

Joseph, J., 2006. The Missing Gene: Psychiatry, Heredity, and the Fruitless Search for Genes. Algora Publishing, NY. ISBN: 0-87586-410-4.

Karlsen, N., Nazroo, J., 2002. Relation between racial discrimination, social class and health among ethnic minority groups. Am. J. Public Health 92, 624–631.

Kates, W.R., April 2007. Inroads to mechanisms of disease in child psychiatric disorders. Am. J. Psychiatry 164 (4), 547–551. http://dx.doi.org/10.1176/appi.ajp.164.4.547 PMID: 17403964.

Kellerman, J., 1999. Savage Spawn: Re ections on Violent Children. Ballantine Books, New York.

Kessler, R.C., 2004. The epidemiology of dual diagnosis. Biol. Psychiatry 56,

730–737.

Kiehl, K., 2006. A cognitive neuroscience perspective on psychopathy: evidence for paralimbic system dysfunction. Psychiatry Res. 142 (2), 107–128.

Kiehl, K., 2014. The Psychopath Whisperer : The Science of Those without a Conscience. Crown Publishers, New York. ISBN: 978-0-7704-3584-4.

Kingdon, D., Turkington, D., 2005. Cognitive Therapy of Schizophrenia. Guilford Press, New York.

Kirsch, P., Esslinger, C., Chen, Q., et al., 2005. Oxytocin modulates neural circuitry for social cognition and fear in humans. J. Neurosci. 25, 11489–11493 Abstract.

Kolb, B., Whishaw, I., 2008. Fundamentals of Human Neuropsychology, sixth ed. Worth Publishers, Alberta. Kraepelin, E., Hippius, H., Peters, G., Ploog, D. (Eds.), 1987. Memoirs. Springer-Verlag, Berlin. Kruse, M., February 28, 2010. Death and betrayal in chat room, The St. Petersburg Times (Florida), p. 1A.

Kwartner, P.P., Boccachini, M.T., 2008. Testifying in court: evidence-based recommendations for expert witness testimony. In: Jackson, R. (Ed.), Learning Forensic Assessment. Routlege/Taylor & Francis Group, New York.

Labonte, B., Yerko, V., Gross, J., et al., 2012. Differential glucocorticoid receptor exon 1(B), 1(C), and 1(H) expression and methylation in suicide completers with a history of childhood abuse. Biol. Psychiatry 72, 41–48 Abstract.

Lacasse, J.R., Leo, J., December 2005. Serotonin and depression: a disconnect between the advertisements and the scienti c literature. PLoS Med. 2 (12), e392 journal.pmed.0020392.

Lasser, K., Boyd, J.W., Woolhandler, S., Himmelstein, D.U., McCormick, D., Bor, D.H., 2000. Smoking and mental illness: a population-based prevalence study. JAMA 284 (20), 2606–2610.

LeBourgeois, H.W., Pinals, D.A., Williams, V., Appelbaum, P.S., 2007. Hindsight bias among psychiatrists. [Journal Article. Randomized controlled trial] J. Am. Acad. Psychiatry Law 35 (1), 67–73.

Leo, J., Lacasse, J.R., 2007. The media and the chemical imbalance theory of depression. Society 45, 35–45.

Lieb, K., Zanarini, S.C., Linehan, M.M., Bohus, M., 2004. Borderline personality disorder. Lancet 364, 453–461 Abstract.

Lidz, T., Blatt, S., April 1983. Critique of the Danish-American studies of the biological and adoptive relatives of adoptees who became schizophrenic. Am. J. Psychiatry 140 (4), 426–434.

Lochner, C.L., du Toit, P.L., Zungu-Dirwayi, N., Marais, A., van Kradenburg, J., Seedat, S., Niehaus, D.J., Stein, D.J., 2002. Childhood trauma in obsessive-compulsive disorder, trichotillomania, and controls. Depress. Anxiety 15 (2), 66–68.

Macgregor, S., Visscher, P.M., Knott, S.A., et al., December 2004. A genome scan and follow-up study identify a bipolar disorder susceptibility locus on chromosome 1q42. Mol. Psychiatry 9 (12), 1083–1090.

Mannuzza, S., Klein, R.G., Truong, N.L., Moulton III, J.L., Roizen, E.R., Howell, K.H., Castellanos, F.X., 2008. Age of methylphenidate treatment initiation in children with ADHD and later substance abuse: prospective follow-up into adulthood. Am. J. Psychiatry 165 (5), 604–609.

Martindale, B., Bateman, B., Crowe, M., Margison, F. (Eds.), 2000. Psychosis: Psychological Approaches and Their Effectiveness. Gaskell, London.

McLaren, N., 2007. Humanizing Madness. Loving Healing Press, Ann Arbor, MI. ISBN: 1-932690-39-5. 3–21.

McLaren, N., 2009. Humanizing Psychiatry. Loving Healing Press, Ann Arbor, MI. ISBN: 1-61599-011-9. 17–18.

McElhaney, J.W., May 2008. Put simply, make your experts teach: expert witnesses are most effective when they tell the story of your case. Am. Bar Assoc. J. 28.

McEwen, B.S., Chattarji, S., Diamond, D.M., Jay, T.M., Reagan, L.P., Svenningsson, P., Fuchs, E., 2010. The neurobiological properties of tianeptine (Stablon): from monoamine hypothesis to glutamatergic modulation. Mol. Psychiatry 15 (3), 237–249.

McDermott, B.E., Leamon, M.H., Feldman, M.D., Scott, C.L., 2008. Factitious Disorder and Malingering, Textbook of Psychiatry, fth ed. The American

Psychiatric Publishing, Inc, Arlington, VA (Chapter 14).
Meloy, J.R., 1992. The Psychopathic Mind: Origins, Dynamics, and Treatment. Rowman & Little eld: Jason Aronson, Inc., Lanham, MD.
Meyer-Lindenberg, A., Weinberger, D.R., October 2006. Intermediate phenotypes and genetic mechanisms of psychiatric disorders. Nat. Rev. Neurosci. 7 (10), 818–827.
Millar, J.K., Pickard, B.S., Mackie, S., et al., November 2005. DISC1 and PDE4B are interacting genetic factors in schizophrenia that regulate Camp signaling. Science 310 (5751), 1187–1191 Bibcode:2005Sc i...310.1187M.
Miller, A.H., Maletic, V., Raison, C.L., 2009. In ammation and its discontents: the role of cytokines in the pathophysiology of major depression. Psychiatry 65, 732–741.
Morrison, A.P., French, P., Walford, L., et al., 2004. Cognitive therapy for the prevention of psychosis in people at ultra-high risk. Br. J. Psychiatry 185, 291–297.
Mullen, P.E., 2010. The psychiatric expert witness in the criminal justice system. Crim. Behav. Ment. Health 20, 165–176.
Nasar, S., 1998. A Beautiful Mind. Simon & Schuster, NYC.
National Institute on Drug Abuse. Gene Variants Reduce Opioid Risks Retrieved from: http:// www.drugabuse.gov/news-events/nida-notes/2014/06/gene-variants-reduce-opioid-risks on August 31, 2015.
Negrete, J.C., 2003. Clinical aspects of substance abuse in persons with schizophrenia. Can. J. Psychiatry 48 (1), 14–21.
Nestler, E.J., Carlezon Jr., W.A., 2006. The mesolimbic dopamine reward circuit in depression. Biol. Psychiatry 59 (12), 1151–1159.
Niccols, A., October 2007. Fetal alcohol syndrome and the developing socio-emotional brain. Brain Cogn 65 (1), 136–142.
Oakley, B., 2007. Evil Genes: Why Rome Fell, Hitler Rose, Enron Failed, and My Sister Stole My Mother's Boyfriend. Prometheus Books, Amherst, NY. ISBN: 1-59102-665-2.
van Os, J., Hanssen, M., Bijl, R., Vollebergh, W., 2001. Prevalence of psychotic

disorder and community level of psychotic symptoms. Arch Gen Psychiatry 58, 663–668.

Pagura, J., Stein, M.B., Bolton, J.M., Cox, B.J., Grant, B., Sareen, J., 2010. Comorbidity of borderline personality disorder and posttraumatic stress disorder in the U.S. population. J. Psychiatr. Res. 44, 1190–1198 Abstract.

Pam, A., 1995. Biological psychiatry: science or pseudoscience? In: Ross, C., Pam, A. (Eds.), Pseudoscience in Biological Psychiatry: Blaming the Body. Wiley & Sons, NY. ISBN: 0-471-00776-5, pp. 7–84.

Pickard, B.S., Malloy, M.P., Clark, L., et al., March 2005. Candidate psychiatric illness genes identi ed in patients with pericentric inversions of chromosome 18. Psychiatr. Genet. 15 (1), 37–44.

Quello, S.B., Brady, K.T., Sonne, S.C., 2005. Mood disorders and substance abuse disorders: a complex comorbidity. Sci. Pract. Perspect. 3 (1), 13–24.

Rand Corporation. News Release, April 17, 2008. One in Five Iraq and Afghanistan Veterans Suffer from PTSD or Major Depression. Retrieved July 19, 2010 from: http://www.rand.org/news/press/2008/ 04/17/.

Rand Corporation. Online Summary: Invisible Wounds of War—Psychological and Cognitive Injuries, Their Consequences, and Services to Assist Recovery (T. Tanielian and L. Jaycox, eds). Retrieved July 19, 2010 from: http://www.rand.org/pubs/monographs/MG720.html.

Read, J., 2004. Poverty, ethnicity and gender. In: Read, J., et al. (Eds). Brunner Routledge, Hove.

Read, J., Haslam, N., 2004. Public opinion: bad things happen and can drive you crazy. In: Read, J., et al. (Eds). Brunner Routledge, Hove.

Read, J., Agar, K., Argyle, N., Aderhold, V., 2003. Sexual and physical abuse during childhood and adulthood as predictors of hallucinations, delusions and thought disorder. Psychology and Psychotherapy: Research. Theory Pract. 76, 11–22.

Read, J., Mosher, L., Bentall, R., 2004a. Models of Madness. Brunner-Routledge, Hove.

Read, J., Seymour, F., Mosher, L., 2004b. Unhappy families. In: Read, J., et al.

(Eds). Brunner Routledge, Hove.

Read, J., van Os, J., Morrison, A.P., Ross, C.A., 2005. Childhood trauma, psychosis and schizophrenia: a literature review with theoretical and clinical implications. Acta Psychiatr. Scand. 112 (5), 330–350.

Read, J., Bentall, R.P., Fosse, R., 2009. Time to abandon the bio-bio-bio model of psychosis: exploring the epigenetic and psychological mechanisms by which adverse life events lead to psychotic symptoms. Epidemiol. Psichiatr. Soc. 18 (4), 299–310.

Reid, W.H., 2013. Avoiding (or xing) problems with lawyers and courts. J. Psychiatr Pract. 19 (2), 152–156. Ratiu, P., Talos, I.F., 2004. The tale of Phineas Gage, digitally remastered. N. Engl. J. Med. 351 (23), e21.

http://dx.doi.org/10.1056/NEJMicm031024 PMID: 15575047. Resnick, P.J., 1986. Perceptions of psychiatric testimony: a historical perspective on the hysterical invective.

Bull. Am. Acad. Psychiatry Law 14, 203–219.

Resnick, P.J., 2003. Guidelines for courtroom testimony. In: Rosner, R. (Ed.), Principles and Practice of Forensic Psychiatry, second ed. Chapman and Hall, New York.

Riggs, P.D., 2003. Treating adolescents for substance abuse and comorbid psychiatric disorders. Sci. Pract. Perspect. 2 (1), 18–28.

Russo, F., June 26, 2001. Cybersickness: Munchausen by Internet breeds a generation of fakers, The Village Voice. Retrieved on July 28, 2009.

Saal, D., Dong, Y., Bonci, A., Malenka, R.C., 2003. Drugs of abuse and stress trigger a common synaptic adaptation in dopamine neurons. Neuron 37 (4), 577–582.

Sadock, B.J., Sadock, V.A., 2005. Kaplan and Sadock's Comprehensive Textbook of Psychiatry, eighth ed. Lippincott Williams & Wilkins (LWW), New York, NY.

Schildkraut, J.J., November 1965. The catecholamine hypothesis of affective disorders: a review of supporting evidence. Am. J. Psychiatry 122 (5), 509–522.

Shamay-Tsoory, S.G., Tomer, R., Berger, B.D., Aharon-Peretz, J., 2003. Characterization of empathy de cits following prefrontal brain damage: the role of the right ventromedial prefrontal cortex. J. Cogn. Neurosci. 15, 324–337 Abstract.

Sharfstein, S.S., August 19, 2005. Big pharma and American psychiatry: the good, the bad, and the ugly. Psychiatr. News (American Psychiatric Association) 40 (16), 3 Retrieved January 2008.

Shreve, J., June 6, 2001. They Think They Feel Your Pain. wired.com. Simeon, D., Bartz, J., Hamilton, H., et al., 2011. Oxytocin administration attenuates stress reactivity in

borderline personality disorder: a pilot study. Psychoneuroendocrinology 36, 1418–1421 Abstract.

Stephenson, J., October 21, 1998. Patient pretenders weave tangled "Web" of deceit. J. Am. Med. Assoc. 280, 1297.

Stein, A., February 23, 2003. Fakers Invading Online Support – It Comes at the Expense of Ailing People Who Rely on Help From Groups, The Chicago Tribune, p. 8.

Strathearn, L., Fonagy, P., Amico, J., Montague, P.R., 2009. Adult attachment predicts maternal brain and oxytocin response to infant cues. Neuropsychopharmacology 34, 2655–2666 Abstract.

Swains, H., March 25, 2009. Q&A: Munchausen by Internet, Wired.com. Retrieved on July 28, 2009.

Swains, H., June 17, 2009. Reports of My Death, Wired.com. Retrieved on July 28, 2009.

Swains, H., March 5, 2007. Fake deaths thriving: Online tragedy can be greatly exaggerated, The Gazette (Montreal), p. D1.

Tak, L.M., Bakker, S.J.L., Rosmalen, J.G.M., 2009. Dysfunction of the hypothalamic-pituitary-adrenal axis and functional somatic symptoms: a longitudinal cohort study in the general population. Psychoneuroendocrinology 34 (6), 869–877.

The Associated Press, May 26, 2001. Girl's Illness Was Web hoax; The Topeka Capital-Journal; Cjonline.com. Retrieved March 1, 2014.

Thiessen, W., 2012. Slip-ups and the Dangerous Mind: Seeing through and Living beyond the Psychopath. Creatspace, North Charleston SC. ISBN: 1-47004-784-9.

Thimble, M.H., 1990. Psychopathology of frontal lobe syndromes. Semin Neurol 10 (3).

Todd, B., October 21, 2002. Faking It, New Zealand PC World Magazine. Retrieved on July 29, 2009.

Tops, M., van Peer, J.M., Korf, J., Wijers, A.A., Tucker, D.M., 2007. Anxiety, cortisol, and attachment predict plasma oxytocin. Psychophysiology 44, 444–449 Abstract.

Uhl, G.R., Grow, R.W., 2004. The burden of complex genetics in brain disorders. Arch. Gen. Psychiatry 61 (3), 223–229.

Valenstein, E., 1998. Blaming the Brain: The Truth about Drugs and Mental Health. The Free Press. ISBN: 0-684-84964-5.

Van Gestel, S., Van Broeckhoven, C., October 2003. Genetics of personality: are we making progress? Mol. Psychiatry 8 (10), 840–852.

Vergne, D.E., Nemeroff, C.B., 2006. The interaction of serotonin transporter gene polymorphisms and early adverse life events on vulnerability for major depression. Curr. Psychiatry Rep. 8, 452–457 Abstract.

Vergne, D.E., March 23, 2015. The Biology of Borderline (and a Diagnostic Tip), Medscape.

Volkow, N.D., 2004. The reality of comorbidity: depression and drug abuse. Biol. Psychiatry 56 (10), 714–717.

Volkow, N.D., Li, T.-K., 2004. Drug addiction: the neurobiology of behavior gone awry. Nat. Rev. Neurosci. 5 (12), 963–970.

Waring, D.R., December 2008. The antidepressant debate and the balanced placebo trial design: an ethical analysis. Int. J. Law Psychiatry 31 (6), 453–462.

Weiss, R.D., Grif n, M.L., Kolodziej, M.E., Green eld, S.F., Najavits, L.M., Daley, D.C., Doreau, H.R., Hennen, J.A., 2007. A randomized trial of integrated group therapy versus group drug counseling for patients with bipolar disorder and substance dependence. Am. J. Psychiatry 164 (1), 100–107.

Whit eld, C., Dube, S., Felitti, V., Anda, R., 2005. Adverse childhood experiences and hallucinations. Child Abuse Negl. 29, 797–810.

Widiger, T., 1995. Personality Disorder Interview-IV, Chapter 4: Antisocial Personality Disorder. Psychological Assessment Resources, Inc. ISBN: 0-911907-21-1.

Wilens, T.E., Faraone, S.V., Biederman, J., Gunawardene, S., 2003. Does stimulant therapy of attention- de cit/hyperactivity disorder beget later substance abuse? A meta-analytic review of the literature. Pediatrics 111 (1), 179–185.

Winston, A.P., 2000. Recent developments in borderline personality disorder. Adv. Psychiatr. Treat. 6, 211–217.

Zipkin, D.A., Steinman, M.A., August 2005. Interactions between pharmaceutical representatives and doctors in training. A thematic review. J. Gen Intern. Med. 20 (8), 777–786.

Additional Resources

APA statement on Diagnosis and Treatment of Mental Disorders, American Psychiatric Association, September 26, 2003. Most psychiatric disorders share a small number of genetic risk factors, VCU study shows, Virginia Commonwealth University.

http://drugwarfacts.org/factbook.pdf (Drug War Facts Compiled and Maintained by Common Sense for Drug Policy © Copyright 2007, ISBN 978-0-615-16429-8, Printed in Canada, November 2007).

http://www.psychiatry.org/practice/dsm/dsm-history-of-the-manual. http://www.behavenet.com.

司法精神醫學術語表

Glossary

AAO×3（awake, alert, and oriented to time, place, and person）：清醒，警覺，並對時、地、人有定向感。

美國精神醫學與法律學會（American Academy of Psychiatry and the Law, AAPL）

美國身心障礙法案（Americans with Disabilities Act, ADA）

注意力不足過動症（attention deficit hyperactivity disorder, ADHD）

靜坐不能（Akathisia）：肢體輕微抖動，焦躁不安。

阿茲海默症（Alzheimer's disease, AD）：一種會導致人們隨著年齡增長，逐漸失去記憶力和心智能力的腦部疾病。（《韋氏字典》定義）

反社會人格障礙（antisocial personality disorder, ASPD）：一種無視及侵犯他人權利的普遍模式。

美國精神醫學學會（American Psychiatric Association, APA）

運動失調（ataxia）：步態不穩。

血腦障壁（blood-brain barrier, BBB）：一般循環系統與腦部之間的屏蔽作用，通常用於理解某些藥物如何影響大腦和／或身體。

教育服務合作委員會（Boards of Cooperative Educational Services, BOCES）

共病（comorbidity）：一種以上的精神疾病同時發生。

譫妄（delirium）：對時間、地點和／或人物普遍的定向力障礙。

失智症（dementia）：導致某人無法清楚思考或分辨真實與否的一種精神疾病（《韋氏字典》定義）。

國土安全部（Department of Homeland Security, DHS）

解離症；解離性障礙（dissociative disorder）：讓人失去對自我身分認知的一組疾病。

解離性身分障礙症（dissociative identity disorder, DID）：當某人經歷重大創傷，如性虐待，部分人格於是分離出來另外發展，形成對創傷的保護機制，舊稱多重人格障礙症。

精神疾病診斷與統計手冊（Diagnostic and Statistical Manual of Mental Disorders, DSM）

震顫性譫妄（delirium tremens, DTs）：慢性酒精依賴戒斷症候群。

構音障礙（dysarthria）：說話不清楚。

臉部異常（facies）

胎兒酒精效應（fetal alcohol effect, FAE）：胎兒期暴露於酒精中發展而成的終生行為與認知問題。

胎兒酒精症候群（fetal alcohol syndrome, FAS）：胎兒期暴露於酒精中發展而成的終生行為、認知與臉部異常問題。

就審能力（fitness to proceed）

司法精神醫學（forensic psychiatry）：受過訓練的精神科醫師為第三方評估個人精神狀態。

訴訟監護人（Guardian at litem, GAL）

普通教育文憑（General Education Diploma, GED）

減害模式（harm reduction model）：認為成癮問題無法完全被消除，只能加以管控；成癮者可能需要不同的解決方案、治療計畫以及終生干預。

青春型思覺失調症（hebephrenic schizophrenic）：幻覺尚未凝固成型或「系統化」的思覺失調症。

慮病症（hypochondriasis）：恐懼患有嚴重疾病。

國際疾病分類（International Classification of Diseases, ICD）

病識感（insight）：一個人對自己的認知；一個人對自身精神疾病的理解，對自己個性或人格特質的理解，對行為的理解，或僅僅知道自己有問題需要服藥。（詳見第六章）

密集門診計畫（Intensive outpatient program, IOP）

高沙可夫失憶症（Korsakoff's amnesia）：一種維生素B1缺乏症的晚期神經精神醫學表現，它對大腦的損害轉變成永久性，會出現記憶喪失，包括順向失憶和逆向失憶，以及虛談。

紅斑性狼瘡（lupus）：一種會影響神經系統、關節及皮膚的疾病。（《韋氏字典》定義）

麥當勞三要素（Macdonald triad）：一組被認為是後期暴力精神

病態指標的早期行為——尿床、縱火和虐待動物。

詐病（malingering）：故意假裝（可以在偽裝成精神疾病的案例中看到）。

馬克諾頓法則（M'Naghten rule）：刑事訴訟中，對法律上的精神失常（legal insanity）的一種傳統「對與錯」的檢驗方式。

重新認證考試（Maintenance of Certification, MOC）

抗藥性金黃葡萄球菌（meticillin-resistant staphylococcus aureus, MRSA）

網路型孟喬森症候群（Munchausen syndrome by Internet）：某人假裝有嚴重健康狀況且在網路上扮演患者。

代理型孟喬森症候群（Munchausen syndrome by proxy）：一種由某人蓄意造成另一人實際醫學徵象及症狀的症候群，通常是孩童的父母。

孟喬森症候群（Munchausen syndrom）：一種由患者自行造成實際醫學徵象及症狀的症候群。

因患精神病而無罪（not guilty by reason of insanity, NGRI）

甲基天門冬酸（N-Methyl-d-aspartate, NMDA）

院內感染（nosocomial infection）

強迫症（obsessive–compulsive disorder, OCD）

眼肌麻痺（ophthalmoplegia）：眼球無法正常移動。

帕金森氏症（Parkinson's disease, PD）：一種影響神經系統，並導致肌肉變弱、手臂和腿部顫抖的疾病。（《韋氏字典》定義）

腦震盪症候群（post-concussion syndrome, PCS）

人格障礙（personality disorder）：一種持久的內在經歷和行為模式，與患者個人所屬文化的期望明顯偏離，無處不在且僵化，在青春期或成年早期發作，隨著時間的推移穩定並導致困擾或損害。

測謊測驗（polygraph test）：一種偽科學但有著高科技外觀的儀器，主要用於測量被認為可指示出說謊的膚電反應。

姿勢性心博過速症候群（postural tachycardia syndrome, POTS）

百憂解（Prozac）：第一個選擇性血清素回收抑制劑；抗憂鬱劑。

假性精神病態（pseudopsychopathy）：右額葉損傷患者的明顯精神病態，被描述為「額葉損傷後的人格狀況，包含不成熟的行為，缺乏自制力，或其他行為症狀的精神病理現象，卻沒有相對應的精神或情緒成分的精神病理變化。」

精神醫學（psychiatry）：包含生物、心理和社會訊息與架構以用於評估和治療患者的的醫學分支。

精神病態者（psychopath）：精神病態者不具備內在的道德羅盤，他們需要高度刺激才能有所感覺，透過傷害他人或利用他人以獲得滿足（不必然以虐待狂的方式，但有時候是），因此內心極為享受冒險。

精神藥物學（psychopharmacology）：關於藥物對心智和行為產生的影響之研究。（《韋氏字典》定義）

精神病（psychosis）：某種思考障礙的存在導致清楚感官狀態中

出現另一種替代現實。

創傷後壓力症（posttraumatic stress disorder, PTSD）

排除診斷（rule-out diagnosis）：在許多可能的診斷中考慮某個診斷。

思覺失調症（schizophrenia）：讓人無法正常思考或行為，並經常出現妄想和幻覺的精神疾病，必須包括思考障礙。

全身性紅斑狼瘡（systemic lupus erythromatosus, SLE）

身體症狀及相關障礙症（somatic symptom and related disorder）：無法通過醫學檢查解釋身體症狀的精神疾病。

選擇性血清素回收抑制劑（serotonin-specific reuptake inhibitor, SSRI）

遲發性運動障礙（tardive dyskinesia, TD）：一種神經系統疾病，特徵為不自主的不可控制運動，尤其是口部、舌、軀幹和四肢的不受控運動，特別是由於長期使用抗精神病藥物（如吩噻嗪〔phenothiazine〕）的副作用而發生。（《韋氏字典》定義）

頭部外傷（traumatic brain injury, TBI）

親權終止（termination of parental rights, TPR）

魏尼克氏腦病變（Wernicke's encephalopathy）：維生素B1缺乏引起的疾病，表現為急性的神智不清、運動失調、眼肌麻痺。

世界衛生組織（World Health Organization, WHO）

犯罪手法系列5——

認識司法精神醫學

一個犯罪者

「究竟是真的瘋了，

還是只是壞人」？

寫給律師與大眾讀者的

精神醫學實務指南

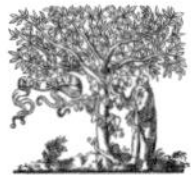

Forensic Psychiatry: A Lawyer's Guide
by Vivian Chern Shnaidman

犯罪手法系列5——認識司法精神醫學／薇薇安・雀恩・許奈德曼（Vivian Chern Shnaidman）著；李淑伸譯.－初版.
－臺北市：麥田出版：英屬蓋曼群島商家庭傳媒股份有限公司城邦分公司發行，2021.03
面；　公分
譯自：Forensic psychiatry : a lawyer's guide
ISBN 978-986-344-859-4(平裝)
1. 司法精神醫學 2. 通俗作品
415.9512　　　　109018578

封面設計　莊謹銘
印　　刷　漾格科技股份有限公司
初版一刷　2021年3月
初版五刷　2023年7月

定　　價　新台幣460元
I S B N　978-986-344-859-4
Printed in Taiwan

作　　者　薇薇安・雀恩・許奈德曼
（Vivian Chern Shnaidman）
譯　　者　李淑伸
審 訂 人　黃聿斐
責任編輯　林如峰
國際版權　吳玲緯
行　　銷　闕志勳　吳宇軒　余一霞
業　　務　李再星　李振東　陳美燕
副總編輯　何維民
編輯總監　劉麗真
總 經 理　陳逸瑛
發 行 人　涂玉雲

出　　版

麥田出版
115台北市南港區昆陽街16號4樓
電話：(02)2500-0888｜傳真：(02)2500-1951
網站：http://www.ryefield.com.tw

發　　行

英屬蓋曼群島商家庭傳媒股份有限公司城邦分公司
地址：115台北市南港區昆陽街16號8樓
網址：http://www.cite.com.tw
客服專線：(02)2500-7718; 2500-7719
24小時傳真專線：(02)2500-1990; 2500-1991
服務時間：週一至週五 09:30-12:00; 13:30-17:00
劃撥帳號：19863813　戶名：書虫股份有限公司
讀者服務信箱：service@readingclub.com.tw

香港發行所

城邦（香港）出版集團有限公司
地址：香港九龍土瓜灣土瓜灣道86號順聯工業大廈6樓A室
電話：+852-2508-6231　傳真：+852-2578-9337
電郵：hkcite@biznetvigator.com

馬新發行所

城邦（馬新）出版集團【Cite(M) Sdn. Bhd. (458372U)】
地址：41, Jalan Radin Anum, Bandar Baru Sri Petaling, 57000 Kuala Lumpur, Malaysia.
電話：+603-9057-8822　傳真：+603-9057-6622
電郵：services@city.my